despertar radical

Dra. Shefali

despertar radical

Transforme dor em poder,
abrace sua verdade
e seja livre

Tradução
Diego Franco Gonçales

academia

Copyright © Dra. Shefali Tsabary, 2021
Copyright da edição brasileira © Editora Planeta do Brasil, 2022
Copyright da tradução © Diego Franco Gonçales
Os nomes e características identificadores de alguns dos indivíduos apresentados ao longo deste livro foram alterados para proteger sua privacidade.
Publicado por acordo com HarperOne, uma marca da HarperCollins Publishers.
Todos os direitos reservados.

Preparação: Fernanda Guerriero Antunes
Revisão: Andréa Bruno e Valquíria Matiolli
Projeto gráfico e diagramação: Márcia Matos
Capa e ilustração de capa: Estúdio Daó /Giovani Castelucci e Guilherme Vieira

Dados Internacionais de Catalogação na Publicação (CIP)
Angélica Ilacqua CRB-8/7057

Tsabary, Shefali
  Despertar radical: transforme dor em poder, abrace sua verdade e seja livre / Shefali Tsabary; tradução de Diego Franco Gonçales. - São Paulo: Planeta do Brasil, 2022.
  400 p.

ISBN 978-85-422-2029-2
Título original: A Radical Awakening: Turn Pain into Power, Embrace Your Truth, Live Free

1. Desenvolvimento pessoal 2. Autorrealização 3. Autoestima
I. Título II. Gonçales, Diego Franco

22-6694   CDD 155.333

Índice para catálogo sistemático:
1. Desenvolvimento pessoal

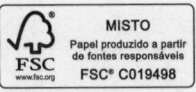 Ao escolher este livro, você está apoiando o manejo responsável das florestas do mundo

2022
Todos os direitos desta edição reservados à
EDITORA PLANETA DO BRASIL LTDA.
Rua Bela Cintra, 986 – 4º andar
01415-002 – Consolação
São Paulo-SP
www.planetadelivros.com.br
faleconosco@editoraplaneta.com.br

Todo despertar radical precisa de uma fagulha.
Essa fagulha acende o seu eu eterno.
Sem isso, nada feito.

Este livro é uma ode a uma das mais profundas amizades que já conheci.

Com os outros e comigo mesma.

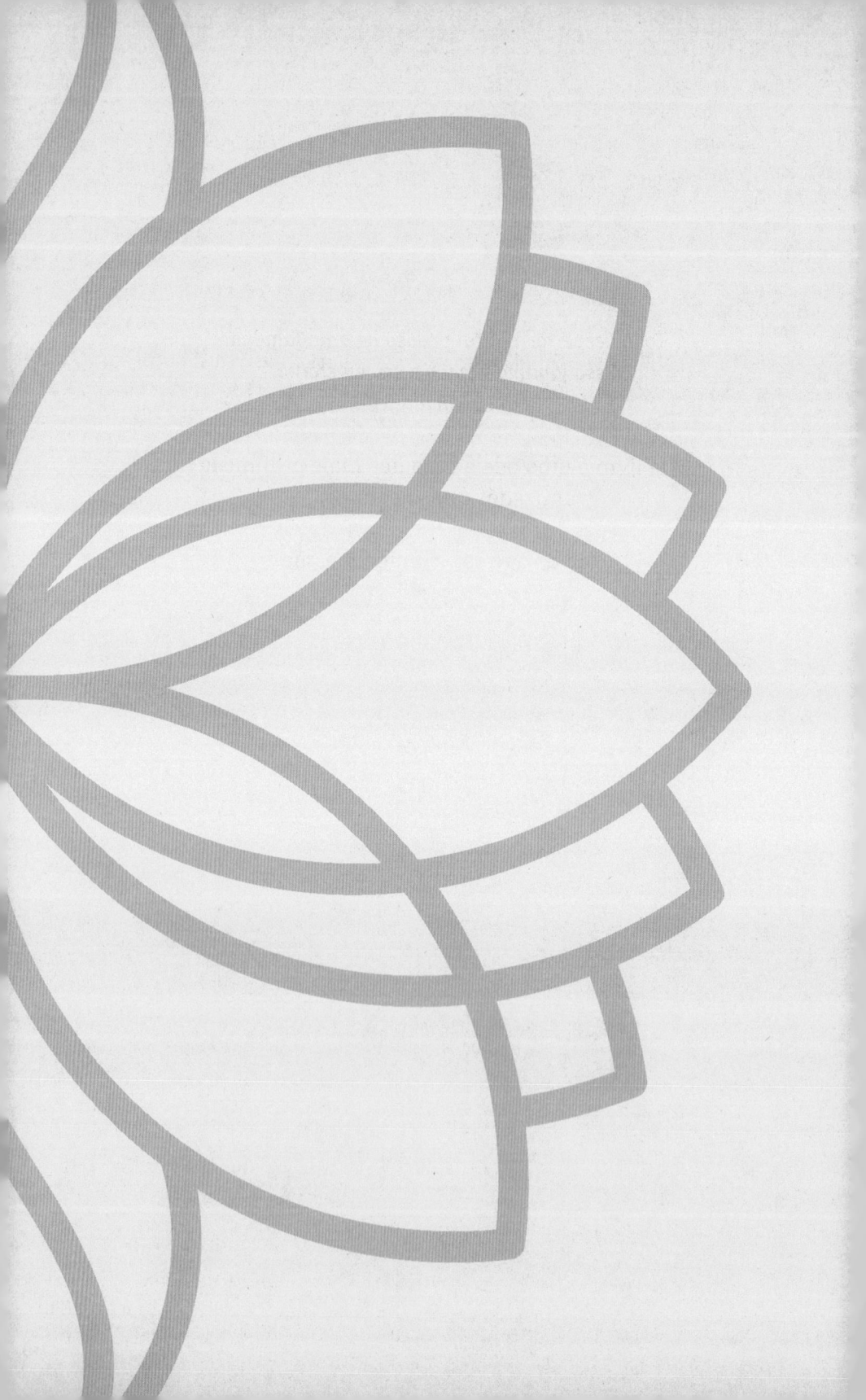

Gratidão infinita a David Ord, meu brilhante editor, que ficou do meu lado em todos os livros que escrevi.

Também a Gideon Weil, meu maravilhoso editor na Harper-Collins, que acreditou neste projeto desde o começo.

E a Maia, minha filha, que todos os dias me inspira com sua autenticidade.

Obrigada por segurarem minha mão durante esse processo.

Sumário

O tempo da mulher desperta   11
Um recado de amor para minhas irmãs
   antes que você comece a ler este livro   13
Aviso   15

Parte um – Adormecida na Matrix
1. Erosão da alma   19
2. *Aquela* ideia de mulher   39
3. Você se atreve a ser dona de si?   53
4. Desmascarando as mentiras que nos contaram   63
5. Desconstruindo padrões   75
6. Trocando de pele   85

Parte dois – Confrontando as sombras
7. As muitas faces do ego   111
8. As controladoras   131
9. As aproveitadoras   147

Parte três – De volta à natureza
10. O projeto natural de nosso corpo   165
11. Duas biopsicologias diferentes   179

Parte quatro – Quebrando a Matrix
12. Fato ou ficção?   201
13. As mentiras sobre o amor   211
14. As mentiras sobre casamento e divórcio   223
15. As mentiras sobre nossa sexualidade   235
16. As mentiras sobre a maternidade   263
17. As mentiras sobre beleza e juventude   279
18. As mentiras sobre ser boazinha   295

Parte cinco – Despertando da Matrix
19. Abraçando limites sem temor   309
20. Abraçando a soberania   323
21. Abraçando a responsabilidade   333
22. Abraçando o propósito   341
23. Abraçando a compaixão   349
24. Abraçando a parentalidade interior   357
25. Abraçando o desapego   373
26. Abraçando o vazio   387

O tempo da mulher desperta

Chega um tempo na vida de uma mulher
Em que ela descarta seus velhos hábitos como sapatos largados no lixo,
Em que ela rasga sua lista de "você deve" e imposições,
Em que expectativas impossíveis queimam na lareira.

Chega um tempo na vida de uma mulher
Em que a aprovação alheia, antes uma joia, agora é um vintém,
Em que a busca por outro alguém é agora uma busca por si própria,
Em que os tentáculos paternais da tradição não mais definem sua verdade.

Chega um tempo na vida de uma mulher
Em que se dissolve seu desejo de se adequar à multidão,
Em que vira pó sua compulsão maníaca de ser perfeita,
Em que se dilacera sua obsessão em ser popular.

Chega um tempo na vida de uma mulher
Em que ela diz "chega" e pronto,
Em que fachadas, truques e artimanhas a enojam,
Em que retidão, dogma e superioridade a repelem.

Chega um tempo na vida de uma mulher
Em que ela não mais teme conflitos, mas os encara como uma leoa,
Em que ela protege sua autenticidade tão destemida quanto protege suas crias,
Em que ela larga o papel de salvadora: sabe que salva não mais do que a si própria.

Chega um tempo na vida de uma mulher
Em que ela não mais se acovarda nas sombras da indignidade,
Em que ela não se apequena para que outros se agigantem,
Em que ela troca o papel de vítima pelo de cocriadora.

Chega um tempo na vida de uma mulher
Em que ela, ousada e despudorada, encarna sua soberania final,
Em que ela, enfim, se sente pronta para exigir seu lugar no mundo,
Em que ela redefine compaixão como um inequívoco amor-próprio.

Chega um tempo na vida de uma mulher
Em que ela, enfim, abandona sua infantil dependência dos outros,
Em que ela ousa escrever um novo salvo-conduto para viver por
    e para si,
No qual se lê:
Eu abandono a indignidade e o medo.
Eu me divorcio do servilismo e da passividade.
Eu me despojo de embaraços e inautenticidade.
Eu acabo com o fingimento de ser quem não sou.

Daqui em diante eu declaro...

Vou ascender aos meus maiores poderes.
Vou abraçar minha autonomia.
Vou celebrar meu profundo valor.
Vou encarnar minha mais feroz coragem
e manifestar meu eu mais autêntico.

O tempo é agora.
Estou pronta
Para despertar em meu renascimento.

Um recado de amor para minhas irmãs antes que você comece a ler este livro

Este livro é sobre seu despertar. É uma ode e uma homenagem ao seu eu autêntico, o eu que está aguardando para nascer renovado.

Todas nós ansiamos por ser livres e, ainda assim, nos sentimos enjauladas por nossa vida cotidiana, consumidas pelo medo e pela sensação de sermos indignas. Estas páginas te prometem um escape dessa jaula, em direção a uma nova visão de si própria.

Despertar e evoluir significa entender a nós mesmas de maneira profunda. Isso envolve fazer as pazes com uma parte de nós que a gente talvez não deseje enxergar, especialmente nossas dores. Quando as aceitamos em sua totalidade – sem adoçá-las e certamente sem nos desculpar por elas – e observamos os muitos modos pelos quais as cocriamos, podemos começar a transformá-las em sabedoria.

É doloroso entender nossas dores. É por isso que as palavras destas páginas podem ser um gatilho para você. Quero que saiba que são intencionais. Eles têm como objetivo invocar e impulsionar uma revolução interior. A dor provém do desmantelamento de antigas crenças estruturais e modos de ser. Sentimentos de choque, luto e perda são, portanto, não apenas naturais, mas também fundamentais para sua transformação. Você pode não se dar conta, mas é capaz de começar a evolução que eu prego. Mais que isso, é digna dela. Aqui, compartilho minhas experiências, de modo que você saiba que não está sozinha. Ao meu modo, passei pelo que você passa. Por causa disso, compreendo quão desafiadora pode ser essa jornada chamada *vida*.

Com gentileza, e de antemão, aviso que este livro vai te desferir um soco, especialmente no começo. Aperte os seus cintos emocionais antes de começar. Uma vez que os capítulos que seguem são uma exposição de todos os modos pelos quais permanecemos adormecidas, esta não será uma leitura confortável. Quando nos voltamos para uma nova consciência, tendemos a passar por uma séria desorientação. Você será provocada de modos inesperados e poderá querer deixar estas páginas de lado muitas vezes durante esta jornada. Todas temos uma resistência natural às duras verdades trazidas pelo despertar.

Esteja certa de que, apenas por ter pegado este livro, você já deu o primeiro e crucial passo na sua busca por autenticidade. A estrutura dele ecoa os caminhos de seu desenvolvimento espiritual e psicológico. Desse modo, sua jornada já está em ação.

Permita que os *insights* inundem você. Faça a leitura a seu tempo. Pare um pouco, reflita, tome notas. Deixe que estas páginas sejam o canal de parto que te leva a um autêntico emergir.

Então, minha irmã, vamos começar. A gente dá conta. Vamos entrar juntas no oceano. Há um horizonte novo do outro lado. E ele se chama liberdade.

Aviso

Embora a minha intenção tenha sido organizar nestas páginas o maior número de experiências humanas que eu pudesse reunir, talvez eu tenha deixado muitas delas de fora. E, apesar de praticamente só abordar relações entre homens e mulheres, em alguns casos tentei incluir toda a gama de orientações sexuais.

Procurei ser tão inclusiva quanto possível. Concordo plenamente que a experiência humana se manifesta de infinitos modos e que cada um deles tem o mesmo valor. Se você se sentir excluída, minha sugestão é não se focar demais nas manifestações de comportamentos externos em si, e sim nas dinâmicas internas às quais me refiro.

No enredo de nossas experiências interiores, temos mais em comum do que nos damos conta. Aqui, você encontrará ressonâncias e, por meio delas, um caminho para a própria evolução.

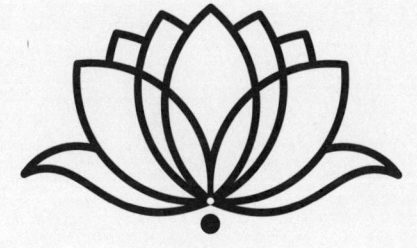

Parte um

Adormecida na Matrix

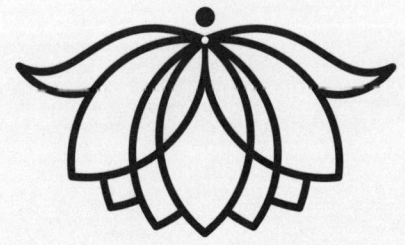

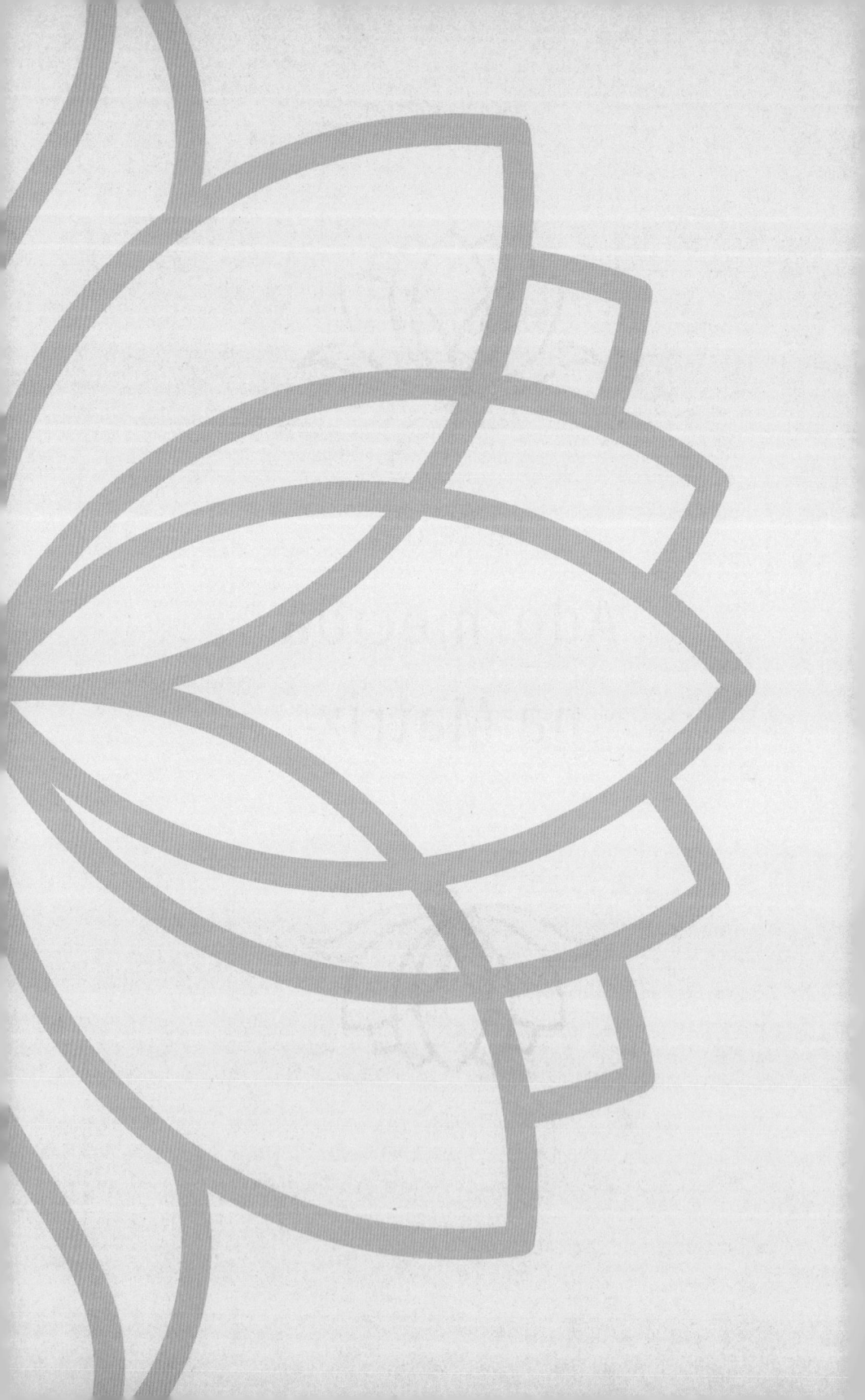

1

Erosão da alma

*Como uma espada na bainha, o brilho dela fica dormente.
Como um arco na aljava, o poder dela fica invisível.
Como ervilha na vagem, o valor dela fica diminuto.
Como um animal em uma armadilha, ela aguarda
permissão para a liberdade.
Como uma borboleta em desenvolvimento,
ela só emergirá quando sua pele antiga morrer.*

Percebi que estava em apuros quando me vi em uma valeta à beira de uma rodovia, sem fazer a mínima ideia de como tinha ido parar ali. Eu havia dormido ao volante e meu carro se encontrava a centímetros de uma árvore. Exausta de cuidar do meu bebê e de um rigoroso doutorado ao mesmo tempo – sem a ajuda de parentes ou babás –, estava esgotada. O solavanco me acordou. Mal conseguia respirar e todo o meu corpo tremia. Agitada e confusa, por sorte consegui levar meu carro, que saiu ileso, de volta para a rodovia. Felizmente, não houve feridos.

O episódio trouxe à tona outro tipo de acidente que há muito me corroía por dentro – a séria destruição que eu vinha impondo a minha *alma*.

A erosão da alma é um processo gradual – um lento e arrastado desgaste de nossa vida interior, resultando na inevitável morte de tudo aquilo que conhecíamos como nosso verdadeiro eu. Trata-se de uma doença que começa na infância e é altamente contagiosa, em especial nas mulheres. Seus sintomas incluem a perda de poder, autenticidade, voz e visão. A erosão da alma é, na essência, a extinção de nosso conhecimento interior. A cada episódio em que suprimimos nossa verdade interna, nós causamos a erosão de nosso mais precioso tesouro: nossa essência.

Deixe-me ilustrar como isso acontece. Trista, uma de minhas clientes, se lembra de ter 4 anos quando quebrou seu brinquedo favorito – uma boneca a quem ela deu o próprio nome e de quem cuidava como se fosse um bebezinho. Devastada, ela se recorda de ter chorado por horas. Seu pai, um disciplinador rigoroso, pediu à filha que parasse de chorar ou ela apanharia. Isso fez com que a garotinha chorasse ainda mais.

Ela continuou chorando à mesa de jantar, e seu pai perdeu a paciência, quebrando o resto da boneca e jogando-a no lixo. Chocada com tamanha raiva, Trista se lembra de ter ficado espantada. "Foi como se ele tivesse me quebrado e me jogado no lixo. Eu queria chorar e gritar. Quis até mesmo bater nele e machucá-lo, mas em vez disso eu fiquei lá, congelada. Ninguém veio me apoiar. Ninguém me consolou. Pela primeira vez eu entendi o que significava ser abandonada. Ele não jogou fora só minha preciosa boneca; ele descartou por completo meu senso de segurança, proteção e valor. Nunca mais pude confiar nele ou na minha mãe da mesma forma que antes." A partir daquele momento, nasceu nela o entendimento de que precisaria esconder seu verdadeiro eu. Foi assim que se formou sua longeva armadura de estoicismo emocional.

Hoje em dia, mesmo na casa dos 40 anos, é um desafio para Trista expressar apropriadamente seu mundo interior e seus sentimentos. Tanto seu marido quanto seus filhos reclamam que não se sentem conectados a ela por causa de sua dureza e rigidez. Em particular, Matt, seu filho adolescente, entra em conflito com ela quase diariamente, o que a levou a fazer terapia comigo. Foi só com muita elaboração que ela veio a entender como as defesas de seu tempo de infância – supressão e esgotamento emocional – estavam agora interferindo em sua capacidade de se conectar ao filho.

Trista estava repetindo à risca os padrões de sua infância, até mesmo personificando alguns dos velhos hábitos de seus pais.

Quando Matt expressou seus sentimentos, Trista se pegou sendo crítica e áspera com ele. Agora ela sabe o porquê. Ele a faz lembrar de si mesma quando criança, reprimida pelo pai. Ao vê-lo emotivo, interpretou isso como fraqueza e buscou esmagar os sentimentos do filho, invalidando-o da mesma maneira como fizeram com ela. Conforme trouxe à consciência suas velhas memórias, ela começou a curar as feridas de seu antigo eu, abrindo, dessa forma, o coração para o garoto.

A princípio, nosso verdadeiro eu luta por sobrevivência. Ele grita alto, a ponto de ficarmos nauseadas. Conforme continuamos a ignorá-lo, os gritos evanescem até que se tornem um mero sussurro. E, conforme os anos apagam todas as memórias de sua existência, os queixosos lamentos somem por completo.

Essa perda do eu é universal. Todas nós sentimos essas feridas devastadoras. Com a erosão de nossa autenticidade, fica para trás um cavernoso buraco interior, preenchido por uma cacofonia que infecta cada pedaço de como vivemos hoje. Traiçoeiro e aparentemente insignificante, isso se manifesta de tudo que é jeito:

* Carros saindo da estrada.
* Apagões causados pelo álcool.
* Transtornos alimentares.
* Exaustão crônica.
* Autossabotagem e dúvidas a respeito de si própria.
* Empregos sem sentido.
* Prazos descumpridos.
* Contas esquecidas.
* Apatia e inabilidade de escutar.
* Confusões e delírios.
* Desconexão e esgotamento emocional.
* Irritabilidade e raiva descontrolada, e muito mais.

Meu acidente quase fatal me impôs a consciência de que eu não tinha só saído da estrada – eu havia descarrilhado minha alma. Quem eu era? Em quem eu tinha me tornado, na pressa de obter meu doutorado ao mesmo tempo que tentava ser esposa e mãe? Como eu permitia que minha essência fosse destruída e descartada dessa maneira?

Eu era tão boa em esconder minha vida interior que ninguém saberia que estava emocionalmente quebrada, caindo aos pedaços. Minha couraça de competência permanecia brilhantemente em ordem, cobrindo meu desarranjo e desalinho internos. Eu usava uma máscara de supercompetência e realizações. Afinal, vinha criando essa *persona* exterior fazia décadas, e agora ela estava bem afiada.

Como acontece com todas nós, a morte de quem nós somos originalmente nos substitui por uma *persona* a quem normalmente chamamos *ego*, ou falso eu. A maior parte de nós cresce achando que esse é o nosso *verdadeiro* eu. Poucas percebemos que estamos criando toda uma vida baseada em um alicerce falso, que terá severas consequências emocionais nos anos que virão.

O papel do ego

O berço do ego é a autoabnegação. Ele se desenvolve quando o eu interior é ignorado, negado, suprimido e nada menos que aniquilado em benefício de uma força de fora – tipicamente, as vozes dos outros (em especial, daqueles que amamos), a cultura em que fomos criadas ou o sistema de crenças que captura nossa imaginação.

Não há uma pessoa que eu conheça que tenha escapado da substituição de seu eu autêntico por uma *persona*, a máscara por trás da qual seu verdadeiro eu fica em grande parte adormecido. Isso acontece mais com as meninas por causa do dominante patriarcado sob o qual vivemos, no qual aos meninos é permitido "ser só meninos". Nossas jovens garotas, por sua vez, são desde cedo treinadas para se adequar a prescrições rígidas.

Em benefício dessa adequação ao que querem nossos pais ou nossa cultura, as mulheres são tão condicionadas a abandonar todo vestígio da verdade interior que atravessam a vida inconscientes da mera existência dessa divisão. Às vezes, podemos sentir um desconforto por dentro, o que revela um descontentamento ou lampejos de raiva, mas nós o subestimamos como um "mau humor" ou o atribuímos a alguma questão que nos dá nos nervos. Ignoramos nossa cisma interior, inconscientes de que isso está criando profundas fissuras em nossa vida.

A maior parte de nós se torna adultas inconscientes dos hábitos falsos que adotamos para ver atendidas nossas necessidades de amor e dignidade. Se acontece de tomarmos um chacoalhão para acordar, como me ocorreu quando meu carro saiu da estrada, normalmente corremos para um abrigo em vez de reciclar nossos velhos modos de agir. Tudo permanece igual sob a desculpa de que "está bom assim mesmo".

Com isso em mente, você pode se surpreender ao saber que a fachada a que referimos como *ego* é na verdade o "mocinho". O ego é uma foto de nós mesmas que carregamos em nossa cabeça, um modo de nos vermos que se enlaça bem com o que nossa família e a sociedade esperam de nós. Tendo se desenvolvido lentamente como uma resposta a nossa criação, ele espertamente nos ensina uma forma de agir que convém à realidade de nosso dia a dia.

Quando crianças, somos incapazes de nos defender por conta própria. Durante o crescimento, não temos opção, a não ser nos rendermos ao condicionamento que nos é imposto, mesmo que isso signifique nos divorciar de nossa essência. Ao criar um falso eu, o ego está, de fato, agindo com responsabilidade. Como um aspecto obrigatório daquilo que é necessário para se tornar adulto, o falso eu é algo que adotamos por instinto para garantir atenção às nossas necessidades. O pulo do gato do ego é que seu acobertamento de nossa essência é tão gradual que não nos damos conta de como ele está nos mudando para que a gente se adapte a nossa família e cultura. Moldáveis como somos quando crianças, nós nos rendemos diante dos ditames de nossos pais, muitas vezes sem discutir. E nos contorcemos até nos encaixarmos na imagem que os outros fazem de nós, de modo que a imagem na cabeça *deles* se torna *nossa*.

Se nossos pais nos repreendem por sermos muito emotivas, ou muito isso, muito aquilo, várias de nós reagimos imediatamente a esses julgamentos, ajustando nosso temperamento de acordo com os padrões deles. Como no caso de Trista, o ego se torna nossa armadura, ajudando-nos com o ajuste a uma infância complicada.

É tão grande a nossa sede por atenção e validação por nossos pais e nossa cultura que sucumbimos à poderosa e instintiva atração do ego, enterrando aos poucos, durante esse processo, nossa natureza autêntica. O resultado é uma identidade falsa, que agora mostramos ao mundo. Pensamos que ela é o que somos, mas na verdade ela é só uma fachada com a qual nos revestimos para prevenir o medo de não termos valor e nem sermos dignas de amor.

Sob a névoa

Com sinceridade, posso dizer que por muito tempo vivi sob uma névoa. Claro que aqui e ali houve lampejos do meu eu autêntico, mas pedaços enormes de mim mesma permaneceram submersos por décadas. Olhando para quem eu costumava ser, não posso deixar de me perguntar por que, ao me sentir emocionalmente invalidada ou subjugada, simplesmente silenciei a mim mesma. A mulher que sou hoje jamais deixaria que isso acontecesse. Ainda assim, no passado, essa mesma mulher não apenas permitiu como também racionalizou a situação como se fosse sua única escolha.

É a isso que me refiro quando digo "sob uma névoa". A névoa é uma atmosfera que rodeia mulheres e homens, prejudicando a visão e resultando em negação da realidade. Não vemos as coisas como elas realmente são. Essa atmosfera é criada pelo que conhecemos como *patriarcado*, sistema de dominação masculina que traz consigo, de maneira implícita, silenciamento e difamação de mulheres e crianças. O homem, acostumado a estar por cima, exerce seu poder sobre os outros para manter o comando.

Se não for corrigida, essa hierarquia tem potencial para se tornar tóxica. Chamada de *masculinidade tóxica*, ela se torna a tônica do ambiente cultural, deixando cicatrizes emocionais tanto em homens quanto em mulheres. Falando diretamente, ela "enevoa" as lentes de nossa consciência, causando sérias disfunções em nossa vida.

Como resultado, mulheres e crianças vivem em um estado subconsciente de cautela quando estão perto de homens. Crescemos sabendo que eles estão no comando. Atrelada a isso, vem a consciência do perigo em potencial que existe se estamos próximas a eles. Toda mulher sabe por instinto que deve se afastar de um grupo de homens em um beco. E isso não é mera paranoia, mas uma precaução interna, refinada pela forte evidência cultural de inúmeras violações contra nós. Embora traga proteção, é também um fardo pesado.

Você consegue imaginar como essa consciência de perigos potenciais molda nossa psique? Seja simplesmente um pai que, vez ou outra, levanta a voz, seja um que se permite ataques de fúria, aprendemos a proteger a nós mesmas quando estamos perto de homens, por instinto. É algo que cobra seu preço, moldando as bases de nosso desenvolvimento.

O patriarcado treina garotas jovens a serem como ovelhas seguindo o rebanho. Nós somos a ovelha perdida original, procurando pelo pastor que – nos foi dito – é ou Deus, ou nosso pai, ou nosso futuro marido. Como todo gado, a gente obedece de maneira satisfatória. Sabemos que o ingrediente-chave de uma boa ovelha é a habilidade de perder a identidade que lhe é única, de se mesclar à multidão e de se tornar servil e passiva. Destacar-se é inaceitável e vai contra as regras do rebanho. O essencial é ser modesta e brilhar pouco. Aprendemos cedo a desaparecer, ficando tão invisíveis que nos misturamos à névoa que nos cerca.

Vejo mulheres constantemente dando desculpas pelo tratamento que recebemos das mãos do patriarcado moderno. Nosso hábito, *nosso padrão automático*, é pensar que somos culpadas por algo, do mesmo modo pelo qual uma criança acredita ser culpa sua quando seus pais são negligentes ou quando ela é maltratada.

É por isso que tantas de nós não denunciamos essas condutas tóxicas. A gente sequer acredita que isso seja uma opção. Como ser maltratada é parte integrante de nossa experiência cotidiana, como presenciamos mães e irmãs suportarem isso perto de nós, crescemos acreditando que as coisas são simplesmente assim.

Este livro nos desafia a revidar ao *status quo*, nos encoraja a ir além de "como as coisas são" para adentrar uma nova visão de nós mesmas. Ele começa fazendo a gente despertar para nossa realidade – como nossa biologia nos molda, como nosso psicológico nos modela e como nossa cultura nos amedronta, até nos perdermos de nós mesmas. Ao compreendermos e abarcarmos essas três camadas, permitimos a liberdade a nós mesmas.

O primeiro passo é chamar a névoa de *névoa*, distinguindo-a da realidade. Eu levei décadas para nomear de fato aquilo pelo qual estava passando. Eu me encontrava tão imersa no medo da reprovação dos outros que, para manter a harmonia, assumi a culpa pelo que acontecia comigo. Se alguém se comportava mal, era por causa de algo que eu tinha feito. Eu pensava que esse era o modo de ser responsável, mal sabendo que assim isentava os *outros* de serem responsáveis. Pela minha presunção de culpa, os demais podiam ficar confortáveis – e, portanto, contentes comigo.

Custou-me um longo tempo para perceber a diferença entre levar a culpa e ser responsável. Enquanto culpar a mim mesma me mantinha atolada no medo, com a companhia do meu silêncio e da minha cumplicidade, ser responsável me permitiu ver minha participação em minha vitimização; dessa forma, pude me erguer de maneira corajosa e ousada.

O medo é a emoção reinante em nosso estado enevoado. Como vivemos com medo, não denunciamos sua natureza tóxica. O medo é seguido pela culpa e coberto pela vergonha de senti-lo em demasia e de não tomarmos medidas contra isso. Eu via esse ciclo de medo-culpa-vergonha na minha vida. A cada vez que não me fazia valer por causa do medo, passava dias me penalizando. Foi só quando pude dominar meu medo que comecei a despertar.

Há duas vias, você percebe? Uma é a difamação e o silêncio em si, impostos às mulheres. A outra é a culpa-vergonha que a gente sente por termos suportado isso. No fundo, sabemos que deveríamos erguer nossas vozes sem medo. Nosso medo gira em torno das seguintes questões:

* O que as pessoas vão dizer?
* O que será de mim sem a aprovação externa?
* Erguer minha voz vai me afetar financeiramente?
* Meus filhos vão ficar bem?
* Vou enfrentar danos emocionais ou físicos?

Não apenas permanecemos com medo, como também não podemos evitar de sentir a náusea provocada pela nossa falta de coragem. Alternar entre esses medos mantém nossa subjugação interna viva e ativa. Em algum momento, a gente percebe que precisa nomear todos eles para que sejam domados. E então estamos prontas para gritar: "Me Too!".[1] Em vez de nos afundarmos na vitimização, acabamos com aquilo que nos mantinha em tal estado de subjugação.

Eu entendo quando mulheres ficam irritadas, indignadas, frustradas. Elas suprimiram os sentimentos durante tanto tempo que faz sentido terem necessidade de gritar "Chega!" quando saem da bolha. É comum que mulheres assim sejam tachadas de "irracionais", "emotivas" e "fora da casinha". É provável que acabem sendo socialmente ostracizadas. Apavoradas com a possibilidade de isso acontecer conosco, tendemos a evitar ser tão incisivas, sem percebermos que é esse o caminho para a salvação.

Enquanto o medo eclipsar o idioma de nossa alma, continuaremos sendo marionetes de forças externas. Sob a tutela do

---

1. Referência ao Movimento Me Too, originado nos Estados Unidos por volta de 2017 com o objetivo de denunciar assédio e abuso sexual contra mulheres. Ganhou repercussão mundial por meio das redes sociais, nas quais a hashtag #MeToo foi adotada por mulheres da indústria do entretenimento. (N. T.)

medo, nosso ego age de modo autônomo. Roboticamente reativas, nós nos tornamos escravas de muitas formas de medo:

* Medo da rejeição.
* Medo do fracasso.
* Medo do ostracismo.
* Medo da solidão.
* Medo de não ser digna.
* Medo do abuso emocional ou físico.

De tão condicionadas a sermos temerosas, nós nos cobrimos de medo como se ele fosse uma segunda pele. Tão dominante é o medo em nossa experiência de vida que muitas vezes não nos damos conta por completo do quanto somos governadas por ele. Nós, mulheres, por causa de nosso lugar no patriarcado, permitimos que sejamos silenciadas e abusadas por medo da punição pelos homens de nossa vida, frequentemente mais poderosos. Ao longo do tempo, esse acovardamento silencioso acaba se tornando nosso padrão interno. Na maior parte das vezes, é tão sutil que mal podemos discerni-lo por conta própria.

Estejamos ou não em um relacionamento tóxico, ou tenhamos ou não sido abusadas, o fato é que a gente se encontra a um passo dessa possibilidade. Não se engane pensando que você é mais esperta só porque ainda não foi predada de forma direta por um aspecto de nosso patriarcado. Na verdade, é inevitável. Se você é uma mulher no mundo de hoje, já passou por isso de um modo ou de outro. Pode ser que ainda não reconheça essas experiências como de fato são, mas elas acontecem e, pode acreditar, são impactantes. Não conheci uma mulher que tenha escapado do peso avassalador do patriarcado no qual nós vivemos.

Foi uma jornada de anos para que eu percebesse o quanto havia permitido que meu valor e minha voz fossem aniquilados por homens ao meu redor. Quase tenho vergonha de admitir que estava cega e condicionada a ponto de me deixar ser silenciada ao longo da vida, de várias formas. Eu quase não quero que você conheça esse meu lado, mas que projete sobre mim uma aura de perfeição, sabedoria e poder. Mesmo assim, sei que é só quando mostro a verdade nua e crua sobre o meu despertar que você poderá começar o seu.

É sempre mais fácil esconder nosso lado vulnerável, nossas partes não tão sábias, incisivas ou coesas. Mas sei que é somente quando mulheres compartilham seus processos – aqueles de verdade, a alma mesmo deles – que outras se sentem seguras para fazer o mesmo. É compartilhando que nós podemos nos erguer juntas.

Debruçar-nos sobre o desconforto de revelar partes nossas que não queremos reconhecer (e muito menos que os outros vejam) é crucial em nossa jornada de cura. A menos que a gente encare umas às outras e reconheça nossos componentes interiores, nós não nos tornaremos pessoas íntegras. Integrar-se significa aceitar tudo o que se é – o completo e o *incompleto*, o delicado e o *indelicado*; a força e a *fraqueza*. Integralidade não significa perfeição, mas aceitação – uma aceitação direta e reta de quem somos em um dado momento.

Compartilhar nestas páginas minha história de vida foi um ato de me debruçar sobre o desconforto. Às vezes, resisti por receio de sua reprovação, ainda que eu soubesse que precisava lidar com esse medo. Se não lidasse, não compartilharia. Se não compartilhasse, não cresceria. Se não crescesse, você também não cresceria.

Esse desconforto não é só natural, mas também o único modo de nos livrarmos do familiar para adentrar o novo. Fomos condicionadas a correr *do* desconforto. No entanto, desejo que estas páginas te mostrem que é somente quando corremos *para* esses lugares sombrios dentro de nós que encontramos a nossa redenção, verdade e liberdade.

Chegando ao fundo do poço

Sei que não estou sozinha na minha busca pelo eu verdadeiro. Já conversei com milhares de mulheres que querem escapar da névoa e ter uma vida mais desperta. Somos tão alheias ao fato de vivermos sob um falso senso de nós mesmas – temerosas e reprimidas – que muitas vezes é preciso despertar várias vezes para encarar esse fato.

Penso aqui em Pam, uma cliente minha que me contatou depois de viver um dia particularmente angustiante cuidando da família. Foi uma lista interminável de ações que fez por todos: a mãe, idosa, tinha que ser levada ao médico; a irmã, enferma, necessitava de ajuda com a casa; a filha precisava de auxílio com a mudança para um apartamento; o caçula precisava de ajuda com a lição de casa; o marido queria uma opinião sobre um projeto em que estava trabalhando. Amorosa e gentil, Pam achou que colocar as necessidades deles à frente das dela era o certo a fazer. Fez isso a vida toda, sempre no papel do autossacrifício. Do que Pam não se dava conta era do custo emocional daquilo tudo. Ela não estava ligando os pontos.

Em um ano, engordou 12 quilos. Ela quase se divorciou quando descobriu a infidelidade do marido. Perdia a paciência com os filhos com frequência. Em vez de estar em contato com seus verdadeiros sentimentos, só os soterrava sob o papel que desesperadamente tentava manter, achando que ele daria para ela a salvação emocional pela qual tanto ansiava. Estava agindo com base em conceitos condicionados do tipo de mãe, esposa e filha que – assim acreditava – precisaria ser para ter aprovação, o que a estava matando. Ela só não sabia disso. Ela estava completamente envolta na névoa.

Quando eu, com delicadeza, sugeri que Pam estava desempenhando o papel de salvadora e restauradora para ter suas necessidades atendidas, ela respondeu com indignação: "Você está dizendo que eu faço isso por que quero?". Ela mal podia acreditar que eu insinuaria algo assim. "Por que eu faria isso?", continuou. "Por que eu iria acabar comigo desse jeito e de propósito? Eu sou uma tarada por sofrimento?"

Pam levou um tempo para desconstruir esses conceitos de modo que pudesse finalmente enxergar como vinha agindo no papel de restauradora, mantenedora e salvadora sem sequer perceber. Pam sempre foi a salvação da família – a solucionadora, a enfermeira, a mediadora, a pacificadora. Onde quer que houvesse uma necessidade, lá estava ela. Era assim que recebia amor dos pais quando criança. Na vida dela, sempre que alguém tinha uma necessidade, em vez de deixar que cuidassem de si mesmos, Pam corria para ser a salvadora. No que diz respeito a amar alguém ou receber amor, esse era o único método que ela conhecia. É bem possível que até mesmo atraísse pessoas cheias de necessidades para que pudesse desempenhar esse papel tão familiar. Com o tempo, não sabendo como estabelecer limites claros para cuidar de si própria, ela chegou ao limite.

As mulheres são condicionadas pela cultura a se sacrificar para receber amor. Esse autossacrifício aparece de inúmeras formas. A despeito de quais sejam, acreditamos que, ao incorporá-las, receberemos o amor que desesperadamente buscamos em nossos familiares próximos. Aos poucos, esse comportamento se espalha na direção de amigos e outras pessoas. Se nosso autossacrifício continua nos trazendo atenção – e realmente não importa se positiva ou negativa –, nós o adotamos. Logo, não poderemos dizer se é só um papel ou se é nosso eu verdadeiro. Pouco a pouco, como Pam, a gente começa a desabar, seja por exaustão, seja como resultado de uma crise. Aparecem fissuras em nosso verniz e a luz passa a entrar por entre essas pequenas fendas.

A chegada de luz aonde antes só havia sombras é traumática. Conforme nos despimos de nossos papéis, talvez pela primeira vez, nós, por um lado, nos sentimos sem chão e, por outro, estranhamente vivas. Tais sentimentos são tão chocantes que nosso instinto é cobrir as fendas de volta com nossos antigos padrões e esquecer o que vislumbramos. No entanto, ao longo do tempo e com novos traumas, as fendas aumentam. O ego já não consegue mais cobrir as fissuras. Quando isso acontece, com frequência a gente usa o termo "colapso"; se ocorrer mais tarde na vida, é denominado "crise da meia-idade".

Normalmente, só um grande trauma pode tirar o ego do eixo, fazendo-nos chegar ao fundo do poço. Como terapeuta, essa é uma experiência que eu desejo para uma cliente. Isso significa a potencial morte do ego. Ainda que a cliente o evite desesperadamente, tentando de todos os modos ignorar essas drásticas consequências, o terapeuta, prendendo a respiração, espera por isso. No fundo do poço, o eu real é forçado a arrancar a máscara, muitas vezes deixando a pessoa com o sentimento de que é uma estranha para si. Há uma sensação de que nada mais funciona. Parece que todas as nossas estratégias, provadas e aprovadas na fuga da verdade, já não funcionam mais.

O dia em que meu carro saiu da pista foi meu fundo do poço, o momento em que percebi que precisava mudar – e rápido. Eu não sabia por onde nem como começar. Só que era a hora. Minha alma já não aguentava mais ser tão corroída.

Quando chegamos ao fundo do poço, podemos reconhecer a totalidade da degradação silenciosa à qual nos submetemos nas mãos da cultura ou de nossos pais, e também consertá-la. O difícil é enxergar essa nossa parte "facilitadora" nua, no espelho. É quase insuportável aceitar que demos permissão para sermos negligenciadas e menosprezadas com tanto fervor.

E agora? Devemos voltar a ser aquilo para que fomos criadas? Podemos de fato voltar a viver na névoa – na bruma enevoada de medo, rituais, tradições e previsibilidade mecânica?

Se estamos mesmo no fundo do poço, muitas vezes não temos escolha. Podemos continuar fingindo o contrário, mas é assim. Nossa mente pode criar mil fantasias, levando-nos a acreditar que tudo está como antes. Mas, lá no fundo, sabemos que estamos evitando a dura verdade.

O fundo do poço é tão dolorido porque a fachada do nosso ego rachou sob pressão. Nossos hábitos e estratégias usuais já não têm mais serventia: eles se esgotaram. Agora nos sentimos emocionalmente desoladas. Esse novo local nos parece ameaçador, nos dá medo. Quem seremos sem nossas defesas egoicas tradicionais?

Se ao menos percebêssemos que chegar ao fundo do poço e nos submeter às rachaduras do ego é o portal para nosso renascimento, não teríamos tanto medo. Como não acreditamos que tudo isso acontece para o nosso aprimoramento, resistimos. É compreensível.

Sem os roteiros e padrões de nossa infância, e tirando as imposições culturais, quem somos? Alguma vez já paramos para pensar em quem seríamos se nos desfizéssemos de nossas fachadas? Se formos corajosas o suficiente para enxergar a resposta, estaremos no caminho certo para encontrar o verdadeiro propósito de nossa vida – sermos, aqui e agora, o nosso eu mais autêntico. Isso significa cavar fundo em nossa essência e nos despojar de tudo aquilo que não é verdadeiro em comparação a quem somos. Significa abrir mão de partes do nosso ser que já não nos servem mais, deixando para trás os padrões que nos deixam empacadas. Significa encarar o nosso medo de agir assim e confrontar o que está por trás dele.

Para Pam, isso significava abrir mão de sua necessidade de ser validada como salvadora e restauradora. Conforme validava cada vez mais seu eu interior, dispensava aqueles à sua volta de serem a solução para seu ego. Conforme amava mais a si mesma, passou a falar "não" com mais frequência. A princípio, as pessoas próximas a ela resistiram ao seu novo modo de ser e até mesmo se sentiram traídas, o que é uma reação comum. Quando perceberam que não tinham escolha, começaram a entrar na linha.

Pam tinha deixado a luz entrar. Finalmente, havia provado o gosto de se ser livre dos roteiros dos quais ela precisava para sacrificar a si própria visando receber a validação dos outros. Era capaz de responder à questão a que todos chegamos no nosso caminho de despertar espiritual: estou pronta para, a partir de agora, ser fiel à minha essência e dar a mim mesma a validação que eu tão desesperadamente buscava nos outros?

Do medo ao amor

Como aprendemos a ficar em silêncio diante do medo? É como se soubéssemos por instinto, desde a infância, que é melhor ficar calada do que protestar. Quando passaram a mão em mim dentro do ônibus, mexeram comigo na rua, quando fui assediada em uma loja ou abusada, sem rodeios, por esse ou aquele homem, aprendi a engolir minha dignidade. Estava sempre com medo de encarar as consequências se eu fizesse barulho. Preocupava-me mais como os outros me enxergavam do que em ser autêntica. Toda mulher que foi abusada vai confirmar isso. A gente fica quieta, pois temos medo de que nos reprovem se abrirmos a boca, o que torna tudo pior.

Opressão e subjugação cultural são os comandantes de nossa psique, e o medo é a ordem cotidiana deles. Somos premiadas de acordo com o quão quietas e subservientes somos. Quanto maior o silêncio, maior a premiação. Esse é o legado da cultura patriarcal em que estamos todos metidos, inclusive os homens. Essa é a natureza de um sistema tóxico. E ninguém é poupado de suas garras.

Quando adentramos o medo e sua consequência – o silêncio –, nós nos afastamos do amor-próprio, que tem como uma de suas principais características honrar e expressar livremente nosso mundo interior, sem culpa ou vergonha. A supressão constante de nossa voz autêntica cria uma desconexão interna devoradora e crescente. Ao rechaçarmos e ignorarmos nossas experiências autênticas, promovemos a ilusão de que elas nem mesmo existem. Essa dissociação dá algum conforto passageiro, mas com o tempo nos faz perder o contato com o presente das nossas experiências. Quanto maior a dissociação, maior a falta de conexão e alinhamento internos. O que dizemos, pensamos e fazemos logo fica completamente defasado, deixando-nos ansiosas e desoladas.

Quando desistimos ante as manipulações culturais, buscando segurança e invisibilidade, o patriarcado continua no poder. O antídoto para a supressão cultural é uma rebelião aberta contra o silêncio. Não há nobreza na supressão e abnegação de nossa voz. Essa opressão não traz nenhum bem. Ela simplesmente encoraja e sustenta a dominação patriarcal.

Adulta, sempre fiquei com medo na maior parte das relações próximas que tive com homens. Incisiva e ousada na minha carreira, eu era o oposto em minhas interações pessoais: inautêntica, permitindo-me desvanecer até o esquecimento. Levei anos para que eu despertasse por completo. Depreciação após depreciação, repressão após repressão, cada novo momento de negação da minha verdade interior ia aos poucos aumentando a pressão. Eu fingia que nada estava acontecendo, até o dia em que não consegui mais. Depois tudo explodiu e virou pó.

Posso escrever este livro sobre o despertar radical porque eu própria andei sobre essas brasas. Passei tantos anos sendo falsa comigo mesma que compreendo o custo de sair da névoa. Minha meta não é enfatizar a dor, mas mostrar às mulheres que é possível transformá-la em poder.

Não queremos enxergar que enterrar nossa verdade é um ato de guerra contra nós mesmas, mas é isso mesmo. A menos que a gente reconheça, continuaremos a fazer isso com a gente. Quando permitimos a existência da toxicidade em nome da paz, estamos perpetuando a guerra. Não há paz de verdade onde não existe autenticidade. Paz duradoura só emerge de uma aceitação sincera de uma pessoa e suas experiências de vida.

O amor-próprio floresce quando reivindicamos nossas experiências por meio de nossas expressões e ações. A cada vez que honramos nossos sentimentos e processos interiores, fazemos uma declaração de amor-próprio. Quando nos rebelamos diante do embargo cultural que existe contra nossas vozes, damos a cada uma de nós um espaço para sermos escutadas e enxergadas.

Imagine mulheres por toda parte começando a colocar para fora a verdade autêntica sobre como elas se sentem de fato, sendo quem são, incluindo seus medos e falhas. Você imagina o alívio na pressão que sentiríamos? Não precisaríamos mais andar por aí nos sentindo enclausuradas e sufocadas, fingindo ter vidas perfeitas. Estaríamos nos libertando – a nós mesmas e umas às outras.

Quando uma mulher conta a dura verdade sobre o que tem aguentado, ela sai do atoleiro do medo individual em direção a uma nova emoção – o amor. Ela declara: "Eu me amo. Sou digna de ser escutada. Já não sou mais resultado do meu passado. Eu honro minha voz".

Neste livro, eu desafio mulheres a mudar do medo para o amor. Quando contamos o nosso lado e a ele é dada atenção, experienciamos uma integração com nosso ser. Então há dentro de nós uma coerência e uma integralidade crescentes que não existiam antes. Quando uma mulher demonstra coragem de falar por si própria, ela abre o caminho para outras ganharem poder e se emanciparem, feito uma maré crescente. Quando começa a viver na autenticidade, outras têm a audácia de fazer igual. O foco muda do temor pelo próprio bem-estar para o amor por todos. Ela entende que, ao acabar com seu medo, está na verdade amando a si própria, a suas irmãs e a suas filhas.

Conforme começamos a notar que temos participação em nossa autodepreciação, podemos dar pequenos passos em direção à autoexpressão. Isso pode levar tempo, já que estamos desacostumadas a nos ouvir expressar nossa verdade. Podemos, talvez, começar com uma amiga próxima ou uma figura maternal. Ou iniciar terapia ou sessões de *coaching* para trabalhar nisso com alguém relativamente distante. Conforme fazemos isso, conscientemente manifestamos quem somos de fato, em vez de sermos vítimas inconscientes e passivas.

A consciência de como a cultura tem nos censurado e silenciado faz a gente compreender melhor nossa psique. E essa consciência não é passiva, mas requer um exame cuidadoso de nossas dinâmicas internas e de como elas têm sido formadas pelo nosso condicionamento. Por meio desse processo ativo de desconstrução e discernimento, a consciência se torna um despertar.

Ao ler estas palavras, você pode se sentir intimidada ou sobrecarregada. De algum modo, pode ter a sensação de estar sendo inadequada. Se for o caso, estou aqui para acalmar essas emoções: saiba que não há um modo perfeito de despertar. Tampouco isso tem a ver com chegar até um destino determinado. Para ser simples, tem a ver com o seu desenvolvimento – que vai acontecer naturalmente conforme você permitir que estas palavras entrem em você. É assim que funciona a consciência. É algo parecido com acender uma lâmpada em uma sala que antes estava escura. Estas palavras são as lâmpadas. Conforme elas aparecem, você começa a ver o que antes estava nas sombras. Assim que a luz acender, você não tem escolha, a não ser enxergar. É o resultado natural de sua nova consciência.

Você está aqui. Trata-se de algo grande. Vamos dar uma boa respirada e seguir juntas para o próximo capítulo.

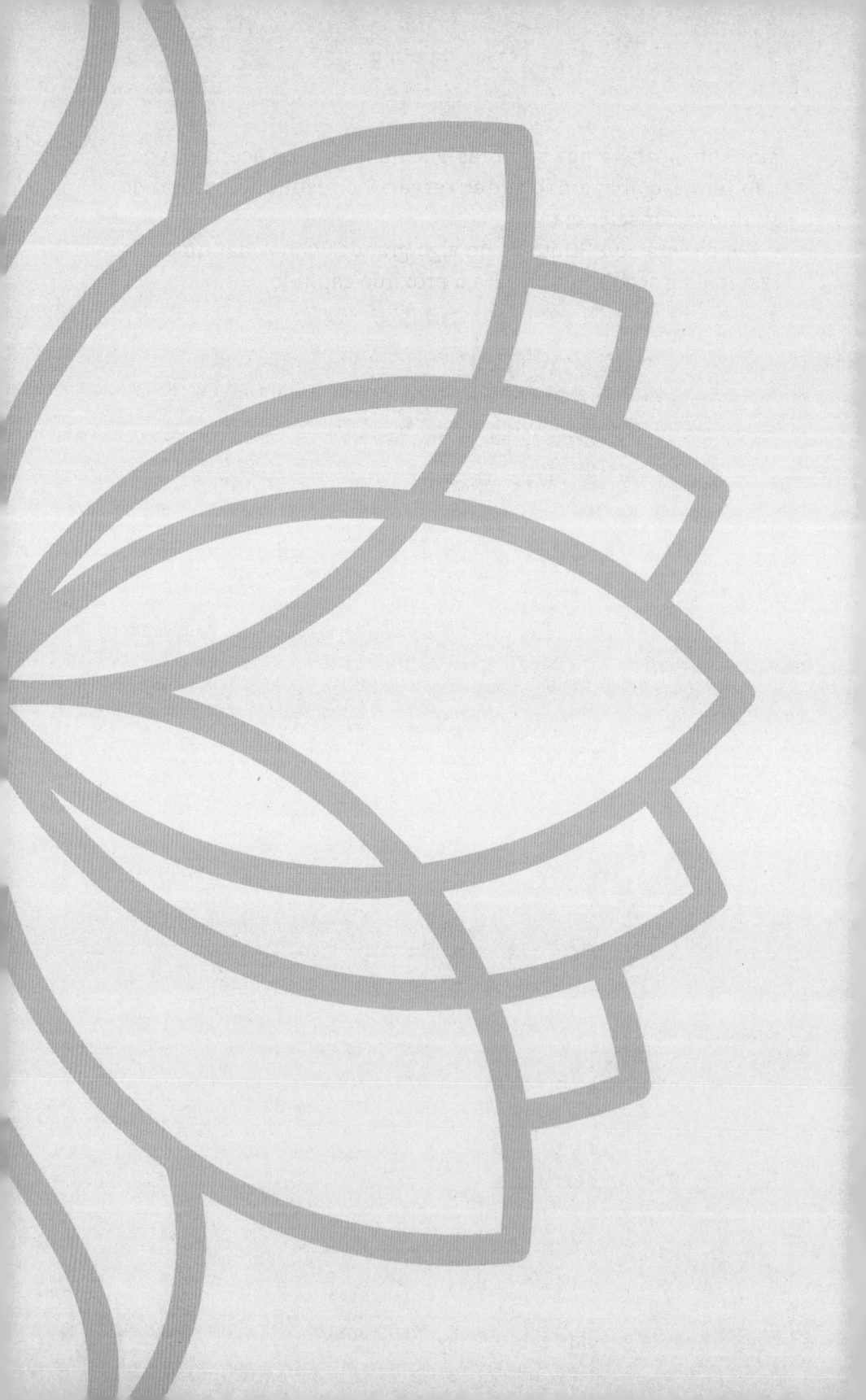

2
Aquela ideia de mulher

Você não pode ser só boa, mas muito boa.
Não só muito boa, mas boa de verdade.
Não só boa de verdade, mas excelente.
Não só excelente, mas perfeita.
Não só perfeita, mas uma guerra contra o self.

"Sempre que entro num relacionamento, eu me perco", dizem as mulheres para mim com frequência. Não é de se surpreender quando me informam que estão num relacionamento que está destruindo o último pedaço que restou delas. Não é surpresa porque, ao longo do trabalho que faremos juntas, eu sei que elas perceberão que o relacionamento não é onde começou a destruição da autenticidade delas, mas só uma evidência do colapso final de um mundo interior já estilhaçado.

Ninguém perde a si próprio para outra pessoa. *Já se chega perdida.*

Desgarrar-se de si mesma é algo que começa décadas antes de a mulher se tornar adulta e entrar em um relacionamento. A propensão por nos distanciarmos de nosso verdadeiro eu foi, em essência, incutida em nós pelos batimentos cardíacos maternos quando ainda estávamos no útero. Como estamos hoje é algo atrelado a nossa árvore genealógica; só não percebemos isso, até que um relacionamento começa a espelhar nosso sentimento de estarmos perdidas. Com sorte, percebemos o padrão e despertamos.

Embora não seja algo do qual estejamos cientes, a maioria das mulheres é treinada desde a infância para ansiar por aquilo que eu chamo de tripla ameaça: a necessidade de *aprovação*, *validação* e *elogios*. Essa tripla ameaça é um modo de disfarçar o vazio que está em nosso centro, bem onde nossa essência deveria florescer. Não havendo consciência de quem realmente somos, a tripla ameaça se torna um substituto inconsciente – uma espécie de afrodisíaco.

Quando falo de nossa *essência*, estou me referindo a uma identidade ancorada no centro do eu. Essa visão de nós está desatrelada de qualquer meta externa. Quando temos o espaço e a vocação pela exploração para vaguear livremente, ficando firmes em nossa essência, descobrimos como somos fortes. O problema é que os outros têm desempenhado um papel central em nossa psique, maior do que o nosso. É algo que está na origem de nossa doença. É chocante o quanto somos moldadas e determinadas pelos outros.

Tendo trabalhado com centenas de mulheres na minha Índia natal e aqui no Ocidente, acredito nunca ter encontrado uma única mulher que não tenha sido criada para se relacionar com os outros desse modo maleável, se não subserviente. Não estou falando de ser espancada ou abusada. Estou me referindo a uma confusão intensa e radical sobre quem somos em essência. Trata-se de nossa tendência comum de apagar nossa identidade em favor do que os outros e a cultura demandam de nós. A despeito da fachada que carregamos, cada mulher enfrenta a perda de seu eu essencial para outras pessoas. Quem somos quando nos despimos de nossos condicionamentos culturais, quando ficamos livres de nossa identificação como filha, irmã, esposa ou mãe de alguém?

É de extrema importância compreender nossa identidade como mulher. Não importa nossa localização geográfica ou nossa renda, ou se fomos criadas em uma fazenda no Paquistão ou em Ohio, nós somos, em diversas medidas, formadas por essa identidade. Uma pode ter recebido esses elementos fundamentais comendo *biryani*[2] de cabrito em uma refeição comunitária; outra, em

---

2. Prato típico indiano, o *biryani* combina arroz, legumes e carne em receitas tão ricamente variadas quanto a cultura daquele país. (N. T.)

um almoço após a igreja, comendo bife com batatas. Como quer que isso tenha acontecido, em qualquer que seja o idioma, permanece o fato de que nós, mulheres, somos condicionadas a nos conter e nos doar para garantir que as necessidades dos outros, especialmente as dos homens, sejam atendidas antes das nossas. O resultado é que muitas vezes sofremos de exaustão e *burnout*. Ficamos irritadas e mal-humoradas sem saber direito por quê.

É pela compreensão de como nasceram a abnegação e a aversão por nós mesmas que o mais profundo amor-próprio uma hora emerge. Para tal, precisamos ir fundo dentro de nós mesmas e entender a gravidade da separação de nosso interior. Só assim nossa transformação vai florescer.

Parte do processo de despertar requer um espelho que nos mostre cada falsa crença que carregamos e cada padrão disfuncional dos quais participamos feito viciadas. Até que aconteça essa detalhada e diligente auditoria de nossos mecanismos internos, não vamos flagrar nossos padrões e não conseguiremos nos livrar deles.

A verdade é que nenhuma de nós gosta de ver a si mesma como alguém moldada pela cultura; mais que isso, não sentimos nenhum alívio ao saber que a maior parte do que acreditamos ser o papel de uma mulher é mentira. Isso demanda um profundo olhar para dentro, sob o qual dissecamos cada camada de condicionamento, de modo a descobrir a extensão em que fomos ludibriadas. Já que quase tudo em que acreditamos é uma mentira, ficamos horrorizadas. Que verdade chocante!

Eu entendo se você estiver sentindo alguma reação neste momento. Entendo mesmo. Para mim, foi extremamente difícil despertar para essas verdades. Eu me senti traída por meus pais e por minha cultura. Fiquei brava e infeliz. Queria desistir e me desligar de tudo. São sentimentos naturais. Abandonar a Matrix nunca é um caminho confortável. No entanto, se você puder recepcionar o desconforto em vez de resistir a ele, pode ser que comece a enxergar a importância desse tipo de análise interior detalhada.

Quanto mais examinarmos nossas teias psicológicas para entender o que está por trás delas, menor será o risco de sermos enredadas por elas no futuro. Mas, se não estivermos cientes de como as teias nos prendem, como evitar de sermos capturadas por elas toda vez?

Por mais difícil que seja esse trabalho interior, ele também promete a você o maior dos presentes: a autenticidade. A maior parte de nós não tem consciência do poder que ela pode ter em nossa existência. Na minha vida, foi só por meio de um trabalho árduo, mas glorioso, de descarte de minhas camadas inautênticas que comecei a me aproximar de minha liberação interior.

É também nessa direção que estas palavras estão a levando. Sei que elas às vezes podem exasperá-la, causando desconforto. Estou com você, do seu lado, em sua defesa. Vamos em frente.

O "bom" é bom mesmo?

Embora se manifeste de diferentes maneiras, a maior parte das mulheres subjuga-se como resultado de uma pressão interna comum, a qual podemos enxergar na pergunta: Sou boa o suficiente?

Quem neste mundo consegue dar conta dos padrões impostos pela cultura? Você está certa: ninguém. Mas não é isso que falam para a gente. Temos a sensação equivocada de que nós, de alguma forma – se formos *isso* ou *aquilo* o bastante –, podemos ser boas, como que por milagre. É claro que isso é uma armadilha que leva a um sentimento perpétuo e torturante de não valermos nada.

Valorizar, amar e honrar a nós mesmas somente se formos x, y ou z é o roteiro subconsciente que tem sido, há tempo demais, o nosso fardo. Nós nos consideramos dignas apenas se certos critérios forem atendidos. Precisamos nos tornar algo ou alguém, e só então alcançaremos a aceitação.

A inautenticidade e a perda de si são tão dominantes que às vezes eu acho que é um traço do DNA emocional das mulheres. Parece que fomos condicionadas a nos perder, treinadas desde cedo a esquecer nosso eu verdadeiro, uma lavagem cerebral que confisca aquilo que realmente somos. Temos nos perdido desde que nascemos, desde nossos ancestrais, de geração em geração.

Pode ser que você não ache que se perdeu, já que essa perda se disfarça de modos bastante astutos. Estes são alguns deles:

* Medo de expressar a própria voz.
* Incapacidade de impor limites saudáveis.
* Apatia e distanciamento.
* Explosões de irritação e impaciência.
* Falta de desejo sexual.
* Desistência de objetivos.
* Falta de autocuidado.
* Trabalhos sem sentido.
* Sensação de sobrecarga e esgarçamento.
* Confusão e incerteza.
* Procrastinação e autossabotagem.
* Inseguranças e dúvidas.
* Preocupação e ansiedade incessantes.
* Vício em comida e entorpecentes.

Para obtermos as três drogas valiosas – *aprovação*, *validação* e *elogios* –, mudamos nossa essência, transformando-nos naquilo que querem aqueles ao nosso redor. No fim, acabamos sendo os indivíduos em autoabnegação que fomos condicionadas a ser. Em especial, é o caso da mulher que, ao crescer pensando ser uma "boa menina", tenta desesperadamente ser validada, buscando um sentimento de pertencimento e apoio no mundo externo. Ela aprende desde cedo que sua amabilidade vem de duas fontes principais: *complacência* e *estar a serviço*. Algumas, criadas como crianças-prodígio, podem adicionar outro motivo à lista: *excelência*. Esse modo de existir cria uma moldura emocional – um jeito rotineiro de responder ao mundo exterior. Então as mulheres confundem esse modo robótico de existir com seu verdadeiro eu.

Há uma enorme diferença entre ser autêntica e ser boa. Ficamos tão envolvidas na tarefa de nos mostrarmos boas que renunciamos por completo a autenticidade e o alinhamento à essência de nosso ser. Só quando começamos a perceber como esse apego à amabilidade nos separa de nosso conhecimento interior é que passamos a mudar.

Mas não é bom ser "boa"?

Se ao menos fosse tão simples... O problema é que ser boa é só uma máscara vistosa e inofensiva de algo muito mais sinistro e, em última análise, inatingível. Na verdade, ela alimenta a expectativa de que precisamos nos comportar de certa maneira, não importa se isso combina com quem somos por dentro. Um comportamento é considerado "bom" se estiver em conformidade com padrões externos, seja de outra pessoa, seja da sociedade como um todo.

À sua maneira, garotos também têm um padrão de conformidade. Todos temos. A cultura força as crianças para tal criando-as para ser inautênticas. Com relação às garotas, isso fica ainda pior, porque só recebemos validação por sermos boas para perpetuar o poder do patriarcado. Para as mulheres, ser "boa" significa ser subserviente; estar abaixo, nunca à mesma altura. E os garotos? Eles podem ser bons ou maus. Na verdade, tem vezes em que quanto piores forem, mais validação recebem. E podem até mesmo se tornar presidente dos Estados Unidos.

Para desconstruirmos esse problema, precisamos nos livrar da ideia de que há um padrão de amabilidade, banindo-o por completo. Ao darmos fim a esse padrão, tudo muda, pois começamos a perceber que é tóxico haver um padrão de amabilidade. A noção de sermos boas o suficiente *somente* se x, y e z forem alcançados é disfuncional e precisa ser abandonada. Quando acreditamos em tal mentira, tentamos nos adequar ao padrão para que nos sintamos valorizadas. Medimos constantemente a nós mesmas em uma escala interminável de valores e comparações falsas.

Ao construir sua autoestima em torno de como ela é enxergada nos seus relacionamentos, a boa garota compra a ideia de que, a menos que coloque os outros à frente de si em sua vida, ela não é cuidadosa ou carinhosa o suficiente. Se não satisfizer outras pessoas, será chamada de egoísta e cruel. Se acontece de ser meio mandona e exigente, será tachada de "bruxa".

É claro que nem todas seguem as demandas sociais cegamente. Muitas desistem durante a adolescência, seja se anulando em desempenhos apáticos, abaixo do esperado, seja atacando de volta, rebeldes. Você se lembra do que fez quando era jovem? Você se adequou cegamente e se transformou no epítome de "boa garota"? Ou se viu entrando em um período de indiferença e apatia? Quem sabe tenha se tornado uma rebelde?

A despeito das manifestações externas em adolescentes e mulheres mais velhas, o importante a se perceber é que há um arquétipo ao qual fomos condicionadas a seguir. Se nos rebelamos ou nos conformamos a ele é menos importante do que a consciência sobre contra o que estamos lutando ou de que estamos fugindo.

Não importa a sua manifestação particular quando adolescente ou adulta: pode ter certeza de que aquela primeira doutrinação quando bem criança resultou na tripla necessidade – por *aprovação*, *validação* e *elogios*. É assim que a boa garota é criada, esquecendo que existe como um indivíduo de direito. Ela é treinada a existir *somente para um contexto*.

A armadilha do ressentimento

Se somos mulheres, compartilhamos uma história. Não importa que minha pele seja escura e a sua clara, que eu tenha minhas curvas e você seja só músculos. Se somos mulheres, temos um núcleo em comum. Por causa disso, de um jeito ou de outro, cada uma de nós foi atingida pelo patriarcado. É simplesmente o efeito colateral de ser mulher na era moderna.

Já que minha história ilustra como a lavagem cerebral funciona – sutilmente enterrando minha essência a sete palmos do chão –, vou compartilhar alguns aspectos-chave da cultura em que cresci. Qualquer que seja a sua história, não vai demorar para que perceba o quanto temos em comum.

No momento em que escrevo, o movimento Black Lives Matter é notícia. Eu cresci em uma cultura que idolatrava aberta e descaradamente a pele branca. O creme facial mais popular era o Fair & Lovely [Branquinha e adorável]. Ainda hoje vende muito. Garotas indianas de pele escura são ensinadas desde cedo que sua cor de pele não é a do padrão ideal. Tampouco a textura de seus cabelos, a largura de seus quadris ou o tamanho de suas pernas. Tudo aquilo que enxergam em si próprias não é bom o bastante. Entram em cena o clareamento facial, as dietas malucas, o alisamento capilar.

Em um país que idolatra tais características, eu recebi muito mais atenção por causa da minha pele e dos olhos claros. Apesar de ser mais clara que minhas colegas, não me sentia branca o suficiente e, assim, cresci com uma farta dose de aversão a mim mesma, sempre me comparando ao padrão branco de beleza que eu via estampado nas capas de revista e nas telas de cinema.

Quando criança, eu ficava inteiramente confusa com a validação externa que minha aparência recebia. Recebia muita atenção, especialmente de homens mais velhos, ao mesmo tempo que notava desprezo e desdém, em geral vindos de mulheres mais velhas, bastante tempo antes de completar 10 anos. Eu me lembro de pensar: *Como fazer para ficar feia ou estragada o suficiente para ninguém se enraivecer comigo por causa de toda essa atenção que recebo?*

Minha melhor amiga na época me confidenciou mais tarde como era estar ao meu lado naqueles tempos. "Andar com você na rua era, para mim, a pior experiência. Todo mundo te dava atenção. As pessoas paravam para falar sobre seus olhos ou apertar sua bochecha, mas ninguém sequer olhava para mim. Era como seu eu fosse invisível." Lembro-me de me sentir muito mal quando ela me disse isso. Senti vontade de me desculpar, de me diminuir aos olhos dela para que ela ficasse bem.

Como deve ter sido para a minha amiga se sentir como se não fosse bonita só por ter olhos e pele mais escuros? Quão de ponta-cabeça está uma cultura na qual garotas crescem se sentindo inferiores porque não se enquadram no padrão idealizado de beleza?

A questão é que muitas estão infectadas por esse padrão "embranquecido" de beleza. Isso acontece porque nós, mulheres, somos julgadas sem cessar – tanto exaltadas quanto depreciadas – por nossa aparência, algo fora de nosso controle. Sempre que nosso senso de valor estiver atrelado a algo externo, estaremos ferradas. Causa uma sensação boa quando somos validadas, e horrível quando não somos.

Não temos alternativa, a não ser nos ressentir de mulheres que têm aquilo que acreditamos precisar para nos sentirmos dignas. Na minha vida, tal ressentimento por parte das mulheres não era algo novo para mim. Meus jovens ouvidos escutaram, de muitas delas, inúmeros comentários sarcásticos sobre minha aparência. Uma de nossas vizinhas, a quem eu chamava de "tia" carinhosamente, sempre me alertava: "Não pense que sua aparência vai durar muito. Você só é assim porque é jovem". Ela pode até ter dito isso de modo compassivo, mas tudo o que eu ouvi foi seu desprezo e aversão. Ela mal percebia que eu tinha começado a odiar minha aparência, querendo simplesmente ser como todo mundo.

Quando completei 11 anos, encontrei um modo de lidar com o problema. Eu engordei. Por irônico que possa parecer, essa é uma solução comum para mulheres que querem desaparecer a ponto de ficar invisíveis. Essa foi a minha estratégia, e ela funcionou. Enfim me deixaram em paz. Embora alguns homens ainda parecessem atraídos, as mulheres pararam de se ressentir. Acima de tudo, eu queria que as pessoas parassem de ser agressivas comigo. Queria que gostassem de mim.

Aos 13 anos, fui totalmente introduzida ao clube da vergonha e da subserviência. Mulheres me ensinaram que eu nunca iria me desenvolver por completo ou ocupar muito espaço. O curioso é que isso me foi ensinado muito mais pelas mulheres do que pelos homens da minha família. O desprezo e o desdém delas me ensinaram que é muito mais vantajoso ser uma "planta", como se diz de alguém que aparece pouco, do que se destacar. Era melhor seguir por uma estrada já bem conhecida – talvez terminar a faculdade e trabalhar alguns anos, mas, definitiva e rapidamente, me casar, sossegar o facho e ter filhos.

A estrada acabava aqui, como se o casamento e a maternidade fossem o destino final de toda mulher. Desviar-se desse caminho parecia ameaçador. Por que alguma mulher cometeria suicídio social? Era muito mais fácil engolir a pílula azul[3] distribuída em cada chá de bebê e seguir o caminho *daquela ideia* de mulher.

É importante observarmos nossos roteiros internos a respeito desses padrões e examinar a nuvem tóxica por eles criada. Só quando notamos a devastação emocional provocada por uma cultura projetada para suprimir nossos caminhos naturais é que começamos a descobrir nosso eu autêntico. Os primeiros passos nesse caminho envolvem despertar para os muitos modos pelos quais a cultura nos mantém nas garras de uma sonolência implacável.

Tornando-se *aquela ideia* de mulher

Se parar para pensar, você vai perceber quão cheias de angústias estão as mulheres, qualquer que seja a história ou a cultura delas. As mil coisas que fazemos para que nossos cabelos tenham brilho e volume, até onde vamos para moldar e colorir nossas unhas com esmaltes e *glitters*, o indizível montante de dinheiro que gastamos em maquiagem e o número de tutoriais no YouTube a que assistimos para saber disfarçar o formato de nosso rosto – tudo isso denuncia a nossa monumental desconexão interna.

---

3. O capítulo é recheado de referências ao filme Matrix. Na obra, o personagem principal, Neo, deve escolher entre uma pílula vermelha, que é tomada quando não se quer despertar para a realidade, ou a azul, para ficar confortável no mundo das ilusões. (N. T.)

Disfarçamos nosso vazio interior de muitas maneiras: acrescente a isso cintas modeladoras que usamos para criar um corpo que não temos por natureza, as calcinhas que vestimos para acentuar a forma de nossas nádegas, as roupas sob as quais agonizamos de maneira contínua ou os sapatos insanamente desconfortáveis com que enfeitamos nossos pés. Somando tudo, é espantosa a quantidade de energia que nós, ansiosas, gastamos "consertando" nossa aparência externa. É claro, muitas mulheres se rebelam contra isso e vão para o outro lado, em um esforço para ir contra o "padrão". Desse modo, por diversas vezes jogam o bebê junto com a água do banho, ignorando o autocuidado.

O vazio interior que uma mulher sente, não importa sua história particular, emana do fato de que sua essência foi minada desde sempre. De uma forma ou de outra, seu espírito foi destruído. Sofremos uma lavagem cerebral com a ideia de que nossa existência só pode ser preenchida ao nos encaixarmos em um padrão impossível de amabilidade e beleza – que, para muitas, seria a perfeição em si. Perfeição, é claro, é algo relativo. Significa basicamente *a pressão de ser ainda mais aquilo que não se é*.

O padrão de amabilidade se manifesta de mais maneiras do que nossa aparência. Há aquelas em que sufocamos nossa voz e ficamos quietas durante um conflito. Temos pavor de ser independentes em nosso pensamento e estilo, por isso nos deixamos silenciar. Há também as maneiras pelas quais não podemos dizer não por medo de represálias. Tudo isso mina o vasto tesouro de poder interno que possuímos, mas nunca acessamos.

Esses modos de viver não são ensinados explicitamente. Sequer precisam ser. Como eu disse antes, eles apenas chegam pela árvore genealógica, pelo éter, passando de mãe para filha via cordão umbilical. Absorvemos as atitudes ao nosso redor por meio da osmose. Como essa generalização cruza todas as culturas, pensamos que esse é o jeito normal de ser mulher – *aquela ideia* de mulher.

O que eu pretendo demonstrar é que tudo isso, *tudo aquilo*, não é natural, mas sim cultural, por completo. Estamos sendo grosseiramente manipuladas em muito do que fazemos por uma cultura inconsciente, mas não precisamos aderir a isso, *de jeito nenhum*.

Eu sei o que você está pensando: *fácil falar, difícil fazer*. Meu apego *àquela ideia* de mulher escravizou-me durante os primeiros 42 anos da minha vida. Era algo que apertava tanto a minha garganta que o único som que eu conseguia fazer era um sussurro em falsete. Seus espartilhos comprimiam minhas costelas. Seus saltos altos maltratavam meus frágeis tornozelos. *Aquela ideia* transformava minhas afirmações cheias de audácia em choramingos de dúvida, e minhas verdades em mentiras deslavadas. Ela ocultava a pele do meu rosto, substituindo-a por máscaras. Perturbava minha serenidade com a interminável angústia de ficar me comparando a outras mulheres.

Não importa quão longe vivamos de nossa terra natal, quem nos tornamos, o que realizamos, quão magras somos ou quantas vezes ganhamos disputas com nossos pais – somos cercadas por estereótipos endossados pelas mulheres entre as quais crescemos. Esses arquétipos precoces são a argamassa e a mortalha da nossa psique.

Vem daí o valor da infância. O que absorvemos quando crianças forma o conteúdo das nossas células, o sangue das nossas veias. Nossos jovens ouvidos e nossas mentes sensíveis prestam muita atenção a como nossas mães reivindicam – ou não – autoridade e como nossos pais usam ou abusam de seu poder. À nossa volta, tais arquétipos precoces tornam-se propriedade nossa, a base a partir da qual crescemos.

O único modo de superar esses arquétipos é despedaçando-os. O único jeito de despedaçá-los é estripar cada falsa identidade que eles criaram dentro de nós. Precisamos matar aquela que achávamos ser, de modo que nossa essência, nosso verdadeiro eu, possa nascer e nós possamos viver de maneira autêntica.

Como sabemos, não é simples transformar o velho paradigma *daquela ideia* de mulher em algo redesenhado por completo e por dentro. É algo que exige ânimo. Somos criaturas homeostáticas que, de longe, preferem sossego a aventuras, constância ao caos.

Aquela ideia de mulher

Só seremos capazes de transformar o que é antigo em algo diferente por completo quando formos persuadidas por um espírito selvagem e ficarmos prontas para reestruturar nossa vida.

Estou falando de um verdadeiro renascimento espiritual, do tipo que exige intensa bravura interior, o trabalho de guerreiras espirituais. O tipo de transformação à qual eu me refiro requer *um despertar radical*.

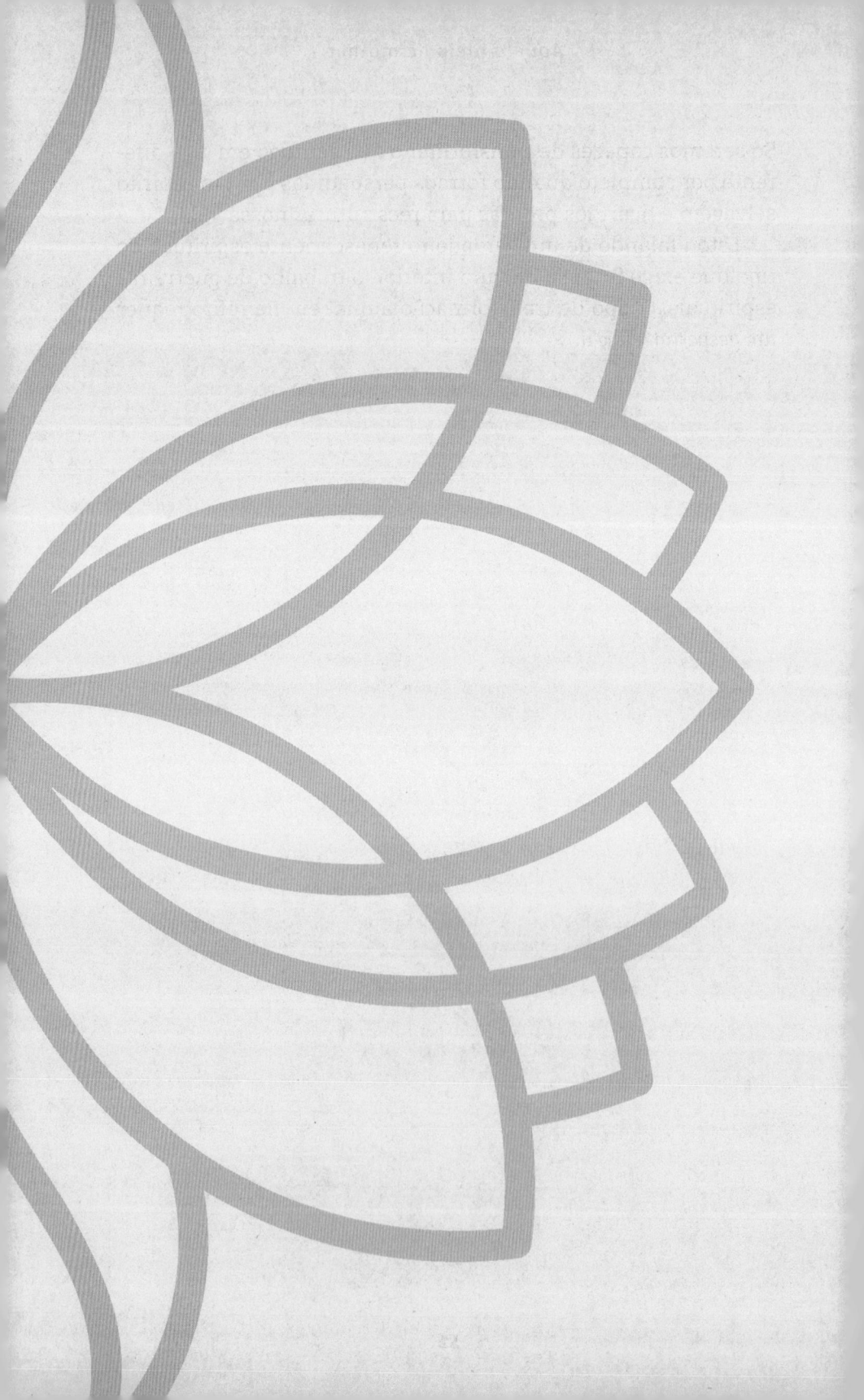

3

Você se atreve a ser dona de si?

Se a bainha não estivesse ocupada pela espada, estaria vazia.
Se a aljava não guardasse as flechas, estaria despida.
Se a concha não encobrisse a ostra, estaria oca.
Cada uma precisa da outra para ter valor e propósito.
Nenhuma está completa sem a outra.

Apesar de as mulheres parecerem fadadas a seguir os decretos da cultura, o poder de reescrever nosso destino repousa dentro de nós. É aqui que o despertar radical desempenha seu papel. Quanto mais reconhecemos nosso doloroso passado emocional, nossa dormência e nossos apegos emocionais, mais equipadas estamos para transcendê-los. Encarar nossos demônios internos é o único modo de dominá-los. Somente quando os examinamos um por um é que podemos resgatar de verdade nosso poder.

Este livro poderia ser um compilado trivial de ideias cheias de energia, sob medida para motivar mulheres a se tornarem suas melhores versões – ou para apaziguar aquelas raivosas. Poderia ser uma inspiradora coletânea de textos sobre como resgatar nosso poder. Livros desse tipo têm sido escritos por muitas mulheres. Eu não estou interessada em motivar pessoas. O meu foco é o despertar de uma mulher, algo bastante diferente. Até desconstruirmos o lugar onde viemos parar, palavras motivacionais de nada servem. São só curativos, e não a cura. Para despertar, precisamos ir além do desejo de ser feliz, motivada ou positiva. Essas são qualidades maravilhosas, mas, a menos que estejamos empenhadas em fazer o trabalho interior, vamos apenas ficar presas em um ciclo de altos e baixos. É somente por meio de uma radical cura interior que chegaremos de vez ao renascimento.

O primeiro passo desse *trabalho interno* é ir para dentro, exatamente o que o termo implica. Nosso instinto é olhar para fora. Engajar-se em trabalho interno significa extrair-se do exterior. Grande parte do despertar espiritual envolve um processo doloroso e árduo de veracidade e reconciliação. De fato, o processo de veracidade e reconciliação na África do Sul pós-*apartheid* e na Alemanha pós-nazista envolveu exatamente isso: revisitar dolorosamente as histórias de abuso e dor, muitas vezes na frente dos perpetradores. Esse processo propicia a cura, que ocorre quando abrimos espaço para que nossas feridas sejam testemunhadas, recontadas, registradas e reparadas. Começa com um confronto brutal com nosso sofrimento. Sem isso, não se chega à alegria. A cura verdadeira envolve reconhecer a dor por completo.

Pular esse processo é como se engajar em um *desvio espiritual*. Esse termo implica evitar a dor de modo a dar a nós mesmas e aos outros a aparência de uma superioridade espiritual. A verdade é que não conseguimos nos tornar "mais espirituais" ao nos forçar a ser boas. Isso é, na verdade, o oposto da meta de uma guerreira espiritual.

Sentindo-se expostas e vulneráveis, incontáveis clientes mulheres têm vergonha de contar para mim sobre seu mundo interior. Elas acreditam ser as únicas a estar passando por essa experiência. Se eu te desse 1 dólar para cada história praticamente idêntica às deste livro, você estaria muito rica. Essa é a medida de como nossas experiências internas são comuns e universais. Assim funciona uma fraternidade feminina. Quando reconhecemos nossa conexão, essa sororidade se torna nossa fortaleza.

Se o que buscamos é culpar os outros pela vida que levamos enquanto mulheres, nem precisamos procurar muito longe. Com facilidade, podemos responsabilizar os homens e o patriarcado. É fácil entrar num esquema de usá-los como saco de pancadas, mas agir assim é um tanto enganoso. Quando fazemos isso, nós alienamos nossos irmãos. Sim, homens são parte, parcela e líderes do patriarcado – até mesmo seus criadores –, o que não significa que eles também não estejam à sua mercê. Como os sistemas patriarcais vicejam há eras e eras, um garoto criado nos dias de hoje vai se sentir tão enredado pelos tentáculos da cultura patriarcal quanto uma garota. Ele terá mais privilégios que ela? Sem dúvida. Mas o meu argumento permanece – de modos particulares, homens, e não somente mulheres, são subjugados pelo patriarcado.

Eu estaria sendo omissa se não afirmasse que conheço incontáveis homens que se sentem como se vivessem por trás de uma máscara. Eles precisam esconder o choro, o medo e a sexualidade. Têm de atuar no papel de provedores e protetores a despeito de seus reais desejos, usando a máscara da agressividade e do estoicismo mesmo quando não querem. Embora eu vá continuar a focar a experiência feminina, não quero que a gente se esqueça de que não somos as únicas escravizadas pelo patriarcado. É assim que funciona um sistema tóxico – todo mundo sofre. Quando alguém é inautêntico, todo mundo perde. Do mesmo modo, quando alguém se liberta, aprendemos que todo mundo tem essa mesma capacidade.

A mulher que despertou não passa a compreender suas agruras para choramingar ou posar de vítima. Ela leva em conta todos os elementos de sua situação. De fato, às vezes reconhece ser beneficiária do patriarcado. Por exemplo, não se espera que ela faça trabalhos manuais pesados, típicos de homens. Sempre se diz que mulheres e crianças devem escapar primeiro de situações perigosas. Nesses casos, mulheres têm certos privilégios que os homens não têm – e isso deve ser levado em consideração.

Protestar contra a cultura ou o patriarcado pode ser um alívio, mas pode também ser uma cilada. Sempre que nossa cura estiver atrelada a outra pessoa, acabamos sendo escravizadas por ela. A verdadeira liberdade nada tem a ver com outra pessoa. Quando percebemos isso, começamos a andar por conta própria.

Pode parecer impossível no começo, mas não é. Um indomável despertar interior é tudo de que precisamos.

A sabedoria está em reconhecer que nunca há um só lado em um problema. Tanto homens quanto mulheres criam, mantêm e perpetuam as falhas uns dos outros. Nós, mulheres, somos cocriadoras do sistema que tanto nos subjuga quanto nos mantém sob suas garras. Parte de vivermos essa situação está relacionada ao fato de contribuirmos para sua continuidade.

Para que as mulheres atinjam um estado de liberdade interior, precisam reconhecer sua responsabilidade pelo patriarcado. Se não fizermos isso, continuaremos a focar um só lado da questão, justamente aquilo que os *homens* têm feito conosco. Embora seja verdade que eles de fato tenham feito muito contra nós, como violar nossa liberdade, abusar de nosso corpo e nos objetificar, não foi de todo sem nossa coparticipação. Sim, precisamos educar nossos pais, irmãos e filhos sobre o que implica o legado ancestral deles enquanto homens. Mas não é aí que está nossa verdadeira e final transformação. Ela começa com as seguintes questões: O que fizemos *conosco*? Como internalizamos os malfeitos exteriores e criamos um abusador interno?

Gandhi ensinou aos indianos que o Império Britânico não tinha a chave da liberdade deles. Em vez de partir para cima para que o império renunciasse a seus duzentos anos de governo, focou o empoderamento dos indianos. Em vez de lutar contra o inimigo, despertou o poder interno até então adormecido das autopercebidas "vítimas", desafiando seu povo a se tornar os próprios líderes. Ele defendia o autogoverno e a autossuficiência. Em vez de dependerem das fábricas têxteis inglesas, os indianos começaram a tecer o algodão para as próprias roupas, aprenderam a produzir o próprio sal e recusaram-se a usar produtos importados. Gandhi ensinou os indianos a valorizar o trabalho das próprias mãos e a ter orgulho de suas realizações. Isso tornou a ocupação britânica irrelevante.

É assim que se faz uma revolta consciente – torna o opressor irrelevante. Ela pede aos oprimidos que observem os modos pelos quais *eles* andam colaborando com a continuidade da própria subjugação por meio das seguintes perguntas: Como parar de apoiar minha degradação? Como procurar dentro de mim soluções para a minha servidão?

Muitas mulheres permanecem *ad aeternum* em relacionamentos disfuncionais porque ficam esperando que a outra pessoa mude. A felicidade delas oscila como um pêndulo, sempre na dependência de um outro, que pode ser qualquer um ou qualquer coisa – pais, esposo, filhos, o peso, a conta bancária ou a beleza.

É por isso que vemos tantos casais infelizes em seus casamentos de décadas, ou pessoas viciadas em drogas. É porque no fundo não se tornaram inteiramente responsáveis por sua participação disfuncional nessa dinâmica. Noto que as mulheres entregaram seu poder ao outro e, com uma esperança fantasiosa, ficam aguardando a chegada do Príncipe Encantado – ou da Princesa Encantada, se forem atraídas pelo mesmo gênero. E é só quando percebem que ninguém vai aparecer que despertam para o próprio libertador interno.

Quantas pessoas você conhece cuja vida parece um ioiô? Elas vão e vêm toda hora, sempre errantes. Posso dizer sem medo de errar que quase todas as minhas clientes me procuram nesse estado. A principal razão de estarem assim? Estão plenamente convencidas de que o problema são os "outros".

O ioiô não oscila entre nós e os outros. Pensamos que ele se interpõe entre o amor e o ódio que sentimos pelo outro, ou entre o desejo e a aversão desesperados que sentimos por ele. O ioiô oscila entre o amor e o ódio por nossas partes perdidas. Estamos esperando por nós. Só depois de muito trabalho da nossa parte é que o ioiô sossega. Só quando percebemos que tanto o problema quanto a solução estão dentro de nós é que começa o processo de mudança. Essa é a peça que falta. O ingrediente-chave. Sem isso, mesmo que a outra pessoa mude, acabamos ficando em débito pela mudança dela.

Quando nos enxergamos como nossas escravizadoras, criamos um caminho para a libertação. A emancipação total começa primeiro em nossas mentes, independentemente dos outros.

Quando nos livramos dos manipuladores externos, assumimos as rédeas do nosso poder interno e nos liberamos para ser autônomas, sem desculpas.

Nós, mulheres, precisamos reescrever nossa narrativa. Precisamos examinar a totalidade do nosso condicionamento, de modo a desfazer o mal de séculos de patriarcado tóxico. É pelo reconhecimento firme e forte do sexismo que temos de nos levantar e perguntar: Como *nós* perpetuamos o paradigma?

O leão do patriarcado alimenta-se de uma dieta de servilismo feminino. Embora possamos nos lamuriar pelo leão predatório, mulheres sábias entendem que essa é uma abordagem inútil. A verdadeira sabedoria emerge quando perguntamos como esse servilismo é perpetuado pela mulher, que permite ter sua interioridade conquistada. Mudar o foco – de como o patriarcado cria o servilismo para como a servil cria as próprias amarras – é o único modo de nos libertar.

Como alguém poderia nos subjugar *de fora* se não dermos permissão em algum lugar *lá dentro*? A dominação masculina envolve a submissão feminina. Deixe-me ser clara: não afirmei que *pedimos* para ser submissas, nem mesmo que *toleramos* isso. Eu disse que estamos *envolvidas* nas particularidades que dão força a essas dinâmicas. Como mulher, e uma mulher pequena, tenho bastante consciência de como um homem pode me sobrepujar pelo tamanho e que nada posso fazer a respeito disso – não importa quão forte esteja minha mente. Ainda assim, é bobagem atentar somente para a destruição da dominância masculina, porque eu ficaria esperando isso para sempre. A verdade é a seguinte: somente quando acabarmos com o nosso silêncio, tornando-nos uma só e assumindo a potência que na verdade somos, vamos parar de fazer parte dessa dinâmica e transcender as garras do patriarcado tóxico em que vivemos. O tipo de poder a que me refiro emerge das profundezas da gente – de nosso sangue, suor e lágrimas. É das vísceras de nosso mais profundo sofrimento que vamos quebrar as correntes que nos prendem, um elo de cada vez.

Muitas mulheres protestam quando eu falo sobre cocriação, mas compreendê-la significa tomar posse com audácia de nossa parte na dinâmica, seja ela ativa ou omissa. O que convido todas as mulheres a fazer é dominar sua participação na dinâmica, de modo que as engrenagens da mudança comecem a girar na direção do nosso controle.

Se, ao ler isto, você sentir alguma resistência, eu a convido a perceber essa sensação e a escrever sobre o que está por vir. E então peço que continue lendo. Minha visão vai ficar cada vez mais evidente conforme você virar estas páginas. Eu não sou antimulher, tampouco anti-homem. Fico num patamar neutro, sabendo que é só quando ambos os sexos se mantêm em igual respeito, com compaixão e consideração pelos dois lados, que pode emergir uma harmonia duradoura.

Quando Sarah, uma amiga minha, me telefonou um dia para dizer que estava começando a fazer terapia, eu fiquei muito animada. *Finalmente*, pensei. Ela havia sofrido por anos em um casamento infeliz e me disse o seguinte: "Preciso que a terapia me ensine a lidar com meu marido narcisista. Preciso de ferramentas para falar com ele!". Embora fosse verdade que ela precisava dessas ferramentas, eu a lembrava: "No fim das contas, isso não tem nada a ver com ele. Isso tem a ver só com você – com como você o atraiu para a sua vida e como o manteve enredado num ciclo disfuncional. Você vai sair perdendo se só se concentrar nele. Precisa focar o seu vazio interior, já que é isso que mantém viva essa dinâmica".

Para Sarah, foi como se eu tivesse dado um tapa na cara dela. A raiva inicial acabou passando e ela balançava a cabeça conforme despertava: "Sim, não tem mesmo a ver com ele, né? A menos que eu entenda meus padrões, vou acabar repetindo-os e atraindo outro narcisista".

Em quase todas as dificuldades que minhas clientes compartilham comigo, eu inevitavelmente testemunho culpa. De um jeito meio esquisito, nós sentimos conforto com a ideia de que o outro possa ter criado a situação em que estamos. Ainda assim, quanto mais culpamos outra pessoa, mais abdicamos o nosso poder, reduzindo-o quando acreditamos ser tão frágeis a ponto de sermos quebradas pelos outros. Ninguém pode nos quebrar, a não ser que a gente dê a eles tal privilégio.

Poder entre irmãs

Mulheres precisam de outras mulheres. Precisamos desesperadamente umas das outras. Precisamos de nossas irmãs para festejar nossas realizações e para nos apoiar em nossas lutas. Precisamos de nossas irmãs para nos ajudar quando nossa casa estiver uma bagunça por estarmos cansadas demais para arrumá-la e para nos compreender quando chegarmos atrasadas ou desgrenhadas em reuniões escolares – ou quando nem nos lembrarmos de comparecer a elas. Precisamos de nossas irmãs para sermos amadas quando aparecermos amarrotadas em uma festa, por termos passado a noite em claro, cuidando de um filho doente. Precisamos delas para ser nossa salvação, nosso bálsamo, nosso porto seguro. Infelizmente, nem sempre é o caso. Com frequência, é de outras mulheres que sentimos virem os piores julgamentos. Até que essa realidade mude, o patriarcado, forte e poderoso, vai continuar reinando.

A cada vez que não aplaudimos o esforço de uma mulher em simplesmente ser quem é, do jeito que ela é, nós nos ajoelhamos diante do patriarcado. A cada vez que tentamos superar nossas irmãs, comunicamos aos homens que a atenção deles é a nossa razão de ser. Em vez de nos unirmos pelos nossos rostos naturalmente envelhecidos e bumbuns caídos, competimos umas com as outras e fazemos nossas irmãs se sentirem mal. Nossa força coletiva não virá de mais injeções de botox para parecermos melhores que outras mulheres. Nossa força virá de abarcarmos todas as irmãs. Esse é o verdadeiro ideal de todos os movimentos feministas: fazer com que todas as mulheres enxerguem sua força coletiva.

A cada vez que colocamos uma mulher para baixo, entregamos nosso poder para os homens – um poder pelo qual eles não pediram, mas do qual certamente vão se beneficiar de modo indireto. Muitos homens que eu conheço me contam como ficam confusos com o quão invejosas e baixas as mulheres podem ser umas com as outras. Na verdade, continuar competindo com nossas irmãs injeta esteroides no patriarcado. Ao nos sentirmos ameaçadas umas pelas outras, devoramos nossa vitalidade interna, o que nos torna presas ainda mais fáceis para o patriarcado. O ciclo de subjugação à dominância masculina segue em frente, sem nossa atenção consciente.

Conforme começamos a despertar, a nossa visão sobre as outras mulheres muda. Elas já não nos parecem mais uma ameaça ou adversárias; em vez disso, tornam-se aliadas mais que necessárias. Passamos de críticas mais ferozes para o maior apoio umas das outras. Movimentos como o feminista e outros nos desafiam a nos tornar autônomas e a reduzir nossa dependência em relação aos homens. Algo vital, claro, mas o caminho verdadeiro não implica ficar contra os homens – de jeito nenhum. O verdadeiro caminho é pavimentado quando nós, irmãs, nos unimos como uma só e então abrimos mais o nosso abraço para incluir os homens.

Pertencer a uma irmandade feminina significa ousarmos ser o que de fato somos. Quer dizer falar o que pensamos, mesmo quando tememos o ostracismo. Ousarmos ser transparentes, permitindo que a autenticidade nos liberte. Se nossa vida for imperfeita, nós a abraçamos. Não precisamos fingir só para parecer que ela é perfeita. Permitimos a nós mesmas sermos o mais natural possível, tão receptivas e tolerantes quanto pudermos ser. Ao valorizarmos nossas diferenças, em vez de tentarmos ser iguais, ensinamos umas às outras o que significa a autocelebração. Ao nos unirmos, levamos nosso empoderamento interior a um nível mais alto, e essa autovalorização cria um poderoso efeito cascata que ajuda a equilibrar o palco em que atuamos.

Nosso poder não é contrário a nenhum homem. O verdadeiro poder nunca é contrário a alguém. Se assim o fosse, não seria poder, mas fraqueza. O verdadeiro poder sempre é autoexercido, enquanto o pseudopoder é exercido sobre os outros. Quando adquirirmos o verdadeiro poder, cuidaremos não somente de nós mesmas como também de nossos irmãos e de nossas crianças. Tudo isso começa com o fim da nossa rivalidade e competição: defendendo, mobilizando e elevando umas às outras.

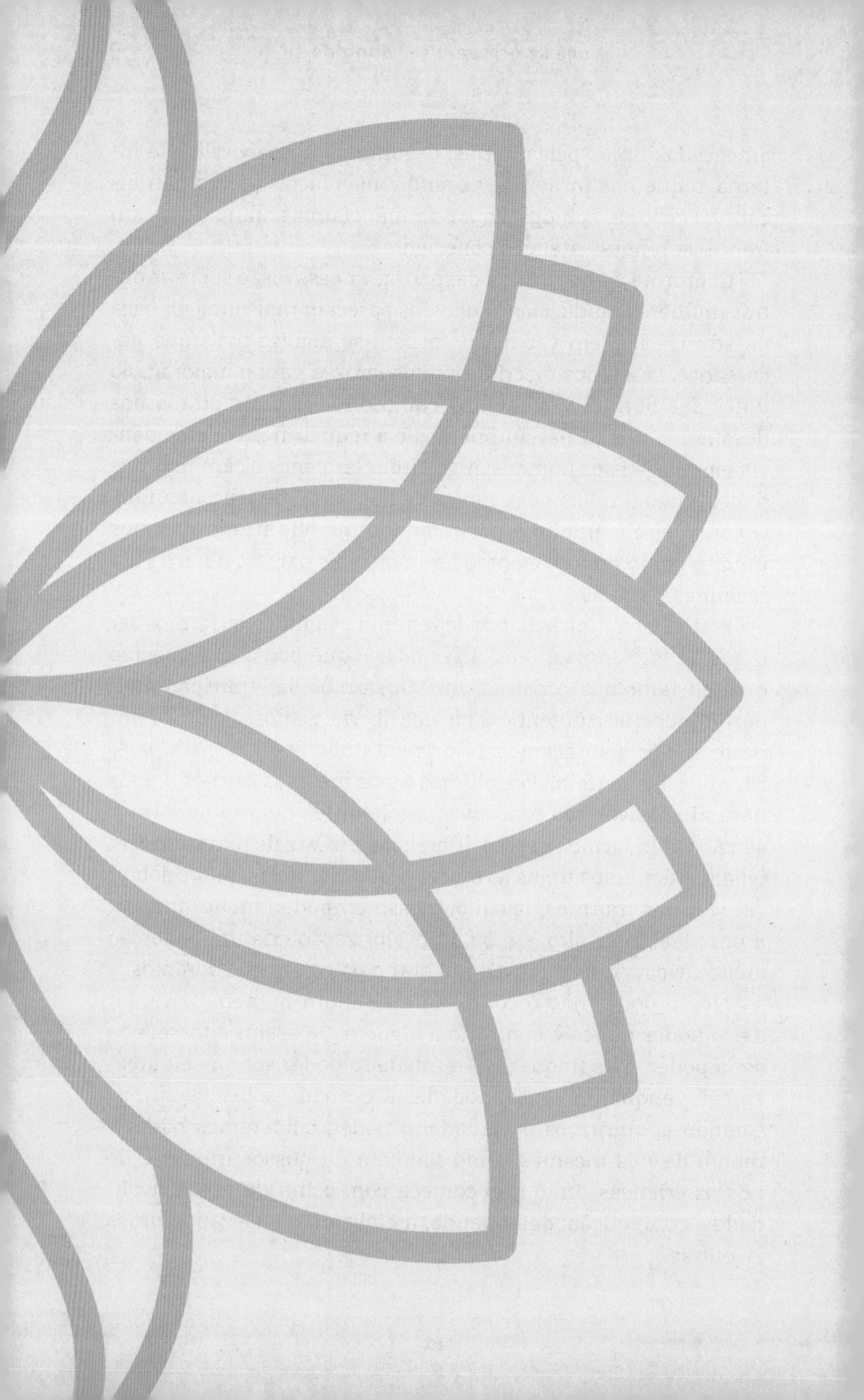

4

Desmascarando as mentiras que nos contaram

O cervo não se lamenta por não ser a onça.
Nem a margarida murcha ao lado da rosa.
A leoa não se diminui diante do leão.
Nem o pavão esconde sua plumagem perante o gavião.
Todos assumem seu direito à dignidade,
sem dúvidas ou questionamentos.

Na minha mente, ainda consigo me transportar para a cama da minha avó, para observá-la amarrar com destreza seu sári de complexa padronagem e então prender seu longo cabelo com um nó rápido.

Minha avó nunca se olhava no espelho. Um dia eu perguntei o motivo, ao que ela respondeu: "Sou viúva. É por isso que eu só visto sáris brancos. Minha juventude e beleza estão desvanecendo. Não preciso mais me olhar no espelho e dar um jeito no meu rosto. Esses dias acabaram. Se meu marido estivesse aqui, as coisas seriam diferentes".

Lembro-me de ficar sem saber se me maravilhava ou se protestava contra o sacrifício dela. Parte de mim sabia que aquilo não estava certo. Ainda assim, lá estava ela, satisfeita com a crença de aquele ser seu destino. Meu respeito pelos mais velhos, profundamente arraigado, manteve minha boca fechada e minha cabeça meneando em concordância. Outra parte de mim chorava em silêncio por ela.

Minha avó acreditava no que estava fazendo. Ela acreditava estar certa ao abandonar o interesse por si mesma e viver como um vestígio de seu eu antigo. Pensava já não ser mais digna de prazer sexual, e que essa abnegação era uma escada para o céu. Tratava-se não só de um dever sagrado como também de um chamado espiritual, ao qual atenderia por completo, de modo a realizar o próprio senso de identidade. Tamanha era a associação de sua identidade com sacrifício que não poderia separar os dois.

Pergunto a mim mesma se minha avó se diferia da maioria das mulheres. A maior parte de nós não atrela nosso valor e bem-estar ao quanto vivemos pelos outros? Tanto que nos sentimos culpadas se não nos doamos, como se isso fosse uma defesa de nós mesmas.

Embora nos seja natural carregar o fardo da vida familiar, já que somos biologicamente mais inclinadas aos cuidados com a família, isso é fonte de muitos conflitos na era moderna, especialmente se uma mãe deseja ir além de seu papel como cuidadora. Como já não vivemos mais entre tribos nômades no meio da selva, isso acarreta dúvidas, culpas e ressentimentos que nossas contrapartes masculinas conseguem simplesmente ignorar. Uma mãe suporta o peso desse dilema e muitas vezes precisa escolher se vai seguir o próprio caminho ou ser uma esposa e mãe. Ser ambos custa caro; custa exaustão e conflito interior. Como isso ataca a ideia do que significa ser uma "mulher perfeita", seguir seu propósito de autonomia parece sacrílego e blasfemo. É, de fato, um preço muito caro.

A pílula que mata

Se fôssemos dissecar um cérebro feminino e examinar as mensagens lá impregnadas, ficaríamos chocadas com a similaridade de nossas crenças, mas também com quantas nuances de como ser uma mulher abarcamos. É complicado aceitar que a gente sofre tamanha lavagem cerebral. É como se nossas mentes tivessem sido possuídas.

O ingrediente principal da pílula que engolimos por sermos mulheres é a desvalorização. Devagar, mas certeira, essa pílula estripa nosso senso de identidade. Embora provavelmente todo ser humano sofra com algum senso de desvalor, as mulheres engoliram baldes dessa pílula. A parte perigosa disso é que nossa falta de valor é muito disfarçada, tanto que, por diversas vezes, nós a confundimos com uma virtude. Essa é uma medida da malandragem da cultura. Ela disfarça suas mensagens de baixo valor como virtude. Para as mulheres, isso está sempre conectado com o quanto nos sacrificamos e o quanto deixamos os outros felizes. Se não formos capazes disso, sentimos que falhamos e, portanto, não temos valor.

Ninguém precisou me falar o que esperava de mim enquanto mulher. Aos 5 anos eu já sabia. Eu sabia que esperavam que eu fosse uma boa cozinheira, que mantivesse minha casa imaculada e que criasse bem meus filhos. Conforme eu crescia, a lista de expectativas ficava maior que o rio Nilo. Magra, bonita, na moda, compassiva e generosa foram a ela adicionados, fora os bônus, como ter uma boa pele, boa aparência e um cabelo longo, lustroso e bonito. Claro, são obrigações de uma cultura mais ocidental, industrializada, e talvez as mulheres nas plantações tailandesas de arroz podem não experienciar a mesma doutrinação. De todo modo, é bem provável que estejam sujeitas a diferenças de poder na relação entre homens e mulheres que beiram a toxicidade, sendo solicitadas a desempenhar papéis que não lhes são autênticos.

A obrigação de ser inautêntica começa no nascimento. Nossas mães embutem esses ditames culturais no meio dos aconchegantes lençóis de nossos berços e os enfiam nas baterias dos celulares que carregamos por aí. Nós nunca os questionamos – jamais pensamos que precisaríamos questioná-los. Se nos dizem para rezar para certo deus e nós os observamos fazendo isso, vamos fazer também. Se nos dizem para não confiar nas pessoas, então vamos seguir essa crença. Se nos dizem que pele escura é inferior e que indivíduos assim precisam sair do país, nós vamos não só acreditar neles e pensar do mesmo jeito como também vamos achar que estamos sendo boas crianças ao atacar aqueles cuja pele é escura. Se nos ensinam que relacionamentos entre pessoas do mesmo sexo são errados, então nos tornamos homofóbicos. Nós nos casamos com a visão de como se portar socialmente. Qualquer desvio disso causa turbulência interior.

Quando criança, entendemos na hora se nossos pais nos dão um olhar de aprovação ou desgosto. Captamos intuitivamente suas pistas verbais e não verbais. Reconhecê-las é como decifrar um mapa no deserto; é nosso guia de sobrevivência. Quanto mais sensíveis formos na infância, mais pistas compreendemos e mais distorcemos e contorcemos a nós mesmas para nos tornarmos a criança-modelo que eles desejam. Ao recebermos a validação e o amor deles, reforçamos esse sentimento e fazemos mais daquilo que os agrada. Na infância, fazemos praticamente qualquer coisa para receber aprovação.

Quando crianças são silenciadas dessa forma, seus sentimentos reprimidos são enterrados por um momento, mas não desaparecem. Eles simplesmente ressurgem na forma de linguagem corporal, autoimagem, notas escolares, padrões de alimentação e outros aspectos da autoestima. Se pedem que mintamos a nós mesmas, algo morre dentro de nós.

Como cresci em uma cultura que infecta as garotas com essas mensagens, jurei que não criaria minha filha à base delas. Embora com certeza uma ou outra tenha passado – como não passaria? –, em grande parte mantive longe dela, de propósito, esses condicionamentos mecânicos. Tentei o melhor que pude conservá-la intocada pela doutrinação cultural.

Em toda estrutura feminina repousa intermináveis prescrições familiares e culturais. As visões e opiniões de nossa cultura – o bom, o ruim e o feio – não saem de nós por conta própria. Elas preenchem a nossa mente com imagens e ideações que se fixam sobre nossa identidade. É só quando separamos aquilo que nos mandaram ser de quem somos de verdade que começamos a viver uma vida de sinceridade, coragem e verdade.

O laço das expectativas

Quando Megan, uma cliente minha, descobriu que não poderia engravidar, ela desabou, desenvolvendo uma depressão profunda e sombria. Até o momento da descoberta, era inconcebível para ela não cumprir seu anseio de ser mãe. O que se seguiu foi o colapso. Foi como se alguém tivesse dito que aquela mulher só tinha alguns poucos dias de vida.

Quando enfim me procurou, estava muito emagrecida. Simplesmente não conseguia imaginar outra vida que não aquela que havia vislumbrado. Quando sugeri barriga de aluguel, adoção ou fertilização *in vitro*, Megan não conseguiu avaliar essas opções. Para ela, o fato de ser biologicamente incapaz de ser mãe a fez se sentir desprezível. Sua psique entrincheirou-se na ideia de que o único modo legítimo de ser mãe seria dar à luz, ela própria, sem nenhuma ajuda artificial. Levou meses para que desemaranhasse essa identidade pressuposta, permitindo-se descobrir que valia mais do que apenas sua capacidade de ter bebês. E por fim se rendeu, adotando uma menininha e a criando com amor, como se fosse sua filha biológica.

A razão pela qual a história de Megan ainda mexe comigo é que ela não é diferente da de milhares de nós. Nas profundezas do nosso inconsciente, temos uma visão sobre o que se espera da gente e os papéis que devemos cumprir. Quando essa versão de nós mesmas não dá certo, passamos por um choque fundamental de identidade. Morremos para nós mesmas. A sensação é a de que não somos ninguém, de que a nossa vida não tem sentido. Quem somos sem a autoimagem que adotamos?

Agora mesmo, a história de Megan ecoa na cabeça de mulheres por todo o planeta. Em algum grau, ecoa dentro de você, implorando por uma resposta para o seguinte: Quem eu sou sem esses papéis? Quem eu sou sem minha identidade como mulher, companheira, irmã, mãe, filha, amiga?

Alguns dias atrás, eu aconselhava uma mãe que estava passando por muita angústia devido a problemas de ansiedade de sua filha. "Ela sente que é um desastre", Kate lamentou. "Ela não é a melhor aluna, nem uma grande atleta. Não é a mais magra ou a mais popular. Vive se mutilando, se sente indigna."

Kate não é a única mãe a sofrer com a baixa autoestima da filha. Devido às redes sociais, milhões de nós testemunham nossos filhos, especialmente filhas, tornarem-se escravos de ideias chocantes sobre o que significa ser uma mulher. Se antes nossas crianças aprendiam isso do nosso inconsciente pessoal ou de parentes próximos, agora elas estão absorvendo mensagens do inconsciente de inúmeras outras garotas e mulheres perdidas e confusas. Se antes o problema estava no seio familiar, agora as causas e os efeitos são globais. Antes, a avó dela pode ter comentado algo sobre os quilinhos que ela ganhou desde o Natal, mas agora o mundo como um todo pode vocalizar opiniões sobre seu corpo. Resultado: jovens garotas estão mais enrascadas do que nunca.

Grande parte dessas mudanças e transformações acontece inconscientemente. Ninguém, de fato, precisa falar nada. Basta conversar com uma adolescente para perceber que é assim que as coisas são.

Alison, uma cliente minha de 16 anos, tinha um forte sentimento de que sua mãe não aprovaria se começasse a namorar. "É como se eu não fosse feita de carne. Ela acha que eu não conheço nenhum menino ou que eu não deveria ter sentimentos normais por um garoto. Só porque ela não gostava de meninos quando tinha minha idade, acha que eu deveria ser assim também. É muito decepcionante. Eu não tenho permissão para sair com meus amigos, que por acaso são meninos, porque ela acha que não é apropriado."

Ao sondar como a garota lidava com essa situação, ela respondeu: "Eu finjo. Eu finjo total. Eu invento mentiras para sair. Minha vida inteira agora é de fachada. Quando me encontro com o Jake, falo para minha mãe que estou na casa da Rebecca, o que significa que esta também precisa mentir. Não tenho escolha. Eu tenho outra vida, sobre a qual minha mãe não sabe nada".

Aprendemos a mentir com nossos pais e nossa cultura. É algo onipresente ao comportamento humano. Não há sequer um ser humano que não tenha aprendido a mentir desde muito cedo.

Alguns se tornam mentirosos em grande escala, enquanto outros recorrem a mentirinhas só de vez em quando. Muitas de nós crescemos com a noção de que falar a verdade é simplesmente muito perigoso, acarretando o perigo do ostracismo, de expulsão, rejeição e abandono. Quando criança, aprendemos que falar a verdade não é assim tão nobre quanto faziam parecer. O preço que pagamos quando dizemos a verdade é muitas vezes desastrosamente caro. Conforme crescemos e somos doutrinadas por cada vez mais regras, nossa capacidade de dizer a verdade diminui ainda mais.

A verdade sobre mentir é que isso destrói a nossa essência e nos dilacera a alma, fazendo que tenhamos uma vida dupla ou tripla, o que esmaga nosso eu autêntico no que diz respeito não só para quem mentimos mas também a outras áreas da nossa vida. A cada vez que enterramos nossa verdade, consumamos atos de traição contra nós. A cada sepultamento vem uma desconfiança e uma desconexão cada vez maior de nós mesmas. Nosso eu autêntico não nos vê como amigas. Nós não nos protegemos. Aí enfrentamos uma grande escuridão na alma, o que na terminologia moderna é chamado de *depressão*. Para a alma, a depressão é um grande abandono de si.

Reflita sobre como deve ser passar a vida inteira "no armário". Nossas irmãs e nossos irmãos LGBTQIAP+ sabem bem como é. Quanto medo devem enfrentar para "se assumir", quanto pavor do ostracismo e da invalidação. Tiveram que passar anos encobrindo sua verdadeira autoexpressão, vivendo em constante terror no que diz respeito a segurança e bem-estar.

Maia, minha filha, tinha por volta de 12 anos quando eu e meu ex-marido estávamos lhe "dando uma lição", tentando explicar por que achávamos errado algo que ela tinha feito. Maia ouvia com atenção. Eu achei que nosso recado estava sendo dado e lembro-me de me sentir muito justa. Assim que terminamos, ela nos olhou com uma expressão impassível e disse: "Sabe o quê? Acho que eu não tenho que concordar com nenhum de vocês. Na verdade, a opinião de vocês é irrelevante". Disse isso e saiu da sala. Ficamos boquiabertos.

"O que foi isso?", meu ex-marido bradou. Ele estava fora de si. "Vamos chamar essa menina de volta, ela não pode falar com a gente desse jeito!" Para ele, Maia tinha sido mais que desrespeitosa. Eu estava prestes a fazer o que ele queria, mas aí parei por um momento. Botei a cabeça no lugar e percebi que o que ela tinha dito era na verdade uma meta para pais conscientes, que continha um *insight* precioso que queremos para todas as crianças. O único problema é que foi difícil demais escutar aquilo de uma menina de 12 anos. A verdade é: conforme nossos filhos crescem e passam a conhecer melhor sua mente e seu coração, nossas opiniões *devem* se tornar cada vez mais irrelevantes para eles. Como figuras centrais de sua consciência, precisamos ir sumindo. Eles não devem tomar cuidado com os nossos sentimentos conforme avançam na vida, emergindo como os protagonistas centrais das próprias jornadas, fortes e poderosos.

Trata-se de um fato que grande parte dos pais tem dificuldade de engolir. Acabamos não reprimindo Maia porque, quando ela nos atingiu com seu comentário, não disse nada de errado – só pareceu errado ao nosso ego. Ela simplesmente colocou para fora a verdade dela.

Lealdade a tradições

As crianças nascem inseridas em legados, tradições e modos institucionalizados de existir. Se os ancestrais fizeram as coisas de um jeito particular, então é isso que é esperado das crianças. Em nome da tradição, é subtraído delas o direito de descobrir suas vozes autênticas e concretizar seus destinos particulares.

Obediência cega à tradição leva ao nosso primeiro e mais primário divórcio interno de nosso eu autêntico. É dessa primeira traição que brotam todas as outras formas de traição. Casadas com a tradição, acreditamos que estamos cometendo um crime – pior ainda, um pecado – se ficamos contra ela. Ainda assim, é só quando enxergamos o quão traiçoeiras podem ser as tradições que ousamos nos desconectar delas. As tradições são, de certa forma, pressões vindas de gente morta. Herdadas por nós como se fossem leis, acabamos acreditando que seremos más se as descumprirmos. Na verdade, são apenas modos de ser que nos mantêm atadas à conformidade e à previsibilidade. Elas nos proveem um senso de controle em um universo incontrolável.

Pessoas que vêm de famílias tradicionais relutam diante dessa ideia. Eu não as culpo. O apego a seus modos de existir é tão forte que o que estou dizendo evoca nelas uma resistência natural, se não indignação. Se você sente que está entrando em conflito com a minha mensagem, meu conselho é que faça uma pausa. Sua resistência não está surgindo por ler ideias malucas, falsas ou insensatas. Ela está aparecendo porque talvez esteja se atendo demais ao seu jeito já convencional. Quanto mais forte se ativer, maior será a resistência àquilo que estou dividindo contigo. Aconselho que você seja gentil consigo mesma, conforme testemunha sua resistência, e tente se perguntar: O que me dá tanto medo de deixar para trás?

Embora mantenham lindamente os legados da cultura, as tradições têm também a capacidade de bloquear nosso pensamento consciente. Quando crescemos num ambiente de tradições pesadas – seja na forma de legados educacionais, seja de raízes religiosas ou práticas culturais –, nossa psique se identifica com elas. Quanto mais essas pesadas tradições são colocadas sobre nossos jovens ombros, mais fundimos nossa identidade com elas, tanto é que em pouco tempo já não seremos capazes de saber quem somos quando fora delas.

Gostamos de pensar que temos livre-arbítrio, que mais parece com comer em um *buffet* no qual nossas escolhas são limitadas pelas habilidades e preferências do dono do restaurante e do *chef*. Escolhemos com base nas escolhas feitas por outras pessoas. Por um longo tempo, sequer a fazemos; apenas engolimos cegamente as migalhas que nossos pais e nossa cultura deixam cair. Nossas roupas, o deus a quem rezamos, nossa profissão e talvez até mesmo nosso marido são predestinados pela família na qual nascemos. Ter consciência da medida em que nossas escolhas nos foram roubadas é a chave para o nosso despertar.

Achamos que escolhemos casamento, carreira, religião. Não escolhemos. Nenhuma dessas escolhas é inteiramente nossa. É só quando compreendemos como nossa vida é movida por tradições do passado que podemos ter esperança de nos libertar das amarras de uma conformidade automática.

Há bastante tempo percebi que muitas tradições, especialmente aquelas da Índia, embora bonitas e dignas de preservação de acordo com a livre escolha de cada uma, são repletas de induções à subjugação, ao servilismo e ao patriarcado. O problema não está nas tradições em si, mas em como elas são apresentadas para nós como o Santo Graal. A questão é o fato de elas estarem atreladas ao nosso senso de dignidade. Se elas nos fossem apresentadas como uma escolha, em vez de uma medida de nosso valor, a história seria outra. A verdade é que muitas de nossas tradições nos roubam a inocência ao obrigar que as sigamos em vez de ir atrás de nossas belas vontades.

Abandonar uma tradição depois de estar aninhada nela por décadas parece uma traição, até mesmo a morte, razão pela qual poucas de nós as deixamos para trás. É a mesma razão pela qual uma pessoa homossexual pode enfrentar enormes turbulências internas antes de "sair do armário". Elas estão rompendo a tradição da heterossexualidade, o modo prevalente de formar uma família.

Por sua natureza, as tradições isentam-se de criatividade, espontaneidade e expressão individual. Elas têm a intenção intrínseca de nos prender ao passado, impedindo um questionamento mais sério sobre como ele pode ou não se encaixar em nosso presente e futuro. Em vez de permitirmos a nós e a nossos filhos experimentar livremente as tradições, selecionando aquelas que se adequam com perfeição à nossa personalidade, nós nos sentimos no dever de honrar as já estabelecidas quando ainda éramos crianças. Quando fantasmas do passado vivem no presente, eles ditam a nossa vida subconsciente. Ditames imperceptíveis sobre como as coisas são e como "deveriam ser" são entregues a nós. E nós consideramos ser normal o sentimento de obrigação que essas tradições trazem.

Podemos afirmar que amamos uma tradição familiar, mas, ao examinar mais de perto, percebemos que só estamos habituadas e, portanto, apegadas cegamente a ela. A pergunta que devemos nos fazer é: Estamos mantendo essa tradição por obrigação ou por termos com ela uma relação consciente de verdade? A menos que permitamos esses questionamentos internos, vamos continuar sendo escravizadas por aqueles que estavam aqui antes de nós.

A mulher emancipada é aquela que enxerga a falácia de estar presa a uma tradição. Ela está disposta a deixar todas para trás – friso, *todas* – se necessário. Na hora certa, pode escolher manter algumas poucas, mas só depois de ter confrontado o significado de ficar sem elas. Adentrando o árido campo das possibilidades, em que não existem placas, sabe que está arriscando ter uma casa *própria*.

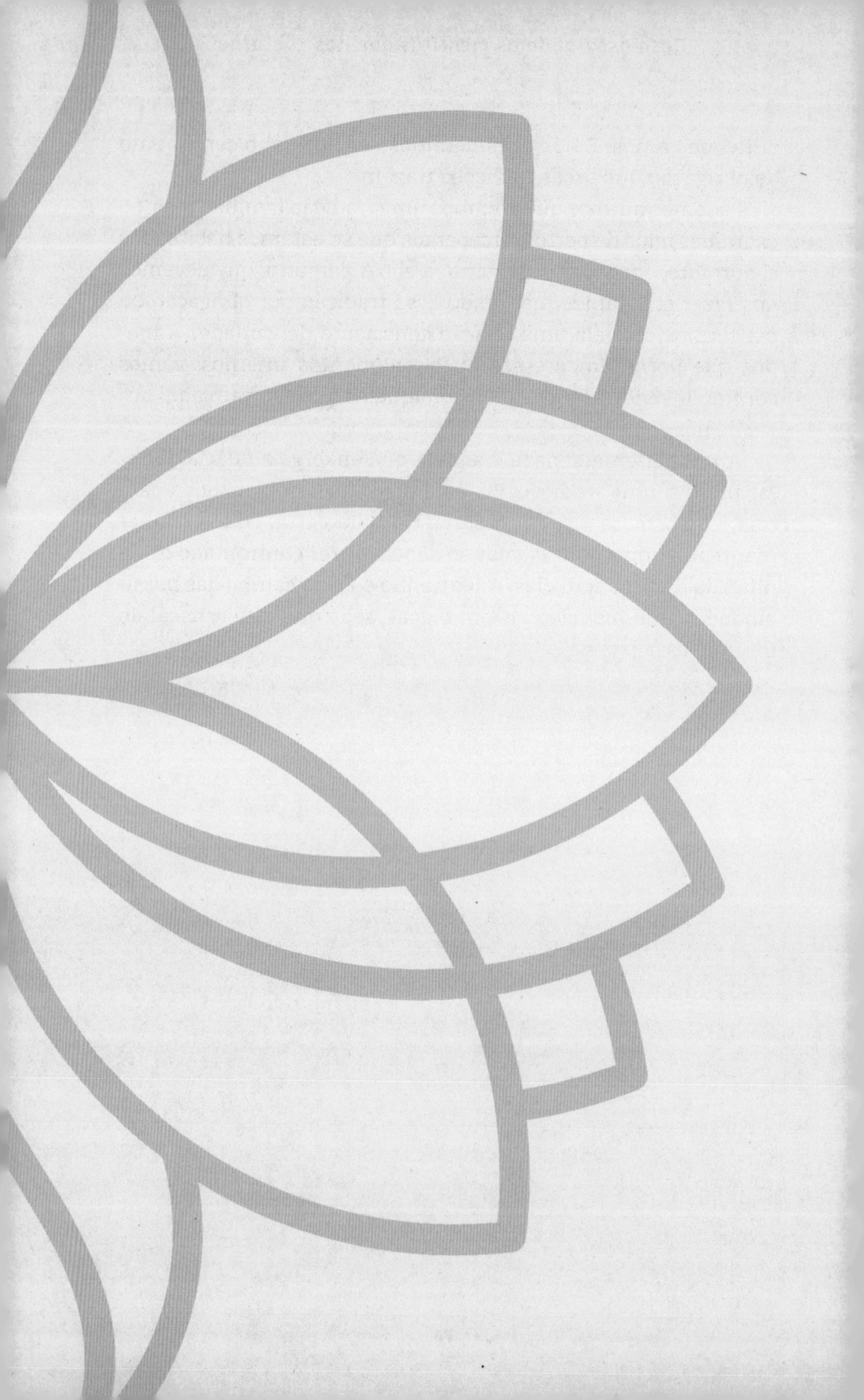

5

Desconstruindo padrões

*O caminho da agulha cria o nosso projeto de vida,
Costura intrincados tons de padrões confusos.
Ziguezagueando, as cores se movem pelo tecido
E perdemos de vista onde tudo começou.
Dali a pouco estamos de roupa, sem saber
como cozeram os buracos.*

Este pode ser um dos meus maiores *insights* como terapeuta: não vivemos uma vida, vivemos um padrão.

Para além das perturbações superficiais da vida, quero levá-la para uma camada mais profunda, na qual os padrões que nos governam são sempre evidentes. O processo de adentrar essa camada profunda é como retirar teias de aranha de nossos olhos. Muitas de nós não percebemos nossos padrões porque estivemos famintas por dois alimentos: amor e dignidade. E a fome era tanta que entramos num estupor alucinante. Atenção, aceitação e validação são os prêmios que nos obcecam; nós os estamos caçando a todo custo, loucamente.

Por acreditarmos que aquilo que procuramos só pode ser encontrado fora de nós, essa caçada nos leva a pular de relacionamento em relacionamento; outras vezes, de empreendimento em empreendimento. A gente se sente como uma marionete nas mãos do mundo e nos convencemos de que as situações se impõem *sobre* nós, em vez de terem acontecido com o nosso consentimento. Temos a sensação de sermos desafortunadas observadoras sem escolha, a não ser reagir àquilo que a vida nos traz. Até podemos ter reagido passivamente, um ioiô na mão daquilo que surge em nossa vida, mas a verdade é que somos participantes muito ativas nas (e cocriadoras das) nossas experiências. A passividade, então, é uma escolha – como se vê, bastante ativa, mas disfarçada como não escolha. A menos que a gente perceba como nosso papel de observadoras passivas é na verdade a consequência de uma escolha ativa, não é possível sair desse atoleiro, infelizes com as consequências que ele desencadeia. Esses padrões de reação passiva derivam de como fomos condicionadas a buscar amor e dignidade nos nossos pais. Eles são um modo de responder a estas questões:

* Eu sou amada?
* Prestam atenção em mim?
* Eu tenho algum valor?

Em vez de descobrirmos como nos dar essas coisas, nós as buscamos no mundo exterior, em especial nos nossos pais. Por toda parte, crianças são ensinadas a buscar aprovação e validação com os mais velhos. Nossos pais estão no topo da hierarquia, claro, seguidos pelos mais velhos em nossa família e, depois, pelos professores. Isso acarreta dependência deles. Com a nossa vontade de obter deles o amor e a dignidade que desejamos, rapidamente abandonamos a nós mesmas e entramos na linha.

Não importa quantas vezes eu diga para minhas clientes, é preciso muita repetição para que elas percebam por completo o quanto seus padrões de vida atuais foram impactados por sua primeira infância. A ficha emocional demora bastante para cair. Se repito esse argumento ao longo deste livro, é por esta razão: quanto mais o escutarmos de modos diferentes, mais cientes estaremos de nossa inclinação a repetir nossos padrões.

Linda é o exemplo perfeito de alguém que passou anos na terapia "fazendo seu trabalho" e, ainda assim, em sua vida, ela não conseguia entender por que ficara tão dominada pela ansiedade com a perspectiva de ser promovida no trabalho. Quando chegou a hora de se encontrar com seu chefe para acertar os detalhes de sua nova responsabilidade, ela deu a desculpa de estar passando mal. A reunião, então, foi adiada para a próxima semana, mas Linda deu uma nova desculpa: disse que seu filho estava doente.

"O que tem de errado comigo?", perguntou. "Isso é algo que eu sempre quis e, ainda assim, agora que estão querendo me promover, fiquei apavorada." Linda foi acometida pelo medo do fracasso. Levamos muitas sessões para que desconstruíssemos as raízes do medo dela. Tendo crescido em uma família muito rígida e religiosa, aquela mulher aprendeu cedo que, para evitar punições, precisava ser perfeita. Ela manifestava isso de tudo que era jeito, incluindo excelência nos estudos, padrão de corpo, casando-se com um empresário de sucesso e criando os filhos para serem bem-sucedidos. Parecia ter tudo sob controle até esse momento de colapso.

Com a desconstrução do passado e encontrando conexões com o presente, ficou claro que ela pensava que iria fracassar na nova função. Sem confiança, do mesmo modo de quando era criança, estava apavorada com a possibilidade de ser punida. De tão enredada com o passado, ela não tinha consciência de como aquilo a afetava no presente. Seus medos antigos tomaram o controle e Linda ficou paralisada, assim como costumava fazer na infância. "Quando eu era pequena, me escondia dentro do armário, apavorada com a raiva do meu pai. Esperava escurecer e só quando tinha certeza de que ele tinha dormido é que eu rastejava até a minha cama." Linda estava repetindo seu trauma emocional. Tinha pavor de fracassar e encarar as consequências, então estava se escondendo "no armário".

Eu já disse que é por osmose que aprendemos a prestar atenção ao modo como nossos pais agem conosco, adaptando então nosso comportamento de acordo. Linda aprendeu a criar uma *persona* perfeccionista para evitar punições; no entanto, conforme ela crescia, essa *persona* a paralisava e sabotava seu progresso. Com o nosso ego assumindo o comando, fazemos o que for necessário para ter a atenção de nossos pais: viramos engraçadinhos ou alguém da galera; rebeldes raivosos ou vassalos obedientes; vamos ou voltamos; seguimos passivamente ou nos desviamos agressivamente. Aos trancos e barrancos, progredimos e regredimos; vale tudo na desesperada busca por amor e dignidade. E então se dá início à dança da inautenticidade. E daí se nos esquecermos de nosso eu autêntico, contanto que acreditemos que somos amadas? A gente crê que isso é o pote de ouro no fim do arco-íris.

Nossas mais proeminentes experiências emocionais da infância tornam-se uma moldura, o padrão que repetimos de modo inconsciente. E eu me refiro a isso como os sentimentos feridos herdados da infância. Quando criança, passar por sofrimento interior é muito apavorante. É muito mais fácil não sentir nada, e é aí que o ego nos ajuda, formando uma carapaça que nos protege da dor e canalizando a energia de sofrimento para uma falsa *persona*. Assim que descobrimos nosso padrão básico de relacionamento com pessoas e eventos, somos capazes de enxergá-lo por toda parte. Esses padrões são mais evidentes quando encaramos uma situação desafiadora e vamos direto para a estratégia instintiva usada quando éramos criança.

No meu trabalho como terapeuta, vejo que não só vivemos em um padrão; nós *somos* o padrão. Nós nos transformamos no padrão ou, dizendo de outra forma, no nosso ego. Acreditamos *ser* a *persona* que adotamos para lidar com a nossa infância. Em vez de nos adaptarmos à novidade de cada momento, o momento é reinterpretado para se enquadrar na velha moldura. Já não vivemos mais espontaneamente, respondendo com autenticidade às experiências de vida quando elas acontecem. Em vez disso, somos muito pesadas, reativas, oscilando feito um pêndulo que reage aos gatilhos que vêm do mundo exterior.

Não é fácil enxergar nossa reatividade a situações difíceis como repetições do passado. Estamos tão entrelaçadas com nossos padrões que não conseguimos compreender que eles são sistemas básicos, arraigados, que estamos introduzindo no momento presente. Tudo parece muito real. Assim que descobrirmos que repetimos um padrão emocional, poderemos iniciar o processo de desmantelamento dessas formas profundamente arraigadas.

A diferença entre autenticidade e amabilidade

Quando nos damos conta de nosso vício em procurar amor fora de nós, podemos fazer a pergunta ousada: O que significa dar amor *a nós mesmas*? O que quer dizer valorizar o nosso autoconhecimento a ponto de isso encobrir a opinião dos outros? Será possível valorizar e respeitar tanto assim a nós mesmas? Ao começarmos essa séria investigação, podemos nos chocar com o quão pouco nos valorizamos. Podemos nos pegar dizendo:

* Não, não consigo dedicar amor e dignidade a mim mesma.
* Não, não confio em minhas opiniões e conhecimentos.
* Não, não acho que sou importante o suficiente para ser escutada.

Podemos nos dar conta de como nos consideramos insignificantes e de como é baixa a estima que temos por nossa voz interior. É mais fácil nos sentirmos valorizadas vindo dos outros do que de nós. Se você refletir com cuidado sobre essa percepção, pode entender como somos excludentes e cruéis conosco. Como pode termos aprendido a nos invalidar e nos rejeitar desse jeito?

A consciência de como nossa desconexão interior perpetua a nossa falta de poder tem o potencial de estremecer nossa essência. Essa consciência tem o poder de nos tirar do papel de vítima, aquela que culpa os outros. Podemos ver, talvez pela primeira vez, como somos, o tempo todo, a pessoa por trás das cortinas em nosso teatro, preparando o palco para a morte da nossa interioridade. Não há maldade exterior. Aqueles que são importantes para nós apenas cumprem em nossa vida o papel que atribuímos a eles. O poder nunca está neles, somente em nós.

Para mudar, precisamos estar cientes do que acontece dentro da gente. É necessário nos alinhar a nós mesmas a todo momento, fazendo as seguintes perguntas:

* Estou agindo por obrigação ou dever ou estou alinhada comigo e sendo autêntica?
* Estou agindo por causa do medo de perder o amor dos outros ou pelo poder do amor-próprio?
* Estou agindo por causa da escassez das possibilidades ou pela abundância da realidade?
* Estou me endividando por medo do futuro ou me empoderando no presente?
* Estou agindo com base num desejo de agradar os outros ou pelo desejo de agradar a mim mesma?
* Estou agindo a partir de um padrão do passado ou com sinceridade a partir do presente?

Algumas de nossas motivações provêm da autenticidade e do autogoverno, ou elas são, em sua maioria, movidas por uma necessidade interna que emana do vazio em nossa essência? Se for esse o caso, é bem provável que todas as nossas motivações estejam atreladas a deveres, baseadas no medo e focadas naquilo que falta. Quando estamos cientes dessas desconexões interiores, aumenta a percepção de que precisamos nos mudar para um local de conexão interior. Mas como? O que promove um estado de conexão interior?

A resposta sempre vem da mansidão e reflexão interiores. Quanto mais nos sentamos, quietas, em autorreflexão, mais nos tornamos cientes do que está acontecendo por dentro. Começamos a depender de nossa companhia e a aproveitar a nossa amizade. Desenvolvemos uma camaradagem com nosso ser interior e aprendemos a valorizar suas opiniões, desejos e ideias. Em essência, passamos a cortejar nosso eu autêntico.

Conforme nos alinhamos conosco, nós nos flagramos no ato da autotraição conforme ele acontece. Quando o fazemos por tão pouco, paramos e mudamos. Mais e mais conscientes de nossos atos de autoabnegação, prestamos atenção a como oprimimos nossa voz interior e, em vez disso, começamos a botá-la para fora. No começo, podemos até mesmo ser incapazes de separar nossa voz do barulho que os outros fazem, mas aos poucos vamos nos saindo melhor nessa atividade. Pode levar meses ou muitos anos, mas uma hora vamos chegar a um novo lugar, em que a bússola passa a se mover do exterior para o interior, dos deveres autoimpostos para a autenticidade, da escassez para a abundância, do medo para o empoderamento. O fruto lógico dessa mudança é um senso exuberante de amor e dignidade. Antes de nos darmos conta, destinamos a nós mesmas a reverência que antes dedicávamos aos outros.

Quando essa mudança brutal da autoaversão para o amor-próprio se completa, o que fica é uma compreensão renovada de nosso poder e propósito autênticos. Por fim, tendo nos reconectado a nós mesmas, nós nos sentimos intimamente conectadas com toda a vida ao nosso redor. Esse é o poder do amor-próprio e da autovalorização.

O papel dos papéis

Ao longo deste livro, reconheço o impacto do ego porque compreender isso é a chave para o nosso despertar. A menos que a gente possa flagrar o nosso ego em ação, estaremos sob seu controle e jamais seremos capazes de florescer como adultas espiritualmente despertas.

O ego é um aliado vital e necessário – costumo compará-lo à casca de um ovo, que protege o pintinho antes e durante sua incubação. A meta do crescimento espiritual é jamais aniquilar o ego ou menosprezar seu papel, mas apenas compreendê-lo e, por meio disso, superar sua necessidade.

Quando flagramos nosso ego em ação, precisamos lembrar que ele está disfarçando as feridas da infância. Sendo assim, sua origem é sempre a escassez. É só quando escavamos os sentimentos não resolvidos que a disfarçam que podemos curar o que foi ferido. Começamos a perceber todas as formas pelas quais temos compensado nossa dor e como, na verdade, elas nos carregam para cada vez mais longe de nossa verdade.

Nosso eu autêntico está bem dentro de nós, sob os sentimentos machucados da infância. Conforme nossa dor é curada pela consciência crescente de quem somos realmente, nossa verdade emerge clara e cristalina. O caminho da cura envolve reconhecer as máscaras do ego em nossos padrões e aprender a interrompê-las quando as enxergamos. Essa pausa possibilita que a gente faça as perguntas que nos permitem ir mais fundo. Precisamos questionar: O que o ego está protegendo? Como posso acalmar minhas questões de infância de modo a não precisar usar uma *persona* falsa?

Só de fazer essa pausa e colocar um holofote sobre o ego automaticamente canalizamos nossa energia para longe e ele começa a enfraquecer. Nosso foco vai para onde ele é necessário. Nossa infância tem a chance de expressar seus medos abertamente. Ao contrário do que aconteceu àquela época, eles agora são *escutados*. Talvez pela primeira vez na vida, nossos medos de infância são aplacados.

Olhar no espelho é a coisa mais difícil do mundo. Ninguém quer admitir que é a causa da própria miséria. Ninguém. É doloroso demais. É muito mais fácil passar a vida inteira sem se dar conta da própria contribuição para isso. A chave é examinar nosso ego, esse dissimulado. A maior armadilha dos padrões do ego é que ele se manifesta de um jeito diferente a cada vez. Acabamos tão iludidas pelas máscaras do ego que as tomamos como verdade, acreditando que sejam nosso eu real, quando na verdade são apenas padrões repetitivos de inautenticidade.

É por isso que um segundo casamento tem maior possibilidade de fracassar do que um primeiro. As pessoas não estão conscientes de seus padrões. O ego as faz acreditar que estão se apaixonando por alguém completamente diferente por ele ser loiro, e não moreno, ou contador, e não músico. Como a aparência é outra, acreditamos que a experiência também será. Mal sabemos que, sob as aparências, há a mesma sensibilidade emocional que comandou nosso último caso de amor.

Dentro de meses dessa nova vida de solteira, ou, se for o caso, nem tanto tempo em um novo casamento, os velhos padrões emergem. Ao contrário da primeira união, toleramos muito menos as besteiras nessa segunda tentativa. Às vezes, são necessários diversos relacionamentos para percebermos que estamos basicamente atraindo novos parceiros com os padrões emocionais antigos.

Ah, as muitas caras do ego! Algumas vezes nossos padrões de comportamento se apresentam como procrastinação no trabalho, um chefe abusivo ou um colega não confiável. Como ainda não tínhamos encontrado essa situação particular, somos varridas pela novidade da coisa e começamos a reagir a elas como se fossem novinhas em folha. Com o tempo, começamos a nos sentir da mesma forma como no nosso antigo trabalho ou situação de vida. Ficamos cansadas, apreensivas ou entediadas. Ou podemos nos sentir impotentes. A gente se pergunta: Como vim parar de novo nesse ponto? De onde vem esse sentimento? Como puder voltar à estaca zero? Não nos damos conta de que estamos naquilo que Freud chama de "compulsão à repetição". Compulsivamente, repetimos e repetimos a mesma experiência emocional.

A autoconsciência é o exterminador de ego, pois quebra as pernas dele. É por isso que ela é sempre o primeiro passo. A consciência da realidade é por onde começamos, sempre. Nós ficamos de olho nos nossos padrões. Fazemos as seguintes perguntas:

* Que máscaras meu ego normalmente usa?
* Quando é mais provável que ele seja acionado?
* Como ele se comporta quando é acionado?
* O que ele ganha com isso?
* O que ele está tentando proteger dentro de mim?

Ao fazer as perguntas certas, prevenimos que o nosso ego se aproprie de nova vida e a domine. Nossa coragem de mergulhar no nosso interior e tomar posse da nossa integridade dissipa o poder do ego, fazendo-o bater em retirada. O que emerge no centro do palco é um eu mais autêntico, já não temendo mais ser transparente, natural e real. Ficou no passado aquela necessidade de usar as máscaras do ego como um escudo. Vê-se um novo dia no horizonte.

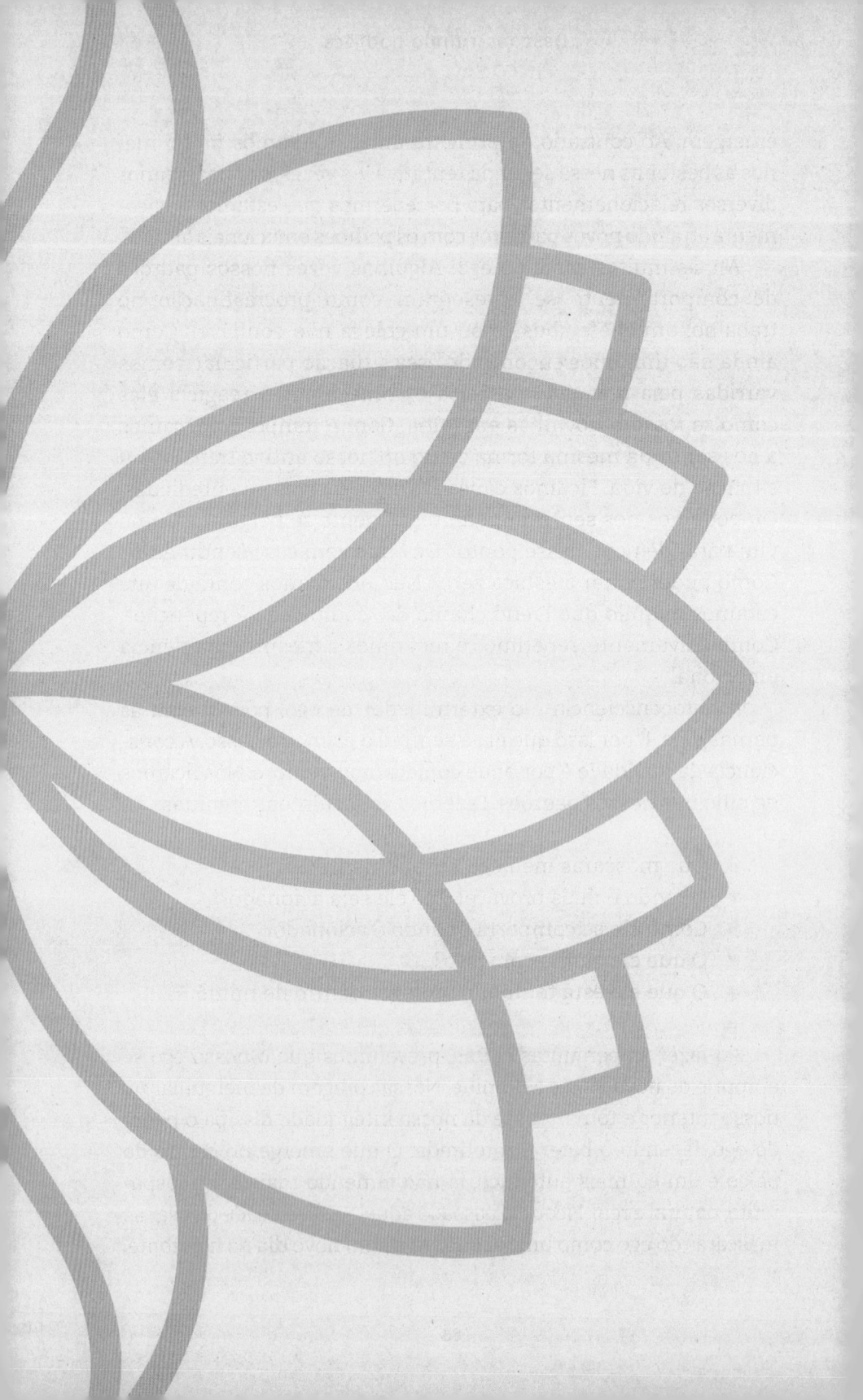

6

Trocando de pele

Chega um momento em que morre a garota de ontem.
Um momento em que, de repente, suas velhas
feridas param de sangrar.
Um momento em que, de repente, derretem-se seus grilhões.
Um momento em que chega ao fim sua busca por redenção.
Em que ela, por fim, chega à alvorada de seu
renascimento espiritual.

Este capítulo vai nos apresentar diversos aspectos da minha jornada pessoal. Embora eu revele detalhes do meu caminho particular, peço que você o leia usando também as lentes de sua vida. Talvez minhas palavras façam com que você enxergue as próprias provações e tribulações. É quando você vincula minhas experiências à sua vida que elas têm maior impacto.

Durante a leitura, pergunte-se: Como isso se aplica às minhas lutas? Quando me senti de modo parecido e como posso usar esses processos para melhorar minhas escolhas de vida? Este livro será de grande serventia à investigação mais profunda. Ela requer mansidão e prontidão para uma reflexão mais ampla. Estou certa de que você está pronta.

Meu momento de clareza foi tanto um trauma quanto uma epifania. Com firme certeza, eu sabia que não poderia manter meu casamento como ele era. Algo tinha que mudar – fosse eu, fosse meu então marido ou o pacote completo.

Meu ex-marido foi o único homem com quem estive por vinte e dois anos, e nunca tinha imaginado minha vida sem ele.

Amadurecemos juntos e aí começamos a nos afastar. Até que a balança começasse a pesar para esse lado, estávamos completamente absorvidos pelo nosso casamento, dedicados à nossa relação. Por todos aqueles vinte e dois anos, eu só tinha olhos para ele e para o nosso casamento.

Um zilhão de causas e efeitos acarretou o dia em que acordei com a compreensão clara de que meu casamento precisava acabar. Bom, a primeira razão veio de meu condicionamento durante a infância, como acontece com todas nós. Essas causas ergueram em mim estruturas psicológicas que fizeram com que eu me traísse sem nem perceber. Os efeitos dessas estruturas internas criaram padrões de relacionamento que permitiam que meu poder autêntico fosse destruído e que não houvesse uma defesa de sua preservação. Essa paralisia me enchia de vergonha, o que por sua vez provocou mais anulação e silenciamento.

Meu ex-marido adicionou as próprias causas e efeitos de infância. Juntos, criamos nossa dinâmica conjugal particular. Nossas feridas da infância, não resolvidas, deram origem a padrões nos quais eu havia surgido como cuidadora emocional, tentando ser uma reparadora, salvadora e terapeuta. O resultado do meu desempenho nesses papéis foi que minhas necessidades acabaram não atendidas. Meu poço interior foi secando, criando uma escassez interna.

Houve muitos momentos em que mordi os lábios e fiquei em silêncio, tentando manter a paz, outros em que ignorei minha dignidade para manter a família intacta. Quando eu queria dizer não, não disse. Ao contrário, baixei a cabeça, concordando. Se queria fazer valer minha vontade, não o fiz. Ao contrário, convenci a mim mesma de que minhas vontades não tinham valor. Eu tinha tanto medo de chutar o balde e ser vista como barraqueira que fiz tudo o que era humanamente possível para manter o carro andando. Pensei comigo mesma: *Se puder ser mais legal, então vou ser mais feliz! Se eu fosse mais magra, o sexo seria melhor. Se ganhasse mais dinheiro, aproveitaria mais a vida.* Eu ia muito contra mim mesma, repreendendo-me por não ser "boa o bastante". Estava tão enredada, entremeada mesmo com o senso de bem-estar dele, que perdi por completo toda a conexão comigo mesma.

Sempre que percebia o desgosto de meu marido, eu punha na conta de alguma falta minha. Pensava que, com certeza, deveria ser por algo que eu não tinha feito bem o suficiente. Em pouco tempo, a ideia de não ser "boa o bastante" se tornou o resumo do meu casamento e do meu trauma interno. Como resultado, continuei tentando ser cada vez melhor. Sra. Mais-Que-Perfeita, Sra. Mais-Que-Boazinha, Sra. Mais-Que-Gostosa. O que quer que fosse necessário, eu faria. E então, vinte e dois anos depois, tudo acabou num grande grito de "chega!". Eu não tinha percebido que o gás havia acabado fazia alguns anos. Eu tinha chegado ao meu limite e não dispunha de mais nada para dar. Era o fim das minhas capacidades.

Numa relação a dois, ambas as partes contribuem para as causas e os efeitos. Cabe a cada um, por si próprio, dissecar essa dinâmica. O maior dos poderes vem de assumir a responsabilidade por nossas causas e nossos efeitos internos, em vez de culpar os outros. Quando as coisas não são como queremos, tentamos ao máximo controlar e mudar o(a) parceiro(a). Normalmente, essa é a nossa estratégia de ataque. Eu fiz isso por anos. Ficava esperando meu ex-marido interromper seus padrões para que eu sentisse algum alívio. Depois de várias tentativas infrutíferas de mudá-lo, acordei e percebi que a única pessoa que precisava mudar era eu mesma.

Com o tempo, somos raptadas pela epifania de que o crescimento depende de nós, e não dos "outros". Em vez de nos concentrarmos neles, precisamos atentar para nossa contribuição emocional. Por exemplo: Como ando reagindo ao comportamento dos outros? Como meus modos condicionados de existir dão apoio a esse comportamento? Como faço minhas escolhas? Como estou participando dessas dinâmicas cíclicas?

Em qualquer situação, sempre temos três escolhas: ficar e aceitar as coisas como elas são, mudá-las (sejam elas nós mesmas ou os outros) ou ir embora. Qual nós escolhemos? O mais comum é, instáveis e indecisas, alternar entre essas opções durante anos. Percebemos que, no fim das contas, o poder de mudar nossa vida recai sobre nós, e às vezes ficamos ressentidas por isso. Culpamos os outros por nos forçarem a fazer escolhas difíceis, algo imaturo do ponto de vista espiritual. Ninguém jamais pode nos forçar a fazer uma escolha. Nossas causas e efeitos criam essa luta. Não há ninguém a culpar do lado de fora. Quando nos damos conta disso, paramos com a vitimização e transcendemos as limitações do nosso passado.

Conforme eu ia despertando devagar, palmo a palmo, percebi que precisava parar de esperar que meu ex-marido rompesse com seus padrões. Em vez disso, eu precisava romper com os meus. Tinha que mudar o que eu andava fazendo. Se achava que estava me doando demais, bem, em vez de implorar que ele parasse de se aproveitar disso, eu precisava mudar a mim mesma e parar de me doar. Essa é a verdade nua e crua. É claro que isso significava impor limites, algo no qual eu era muito ruim. Era necessário que eu começasse a dizer não, já que em todas aquelas décadas eu só falava sim. Os abalos sísmicos no meu casamento foram profundos.

Conforme ia me desenvolvendo, comecei a criar novas causas e efeitos na minha estrutura psicológica; ao fazer isso, deixei para trás de modo bastante natural os vestígios da "antiga Shefali" e adentrei novas versões de mim mesma. Outras frases começaram a sair da minha boca, e limites novinhos em folha foram colocados. Mudei até mesmo os alimentos que eu comia. O jeito que eu me vestia mudou drasticamente, o modo como ajeitava a postura, como fazia contato visual, como confiava no meu taco enquanto falava. Mudanças sutis, mas profundas, foram criadas no meu eu exterior conforme meu eu interior evoluía. As pessoas comentavam que eu estava "diferente". Sim, eu parecia uma mulher desperta.

Sem alarde, as dinâmicas de poder no meu casamento se estremeceram. As reverberações disso criaram enormes rachaduras nesse sistema, o que nos colocou num caminho fragmentado rumo ao desconhecido. O que pensávamos ser cidadelas e fortalezas começaram a ruir. Logo havia escombros por toda parte.

Estava em aberto se a equipe de reforma conseguiria recriar uma nova visão da velha cidade.

Quando mudamos nossos padrões, criamos dramáticas perturbações no *status quo* de nossos relacionamentos, e, claro, as pessoas inseridas no velho sistema passaram a reclamar. É bastante lógico que ajam assim. Elas querem que tudo volte a ser como antes e, como consequência, resistem às mudanças que estamos realizando. É inevitável haver um grande embate. Nesse momento, o casal pode escolher como resolvê-lo. Ou aquele que está em mudança interrompe seu crescimento – esse é o caso, normalmente –, ou aquele que está resistindo para de resistir e dá boas-vindas ao crescimento do outro.

No meu caso, não aconteceu nem um nem outro. Nenhum de nós mudou o suficiente para acompanhar o fluxo do outro. O resultado? Um represamento emocional. Um impasse sem solução. Acredito que, em algum nível, sabíamos que não tinha o que fazer. Havíamos nos tornado muito distantes do ponto de vista emocional. Trágico como possa ser, percebemos que a chegada da separação era inevitável.

Cada passo que eu dava em direção ao meu eu desperto criou de modo muito natural um profundo conflito emocional. Havia dúvida e hesitação, incerteza e medo – algumas vezes, até mesmo terror. A única coisa que me mantinha evoluindo era o fato de eu não ter escolha. Ou continuava naquele velho caminho, em negação do meu eu autêntico, ou permitia que essa nova parte minha crescesse e continuasse a construir o caminho do despertar.

Conforme eu começava a despertar, cada aspecto da minha vida passava por uma revisão drástica – não só no casamento, mas em todo tipo de relação. Enquanto antes eu era quieta e tímida, agora ousava reclamar e desafiar. Enquanto antes eu prejudicava e sacrificava a mim mesma, agora me colocava em primeiro lugar. Enquanto antes eu me permitia ser atropelada, agora criava limites rígidos do que podiam fazer comigo. E sabe quais foram as duas coisas que mais deixei de lado? Parei de me explicar demais e de implorar por validação.

Por muito tempo, tive o hábito de ficar me explicando de modo a ser vista como "boa". Por fim, havia chegado àquela posição em que estava tudo bem ser enxergada como "má". Estava tudo bem ser mal compreendida, até mesmo muito mal compreendida. Tinha chegado à posição em que a única pessoa de quem eu precisava de validação era eu mesma. Foi um momento muito importante de crescimento. Não existia problema se outra pessoa estivesse mal comigo. Antes, isso seria impensável. Por fim, depois de décadas, eu não tinha problemas com isso. Levei um tempão, claro, mas, olha, que vitória deliciosa! Foi como dar as boas-vindas de novo para *mim*.

Minhas muitas e profundas reverberações interiores começaram a mudar o mundo à minha volta. Meu eu desperto impactou cada área da minha vida, incluindo meu trabalho, e não demorou para que eu começasse a fazer escolhas diferentes na minha carreira e a encarar riscos como nunca tinha feito antes. A borboleta começou a bater as asas e estava prestes a levantar voo. Ela não ficaria mais encarcerada. Seu voo em direção ao céu aberto estava por fim livre e irrestrito.

Quando as mulheres despertam, passam a se respeitar. Esse autorrespeito permite que criemos novos padrões para nossa vida, alguns deles muitas vezes inegociáveis. Essa criação de padrões pode ser um passo assustador, mas é vital em nosso caminho para a evolução. Vemos a vida como ela é, e não como a fantasiávamos quando garotinhas. Despertamos nossa garotinha interior. Damos um chacoalhão em seu poder. Se estiverem nos servindo desrespeito, nós saímos da mesa – e não há exceções. Se a inautenticidade estiver no ar, abandonamos a festa. Em qualquer momento em que nosso eu martirizado der as caras, nós, de modo gentil, mas firme, mostraremos a ele a saída. Sentimentos grandiosos não são mais algo a ser temido, mas celebrado. Excluídos os milhares de vozes críticas de nosso interior, a vida se torna simples e direta. Se desejamos falar, falamos. Se desejamos chorar, choramos. Não há a quem pedir permissão ou a quem culpar. Passamos a ser nossas próprias mães, companheiros e melhores amigas. Somos nosso poço dos desejos.

Mas não se engane: levei décadas para chegar a esse ponto e tive ajuda de muitas fontes. Digo isso porque não quero passar a impressão de que se trata de um processo rapidinho, pá-pum. Definitivamente, ser mãe deixou o processo mais desafiador. Por vezes, foi um fardo quase pesado demais para carregar. As mães podem sentir isso de modo bem mais árduo do que suas contrapartes masculinas. Uma vez que as mulheres carregam mais sobre as próprias costas o peso de cuidar da família, há profunda dor quando elas sentem que estão de alguma forma abandonando os filhos.

Eu estava com medo de mudar demais o *status quo* do meu casamento porque sabia que isso causaria estresse emocional para minha filha. Por vezes, queria interromper esse meu voo, por medo de que isso pudesse cortar as asas dela. O bem-estar dela era mais importante que o meu, sem dúvida. De modo a mantê-la confortável, estava pronta para interromper meu despertar a qualquer momento. O conflito interno era grande. Por vezes, uma tortura total.

Como poderia uma mãe fazer a difícil escolha entre o bem-estar de sua filha e a própria liberação? É praticamente impossível. No fim das contas, a única forma de seguir adiante é quando ela acredita piamente que esse caminho leva a todos para uma situação melhor. É só quando acredita de verdade que ficar (não importando o conforto imediato que isso possa trazer) será mais tóxico do que atravessar o fogo da transformação que ela ousa dar mais passos adiante.

Esse foi o meu caso. Eu enxergava tão claramente meu enorme declínio que, se ficasse, tinha certeza de que não seria a mãe que minha filha merecia. Enxergava que ficar comprometeria de tal forma minha saúde mental que ela estaria muito mais bem amparada se eu deixasse tudo e reconquistasse minha estabilidade. Sabia que, fora do casamento, eu seria uma mãe e um modelo para minha filha muito melhor do que se insistisse.

Essas escolhas não são fáceis para nenhuma de nós. O caminho se autoilumina depois de anos de profunda autoconsciência e busca espiritual. Um processo de renascimento verdadeiro é aquele que, no fim, leva à evolução de todos.

Mas e se a escolha de seguir em frente não for tão clara quanto a minha? Muitas mulheres em relacionamentos infelizes ficam atoladas por anos na indecisão e no *status quo*. Tanto a escolha de parar na beiradinha quanto a de pular parecem traiçoeiras. Nenhuma proporciona a redenção. A pergunta "Devo partir ou ficar?" paira sobre elas por décadas. Sempre digo para mulheres nessa situação que o momento de tomar a decisão final ainda não chegou. Como o medo permeia ambas as alternativas, elas não têm coragem de resolver o dilema, seja de um jeito, seja de outro. Eu as acalmo dizendo: "Não é a hora. Aceitar isso é fundamental. Quando aceitamos, nós nos rendemos ao espaço emocional em que estamos, respeitando suas idas e vindas".

O que precisamos aqui é "relaxar" nesse espaço, o que exige força emocional e perseverança. "Relaxar" não é uma derrota ou um ato passivo, mas algo sábio – desde que observemos todo o processo. De fato, eu falo sobre "relaxar" como se fosse uma estratégia espiritual legítima, porque para mim é. Há muito a se ganhar ao relaxar durante uma luta. Observamos nossa batalha com amorosidade gentil e permitimos que os prós e contras apareçam à vontade. Não forçamos a vitória de um lado sobre o outro. Ambos estão aqui para defender a sua versão e transmitir o que sabem. Se nos movermos rápido demais, antes que tudo amadureça, pode ser uma decisão apressada, com consequências piores mais à frente. Não nos depreciamos, muito menos corremos para chegar a conclusões. Isso é uma parte importante do processo de discernimento. Se pularmos esse processo por não tolerar a ambiguidade que ele traz, vamos ignorar partes importantes do nosso crescimento.

Há sabedoria em fazer as coisas na hora certa. Há muito a ser dito a respeito do *timing* espiritual. Isso significa que só vamos em frente quando ouvirmos com clareza o sinal de partir. Isso normalmente acontece quando a nossa consciência interior encontra um correspondente no mundo exterior. A realidade interior e a realidade exterior se alinham. Nós aguardamos por esse alinhamento. Enquanto a decisão não se mostra de modo bem claro, precisamos fazer valer a frase "Eu ainda não estou pronta". Permitimos que a falta de clareza seja nossa companheira de quarto, confiando que, por meio desse relaxamento, o caminho certo vai surgir quando for a hora.

Quando nós, mulheres, ousamos tomar decisões audaciosas, muitas vezes tememos a reação de nossos companheiros. *Será uma resposta raivosa ou compassiva?* Quando é o primeiro caso, muitas vezes sentimos terror. Nossa segurança física pode estar em risco. Sendo mais fortes e agressivos por natureza, os homens têm o potencial de se tornar uma ameaça física. E não importa se nosso parceiro é homem ou não. Às vezes, mesmo quando se trata de uma mulher que parte para a agressão em meio a um trauma, pode ser uma experiência abertamente ameaçadora. Permitir-se o espaço e a liberdade de sentir esses medos é a chave para a criação de novos caminhos para nós. Esses padrões precisam ser quebrados, primeiro respeitando nossos medos e, então, concebendo meios de assim fazê-lo. Quando permitimos que alguém nos oprima de algum modo, o medo, por natureza, adquire um grande vulto. É só ao enxergar como entregamos nosso poder a outra pessoa que é possível dominar a nossa parte nisso e criar uma nova narrativa.

Mulheres em perigo físico em seus relacionamentos não têm o luxo do tempo, uma realidade triste, mas verdadeira. No momento em que o abuso físico entra em cena, insisto que minhas clientes abandonem tudo. Aqui não há escolhas a serem feitas. A decisão já foi tomada depois da primeira agressão contra elas. Já é tarde demais. Essas mulheres têm uma tendência a se culpar pelo perigo que correm. Estão tão atoladas em sua baixa autoestima que não conseguem juntar a coragem para sair do abuso. Precisam aprender que há uma diferença entre medo e terror: enquanto o primeiro pode ser um elemento natural em qualquer crise, o último é um sinal definitivo para procurar a saída. Quando o medo vira terror, que seja só uma ou duas vezes, a mulher precisa tomar uma atitude drástica, mesmo que isso signifique criar uma estratégia de fuga rápida.

Nossos filhos e filhas não podem se dar ao luxo de cometer nossos erros. Eles precisam aprender que, no fim das contas, não há desculpas para comportamento tóxico, não importa o quanto a outra pessoa seja "legal" na maior parte do tempo. Acima de tudo, eles têm de aprender que não precisam, sob nenhuma circunstância, tolerar viver amedrontados ou aterrorizados pelo outro. Quando os munimos com a firme ideia de "nunca tolerar nenhuma forma de opressão", damos a eles sinal verde para largar qualquer situação abusiva, sem exceções. Nenhuma pergunta precisa ser feita, nenhuma desculpa. Exatamente como não devem nunca dirigir embriagados, nunca devem ser emocionalmente intoxicados por um relacionamento abusivo. Nossa obrigação é ajudá-los a enxergar o poder de suas escolhas e o direito que têm de realizá-las. É algo que deve partir da gente.

Sendo cuidadoras por natureza, as mulheres relutam a se envolver em escolhas que possam perturbar a vida de outras pessoas. Damos tanta importância ao bem-estar alheio que ficamos sobrecarregadas, dificultando a decisão de cuidar de nós mesmas. Além do medo do impacto que minhas decisões teriam na minha filha, eu tinha receio da reação de nossa família estendida. Eu tinha medo de causar dor aos dois casais de velhinhos que eram nossos pais. Considerava a família dele como minha, e ainda considero. Continuariam me amando? Ficariam bravos comigo? Era alto o risco de perder contato com eles.

E também havia nossos conhecidos. Como reagiriam? Eles me julgariam por não ser uma "mãe com consciência"? Afinal de contas, eu tinha escrito livros com esse tema, bem como um intitulado *The Awakened Family* [A família desperta, em tradução livre]. Poderia a minha decisão de terminar meu casamento fazer meus amigos também se separarem de mim? Meu consolo era nunca ter descrito pais e mães conscientes ou uma família desperta em termos convencionais. Eu ao menos sempre enfatizei que a autenticidade era a principal marca registrada deles. Compartilho isso para que conheça minhas lutas e para mostrar que eu, como muitas de vocês, padeci de enorme medo e insegurança.

Não quero que as mulheres que me leem temam que seu despertar signifique que seu casamento está fadado a terminar. Esse, definitivamente, não é o caso. Nem todos os casamentos precisam se dissolver como o meu apenas porque as dinâmicas mudaram a partir do despertar de alguém. Muitas vezes, ambos os parceiros estão aptos a mudar, evoluir e crescer juntos, adentrando uma nova consciência marital. É bonito quando isso acontece, de verdade. Muitos companheiros ficam animados com o crescimento do outro e buscam mudar para entrar em sintonia com o parceiro. Alguns têm sucesso nisso, mas outros não. Sem julgamentos contra aqueles que não o têm. Para os casais que obtêm sucesso, a evolução espiritual se torna um assunto de família. No meu trabalho, vi isso acontecer muitas vezes, e é um processo enormemente elucidativo para todos.

Tenho falado neste livro sobre o papel do medo. Se estas páginas têm uma mensagem central, seria a de enxergar o medo com novos olhos. Quero demonstrar que esse sentimento foi um companheiro em minha jornada rumo à autenticidade. Ele é algo normal, natural. O objetivo de uma vida corajosa não é extinguir o medo, mas sim transformá-lo, fazendo amizade com ele. A coragem nasce dessa mudança.

Embora viver com medo de alguém seja algo que precisa ser prontamente corrigido, precisamos entender que o medo é uma parte normal e natural do instinto humano. Muitas de nós têm medo do medo, o que o faz vencer. Na minha jornada para despertar, tive que renegociar minha relação com meus medos internos. Ao fazer isso, transformei por completo o modo como domino o medo quando ele aparece. Sei que, a cada vez que ele botar as asinhas para fora, precisarei me permitir senti-lo. Em vez de correr dele, ou de calar sua boca, tenho que me inclinar em sua direção. O que esse medo em particular está tentando me dizer? O que está precisando ser curado para que ele não me pareça tão monstruoso?

Aos poucos, comecei a criar uma nova relação com o medo. A cada vez que ele aparecia, eu dava boas-vindas a ele, permitindo que apertasse meu peito e enchesse meus olhos de água. Era bonito porque era natural. Claro, ele muitas vezes aparecia de modos desconhecidos, a cada vez um diferente. Estava me avisando que não havia mapas nem caminhos claros. Tão logo eu ouvisse e acalmasse o meu medo, ele começava a enfraquecer. Sabe quem dentro de mim conseguia fazer isso? Meu eu autêntico. Quanto mais o exercitava, mais ele crescia em força e poder. Logo ele se tornou o centro de tudo, administrando minhas emoções caóticas.

Não há um caminho pronto para o despertar. As decisões que fui domando no trajeto podem ter servido para mim, mas podem ser desastrosas para outras mulheres. O importante de se ter em mente é que não se deve focar com tanta exatidão as estratégias externas que adotei, mas sim aquelas internas. É ali que uma ressonância universal pode ser encontrada. Quais são meus medos? Como os identifiquei e tentei vencê-los? Como negociei com meu mundo interno? Essas são perguntas cruciais para ajudar mulheres de todas as classes e lugares. Minhas escolhas externas podem ser exclusivas de minhas circunstâncias, mas não impedem as mulheres de aprenderem com meus processos internos.

Eu estou compartilhando o quanto foi aterrorizante meu processo de despertar porque posso consolar mulheres que talvez estejam solitárias: vocês não estão sozinhas com seus medos. É *mesmo* uma perspectiva apavorante mudar de vida. Durante tempos assim, é imperativo buscar ajuda e aconselhamento.

Eu fui sortuda de ter minha melhor amiga presente durante esse processo. O apoio que recebi foi inestimável, ajudando-me a seguir em frente. Juntas, de mãos dadas, fizemos uma jornada do conhecido ao desconhecido. Quando eu me esquecia do meu poder interior, minha amiga sempre me lembrava dele. Se eu duvidava de mim mesma e adentrava o ciclo de culpa e vergonha, minha amiga estava ali para mostrar ao meu eu verdadeiro quem ele era, incitando-me a deixar para trás os vestígios do meu ego. Quando eu pensava em desistir, acovardada pelo medo, ela me resgatava e me levava para a outra margem. Enxugava minhas lágrimas, aplacava meus terrores. Os luminosos horizontes do amanhã eram pintados sobre minhas portas emocionais. Tudo de que eu precisava era destrancar e atravessar a porta. Dádivas de se ter uma amiga sensata.

Apoiar-se em conhecidos, ou mesmo em um confidente leal, é algo útil nesse processo. Pode ser difícil fazer tudo isso sozinha. Para que possamos estar abertas a esse apoio, precisamos primeiro ser corajosas o suficiente para pedir ajuda. Precisamos demonstrar que estamos em necessidade e nos abrir à dependência por outros. Isso demanda coragem. Significa que temos de abrir mão de nosso manto de perfeição e nosso *status* de supermulher, permitindo a nós mesmas a humildade de estar em necessidade.

Muitas de nós lutamos contra isso porque não queremos ser um fardo e porque nos apegamos a uma ideia de competência. No entanto, buscar ajuda implica estarmos abertas à nossa interconexão e à nossa união. Quando descemos do pedestal da perfeição, na verdade estamos dando o sinal para outras mulheres fazerem o mesmo, criando assim redes de apoio entre nós. Na minha jornada, minhas amigas mais próximas foram minhas aliadas e minha força. Elas criaram um círculo de conforto e confiança em meu entorno, sem o qual eu poderia não ter sido capaz de seguir em frente, rumo ao empoderamento e à clareza, como fiz.

Despertar é algo brutal. O ditado de que a ignorância é uma bênção é 100% verdadeiro. Sim, claro que é uma bênção. É muito mais fácil enterrar a cabeça na areia e seguir as ordens dos outros. Se mantivermos silêncio, ninguém ficará chateado conosco. Silêncio significa que não precisamos lidar com a confusão causada pelo conflito, nem que devemos tomar decisões meticulosas para mudar nossa vida. As coisas podem ficar como estão, confortáveis e previsíveis. É uma situação muito segura.

Para muitos, essa bolha de ignorância será o cerne de sua existência. Mas há mulheres, algumas flores selvagens, para quem essa ignorância se tornará um nó na garganta, causando um sofrimento insuportável. É para elas que escrevo estas palavras.

Faz sentido que os 40 anos de idade sejam a década da metamorfose para muitas mulheres que optam por seguir o caminho menos trilhado. Tendo cumprido fielmente a lista de obrigações – fomos para a escola, nos casamos, talvez sejamos mães –, até agora nos esquecemos completamente de nós mesmas. Mas algo acontece quando nossos filhos se tornam adolescentes. Ver a autonomia e a ousadia deles crescer, vê-los sendo desafiadores e confrontadores, desperta algo dentro de nós. A consciência de nossa passividade e docilidade nos dá um tapa na cara. Vemos nossos filhos serem imprudentes, ousados e destemidos. Eles param de precisar tanto de nós. Começamos a nos perguntar seriamente: Quem eu vou ser agora?

Esse de fato foi o meu caso. Minha filha fez 13 anos e se transformou em uma mulher jovem, independente e forte. Ela já não precisava mais de sua mãe das maneiras habituais. Eu passei de "mamãe" para "mãe". Toda mãe sabe que isso, quando acontece, significa o fim de seu poder inabalável sobre a vida dos filhos. A criança finalmente percebeu que a mamãe não era tão incrível, tão inteligente ou tão legal. O mundo é muito maior do que a "mamãe" e precisa ser explorado. Agora ela é só "mãe", um meio para um fim, a ser acionada apenas na necessidade de comida, dinheiro ou caronas.

O ano em que minha filha completou 13 anos coincidiu com o período em que eu virei minha vida do avesso. Ela começou a fugir da gaiola, assim como eu fiz. Ela criou asas e eu também. A hora de deixar o ninho tinha chegado. Tal qual uma grávida em trabalho de parto, passei a ganhar dilatação espiritual, e nada mais foi o mesmo no meu mundo.

Criando uma nova narrativa

Podemos criar uma nova narrativa para a gente, incluindo nossa aparência, se e como vamos casar, nossa maternidade e qualquer outra escolha que fizermos. Pode ser amedrontador no começo, porque nos vemos em águas nunca antes navegadas, mas logo encontramos liberdade nesse processo. Assim que percebemos que a cultura não nos define, começamos a recuperar nosso poder. A validação que buscamos nos outros já não significa muita coisa para nós. Agora nos assentamos um uma nova realidade, baseada em autovalidação.

Se há uma instituição na qual o medo dá as cartas é a do divórcio. A cultura infundiu medo nesse processo como um modo de controlar as pessoas e mantê-las juntas. O sistema como um todo está montado para fomentar tirania, medo e competição. As varas de família e os advogados especializados em divórcios são inclinados a perpetuar esse sentimento de medo. Os advogados são treinados para ganhar os processos, não para domesticar os egos ou amaciar os corações. Um cheiro de guerra permeia todo o processo.

No meu divórcio, eu sabia que ia encarar a descomunal tarefa de desmantelar meus medos de advogados e do sistema judiciário. Sabia que a cultura, do mesmo jeito que havia criado a própria versão do casamento, havia elaborado sua versão do divórcio. Por se tratar de um artefato cultural, eu tinha opções de como interagir com ele. Poderia sucumbir à cultura ou pavimentar meu caminho. Eu enxergava a desconstrução de meus medos dessa instituição como um desafio espiritual. Sabia que minha evolução dependia da habilidade de transformar minha relação com o medo.

Sabia que, a menos que lutasse contra o estigma do divórcio, iria falhar não apenas comigo mesma como também com minha filha e com todas as pessoas a quem eu poderia alcançar com o meu trabalho. Meu crescimento espiritual permitiu que eu enxergasse as ilusões que a cultura do divórcio tinha implantado na gente. Era capaz de me separar desses rótulos, bem como de suas implicações culturais. Moldei meu significado de divórcio e redefini o que isso significava para mim. Eu me recusei a concordar com a forma como a cultura o enxergava. Percebi como ela operava a partir de apenas duas posições: medo e controle. Recusei-me a viver sob suas garras.

Foi só quando comecei a reformular a ideia de divórcio que as coisas começaram a mudar de verdade para mim. Aquele divórcio não foi o término de algo exterior, mas um divórcio com o meu passado, minha inautenticidade, minha falsa identidade, meu ego. Foi, na verdade, um divórcio do medo e do controle. Assim que passei a compreender o divórcio como uma afirmação pessoal sobre a jornada da minha vida, tudo se encaixou. Eu me tornei empoderada, e não mais sem autonomia. Alinhei-me à minha verdade interior. Adentrei uma área compassiva, de expansão e sinceridade, em vez de culpa e ressentimento. Eu não tinha nenhuma raiva. Estava, de fato, reverenciando em profundidade todas as lições que havia aprendido. E não via isso como um término, mas como uma conclusão, o que requer uma energia diferente.

Conforme desconstruía todas as mentiras sobre o divórcio, comecei a me perguntar: Esse processo precisa mesmo ser conflituoso ou posso construir um novo paradigma para ele? Preciso estar com medo, desamparada, ou posso me conectar com a abundância e o empoderamento? Precisa ser uma experiência do tipo *eu contra você* ou pode ser uma de consciência unificada?

Sabia que o modo pelo qual eu enquadrava esse processo na minha cabeça influenciaria drasticamente as condições do meu coração e de todo o meu ser. Precisava primeiro entrar no estado correto de consciência, e a única pessoa que eu poderia mudar era eu mesma. Continuamente, eu me forçava a focar o bem maior de todos, incluindo o de meu marido, não importando sua energia emocional. O comportamento dele não era meu foco tanto quanto o meu. A única coisa que importava era o modo como eu escolhia me apresentar, pois sabia, por instinto, que ele reverberaria por décadas na psique da minha filha, portanto em seus descendentes, por muitas gerações. Como eu me portasse seria a marca de minha consciência, que florescia como uma mulher empoderada e desperta. Só porque havia legalismos e normas ditadas pela cultura não significava que eu precisaria segui-los. Escolhi me libertar de qualquer pressão para conduzir meu divórcio de modos que não se alinhassem à minha essência. Firmei um compromisso de me manter, tanto quanto possível, em um espaço de amor e de preservar o bem-estar da minha família vivo em minha consciência. Sabia que, se sucumbisse à avareza, à mesquinhez e à competição que meu ego desejava, eu me desalinharia da minha visão de meu novo eu. Nada importava: precisava fazer isso por mim, por meu novo eu – uma mulher que não permitia mais que o ego e o medo a governassem. Cada passo que eu dava e cada decisão que tomava precisavam estar alinhados a essa visão mais elevada de mim mesma.

Se eu era fiel à minha essência, não era por ser fraca – muito pelo contrário. Era uma afirmação para que meu casamento com meu novo eu continuasse enraizado na autenticidade, distante do ego. Quando mantinha esse ponto em mente, eu permitia que a mais elevada consciência infiltrasse meu ser. Isso me permitiu quase que flutuar por cima do lamaçal das bobagens burocráticas.

Quando contratei meu advogado, disse a ele que eu estava no controle do meu divórcio, e que ele estava ali apenas para me dar alguns conselhos jurídicos. Disse a ele que eu não iria seguir as condições legais tradicionais, guiando-me, em vez disso, pelo que era melhor para a saúde emocional da minha filha. Informei ao meu advogado que, se ele me pressionasse para tomar decisões que prejudicassem meu marido, da forma que fosse, não seria um conselho saudável, dado que isso poderia ferir a minha filha. Se eu ganhasse, mas meu ex perdesse, no fim das contas minha filha perderia, o que era inaceitável para mim. Disse a ele que não seria intimidada ou amedrontada por tecnicismos jurídicos ou pelo que fosse considerado legalmente justo. Disse a ele que eu mesma definiria esses conceitos. Basicamente, deixei bem claro que ele estaria trabalhando para mim e as coisas andariam como determinei, mesmo que isso fosse contra os conselhos dele. "Sem conflitos, sem intimidações, sem ameaças", insisti. Se ele fizesse alguma dessas coisas, eu o demitiria.

Passado um ano do divórcio, o advogado consegue agora ver as coisas pelo meu ponto de vista. Explico tudo isso em detalhes para oferecer às mulheres a garantia de que elas podem, de fato, ser donas das próprias escolhas, sem se sentir intimidadas pelo sistema legal. Na medida de suas possibilidades financeiras, elas podem modelar as próprias realidades. A verdadeira batalha não é a jurídica: é aquela entre a instituição cultural do divórcio e a nossa essência.

Ainda me lembro de como minhas mãos tremiam sem controle no dia em que assinei o primeiro cheque para meu advogado. Chorei pela perda daquilo que havia existido. Eu me recordei de detalhes do passado com meu ex, dos bons tempos que passamos juntos, em vez de só me lembrar dos ruins. As férias, os jantares, o nascimento de nossa filha. Como seria diferente? Enquanto assinava o cheque, houve tantos momentos dos últimos vinte e dois anos passando pela minha cabeça que não pude controlar o fluxo das emoções. Permiti a mim mesma senti-los. Era natural que fosse assim. A menos que eu deixasse os sentimentos tomarem conta de mim, não estaria processando por completo minhas emoções genuínas.

Estava congelada de medo pelo meu futuro incerto. E, mesmo que ele arrepiasse minha pele naquelas noites, eu continuava mergulhando em mim. Sabia que o medo estava vindo do meu ego e da doutrinação que a cultura tinha me imposto. Sabia que precisava ir a outro lugar da minha mente, um lugar distante da escassez e do vazio do ego. A cada vez que me examinava, a resposta era cristalina. Era isso, com toda certeza, que eu tinha que fazer. Era a minha hora de florescer por conta própria e encontrar meu verdadeiro eu fora do contexto do meu casamento. Precisava atravessar meus medos, e foi o que eu fiz. Mantive-me andando à frente, passo a passo, um pé na frente do outro.

A instituição do divórcio defende uma abordagem do tipo meio a meio. Isso mantém ambos os lados engajados na negociação e muitas vezes no conflito. Decisões sobre quem fica com o piano e quem fica com a obra de arte herdada pode levar eras. Se um fica com as joias mais caras, o outro quer uma compensação à altura. Indo e voltando, indo e voltando, o ex-casal fica atolado nessa batalha "material".

Embora esse tipo de batalha possa funcionar em alguns casos, nem sempre é a abordagem mais inteligente. Ficar empacada na divisão de cada item ou do tempo com os filhos pode acabar criando destruição e brigas imaturas. Enquanto a gente estiver presa a esse tipo de modelo, permaneceremos comprometidas com o aspecto material das coisas, com os centavos e o mobiliário, em vez do aspecto imaterial – conexão, harmonia e paz. Não se trata de quem ganha o que, mas da maior vitória para todos. Quando nos concentramos no bem maior para todos, aceitamos "perder" algo sem necessariamente ver isso como uma derrota.

O término de um relacionamento é traumático em muitos níveis. É natural culpar o outro e brigar por causa de objetos e dinheiro. Esses conflitos criam uma ilusão de controle e poder, duas coisas que desesperadamente temos a impressão de estar faltando nesse momento. Qualquer poder que sentimos ter perdido no nível interno é deslocado para o nosso mundo externo. Agimos como se vasos e pratos tivessem importância. A verdade é que essa é a nossa maneira de lutar por uma sensação de controle e domínio interior. Se ao menos os advogados de divórcio pudessem enxergar isso, ajudando os clientes em vez de ganhar em cima deles, os processos seriam muito diferentes.

Nosso vazio interior e nossa sensação de desamparo durante esse processo nos levam a assumir a *persona* "guerreira". Isso tira nossa atenção do prêmio espiritual. A única maneira de navegar nas águas turbulentas de um divórcio é observar como nossa impotência interior pode nos converter em monstros tirânicos ávidos por poder, criando uma criatura de poder hegemônico do lado de fora. É por isso que recrutamos advogados de divórcio com fama de "inescrupulosos". Mas as coisas não precisam ser assim, de jeito nenhum. Se pudermos digerir nossos processos internos sem projetá-los sobre nossos companheiros, conseguiremos nos manter nos trilhos emocionais, permitindo que o processo flua sem os constantes interesses das vitórias egoicas.

A verdade é que a batalha real pelo poder é, afinal, interna, e não externa. Essa instituição prospera a partir do caos e da confusão porque foi construída para o conflito. Se advogados fossem mais iluminados espiritualmente, saberiam que essa luta externa por coisas materiais é um disfarce para a verdadeira luta interna por poder e controle. Se estivessem interessados de verdade na edificação de seus clientes, gentilmente diriam que não importa quem fica com o jogo de chá e quem fica com o colar.

No fim das contas, nada disso faria você se sentir melhor. Trata-se de falsas vitórias. A verdadeira vitória está em redimir seu senso interior de valor e empoderamento. Concentre-se nisso. Os advogados não fazem isso, pois seu sustento depende de manipular a nós e a nossa ganância. Quanto mais nos envolvemos nesses conflitos, mais eles ganham. Cabe a nós perceber isso por nós mesmas. É aqui que recuperamos da instituição do divórcio o nosso poder.

Nem todos os advogados são movidos pelo capitalismo selvagem, é claro. Alguns advogados de família têm uma maior consciência e conduzem seus clientes por um caminho mais iluminado. A questão é que advogados, pastores, pesquisadores, médicos, professores e qualquer outro "profissional" não devem ter controle emocional sobre nós, que escolhemos como navegar em nosso navio emocional. Somos tantas vezes cativadas por "profissionais", "*experts*" e até mesmo "gurus" que perdemos a noção do conhecimento de nosso centro. Mais uma vez, uma extensão do sequestro de nosso poder por parte de nossas famílias e da cultura. Estamos tão acostumadas a calar a nossa voz que, diante de alguém que é uma "autoridade", rapidinho cedemos nosso poder de ação.

De modo a reestruturar a perspectiva do meu divórcio, foi fundamental definir o que "vitória" significava para mim. O que seria vencer? Quando finalmente cheguei a uma visão do que ela seria, eu me alinhei a ela e me capacitei para fazer escolhas com clareza. Vitória para mim significava que minha filha sofreria o menos possível. Dependia de mim ela se sentir amada, valorizada e segura durante o processo de divórcio. Tendo clareza disso, garanti que todos os meus micropassos dali em diante levassem a esse objetivo. Isso significava que eu não me apegaria à papelada nem brigaria por detalhes.

Sei que nem todo mundo pode tomar essa decisão. Para muitas mulheres, isso é o exato oposto do que deveriam fazer. Como eu disse antes, a manifestação externa das nossas escolhas pode ser diferente, de acordo com cada uma delas: para algumas mulheres, lutar com determinação nos tribunais pode ser o caminho a ser escolhido; já para outras, funcionará alguma versão da minha escolha.

O que importa mesmo não é o que fazemos do lado de fora, mas como nos sentimos por dentro. No fim das contas, não se trata tanto do que fazemos ou do que ganhamos, mas o quão resolvidas estamos conosco. Eu continuo lembrando a mim mesma disso e me perguntando: Como me sinto a respeito dessas coisas? Minhas escolhas estão alinhadas com o meu eu autêntico? Estou agindo com base no medo da abundância?

O poder de reescrever qualquer aspecto de nosso passado ou presente está dentro de nós. Quanto mais honrarmos a nós mesmas, com amor e celebração de nossa essência, mais reescreveremos nossa vida com abundância e alegria. Conforme retomamos o poder que delegamos aos outros, podemos começar a alinhar nossa vida com aquilo que mais nos importa.

Nós somos as roteiristas e narradoras. Somos as diretoras e atrizes. Embora sempre haja aspectos desconhecidos na vida com os quais temos que lidar, o poder de mudar o cenário e a sinopse está em nós. Devemos sempre nos lembrar de que está em nós o poder de viver nosso mundo. Não dá para passar esse poder para a frente. Ele é o nosso recurso mais valioso.

Entrando em trabalho de parto

Para muitas de nós, são aterradores e até mesmo petrificantes os momentos finais do "despertar" – quando deixamos para trás a velha realidade do medo acovardador, da dependência incapacitante e da obediência passiva. Por mais que viver nesse estado seja uma provação, a ideia de se afastar dele é paralisante, pois nossa vida pode ser traiçoeira, mas é tudo o que temos. A seu modo perverso, ela é familiar, confortável e previsível. Nela, é possível que tenhamos construído relacionamentos, até mesmo casado e tido filhos. Podemos até ter nos perdido um milhão de vezes, só para nos reencontrarmos por um breve momento antes de sermos abduzidas pela inconsciência mais uma vez.

Podemos ter rido e chorado litros nessa vida. Pode ser a única casa que conhecemos. Abandoná-la, apesar de seus incríveis desafios, é inimaginável para nós, trazendo os próprios traumas e novos medos.

A despeito da dor que nossos vínculos e vícios nos trouxeram no passado, temos apego por eles. Passamos décadas entrincheiradas nesses padrões, que representam aquilo que acreditamos ser. Conforme vamos destrinchando nosso velho eu, sua morte demanda luto. Evitá-lo com a desculpa de ser "espiritualmente superior" é mais uma vez não valorizar a verdade da dor que estamos experienciando.

Quando todos os planos que fazemos nesse estado meio zumbi, desacordadas, começam a desmoronar na nossa frente, o que era um futuro previsível se transforma em um longo e escuro túnel. Percebemos, então, que estamos morrendo para o velho, para o familiar, para o previsível. O véu está sendo rasgado; nossas máscaras, estilhaçadas. Andamos dias ao léu, imaginando como pudemos ter passado década após década vivendo uma vida na qual estávamos espiritualmente mudas, surdas e cegas. Como pudemos nos permitir existir em tal estado?

Temos medo de confrontar o desconhecido. A verdade bate à porta, mas estamos amedrontadas demais para abri-la. Muitas de nós só a deixamos lá, batendo, até que ela fique exausta e vá embora. E então toda a nossa vida fica uma merda. Preenchemos nossos dias com celular, medicamentos e outras distrações. Tudo é preferível a abrir a porta para a autenticidade. A cultura deixa as mulheres com medo de namorar a verdade, quanto mais se casar com ela.

Inevitavelmente, o movimento no canal de parto da transformação traz tanto lembranças quanto um monte de tristeza. Como seria diferente? Conforme morre uma parte nossa e a velha pele se vai, é natural entrar em um estado de lamentação pelo que se foi. Ao botar a verdade para fora, podemos começar a nos sentir tão bem que voltar atrás, mais uma vez nos enganando, será repugnante. Tendo provado um gostinho do paraíso, como podemos voltar atrás? O único caminho é para a frente.

O alinhamento interior ajuda a acalmar nossos medos e traz luz mesmo quando não há um caminho claro adiante.

Deixar o antigo para trás significa abandonar tudo o que ele traz consigo. Muitas das que entram por esse túnel acham que podem levar suas velhas dinâmicas consigo, mas rapidamente notam que não é possível. Percebemos que precisamos "virar adultas" e fazer escolhas difíceis. Já não podemos mais ser crianças fantasiando ter aquilo que queremos. Chegou a hora de escolhermos um lado da bifurcação.

Conforme adentramos nosso processo de renascimento, lamentamos perder a familiaridade e o conforto que a velha vida nos deu. Podemos nos ver agarradas ao que fomos, mesmo que nossa antiga vida tenha sido uma fonte de dor. Algumas dessas coisas ainda estão por perto, e gostamos delas. No meu caso, eu estava apegada à ideia de ser uma "boa garota indiana", que nunca se divorciaria, e uma "boa mãe", que jamais desfaria sua família. Meu apego a essas ideias manteve-me em um grande sofrimento. A cada vez que eu sentia as dores da culpa, queria regredir, rastejando de volta para meu velho eu. Precisei de todo o meu bom senso para não voltar atrás.

Meu guia era a pergunta: O que é verdadeiro de acordo com meu eu autêntico? Lá no fundo, eu sabia que, enquanto seguisse minha voz autêntica com compaixão e consciência, tudo estaria bem. Depois de o sangue ser derramado e de o corpo ser enterrado, chegará o tempo da ressurreição da alma. E se isso foi verdade para mim, no fim das contas, será verdade para todas.

Levei dois longos anos de intensa reflexão e práticas meditativas para dominar a voz do meu ego. Meu marido levou dois longos anos para chegar a um ponto mínimo de aceitação e libertação. Mais do que tudo, custaram dois longos anos para eu abandonar por completo o antigo e manifestar o novo.

Esse processo me mostrou o tanto de pressão que existe para que as mulheres se adequem a um molde e cumpram item por item a lista do que é correto. Mães são pressionadas a permanecer casadas e manter a família unida, custe o que custar. Mas elas não são as únicas sob pressão. E as mulheres que não querem se casar ou ter filhos, ou aquelas que querem entrar em relacionamentos lésbicos, bissexuais, transgêneros ou poliamorosos? O que será delas? Que tipo de peripécias emocionais precisarão fazer para escapar do desprezo? Quando existe uma maneira "certa" de existir definida por padrões estreitos, viver fora desses limites é um empreendimento perigoso. Melhor ficar nos trilhos e se conformar.

Em meu despertar, sempre que minha voz interior me reprimisse com culpa ou vergonha, dizendo "você tem que", "você deveria" ou "você não consegue", eu examinava de onde isso vinha. Perguntava a mim mesma: O que a Shefali faria neste momento se ela não estivesse com medo? Como *eu* estou me sentindo agora? Não demorou para que eu não precisasse mais perguntar. Meu eu autêntico já não estava mais enterrado. Não demorou para que me unisse ao meu verdadeiro eu. Comecei a viver da minha maneira.

Conforme libertava meu conhecimento interior, eu o utilizava como um farol. Ele se tornou minha estrela-guia. Minha voz interior soava com clareza. Quanto mais a escutava, mais meu coração se abria e mais alegria eu irradiava. Ao ver o florescimento do meu eu, cada vez mais verdadeiro, minha filha também se desapegou do que ela tinha sido, permitindo a si mesma dar as boas-vindas ao que a nova situação lhe oferecia. A aurora de um novo dia tinha finalmente chegado.

Ao ler essas palavras, você pode pensar: *Estou vivendo autenticamente?* Embora isso possa parecer, em diversos níveis, uma pergunta intimidadora, o simples fato de estar pensando nela já é um ponto de virada. Quando essa pergunta começa a ser parte de seu diálogo interno, sua vida passa a se voltar para uma nova direção. Como uma flor se virando em direção à luz, você direciona a sua vida para essa busca por autenticidade. Primeiro temos o emergir da pergunta, e então um desenrolar natural do caminho, na direção de sua resposta. Apenas por estar aqui, você já começou a caminhada rumo a um novo nascer do sol.

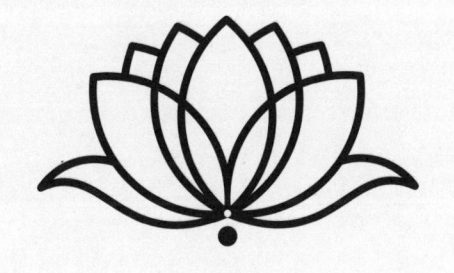

Parte dois

Confrontando as sombras

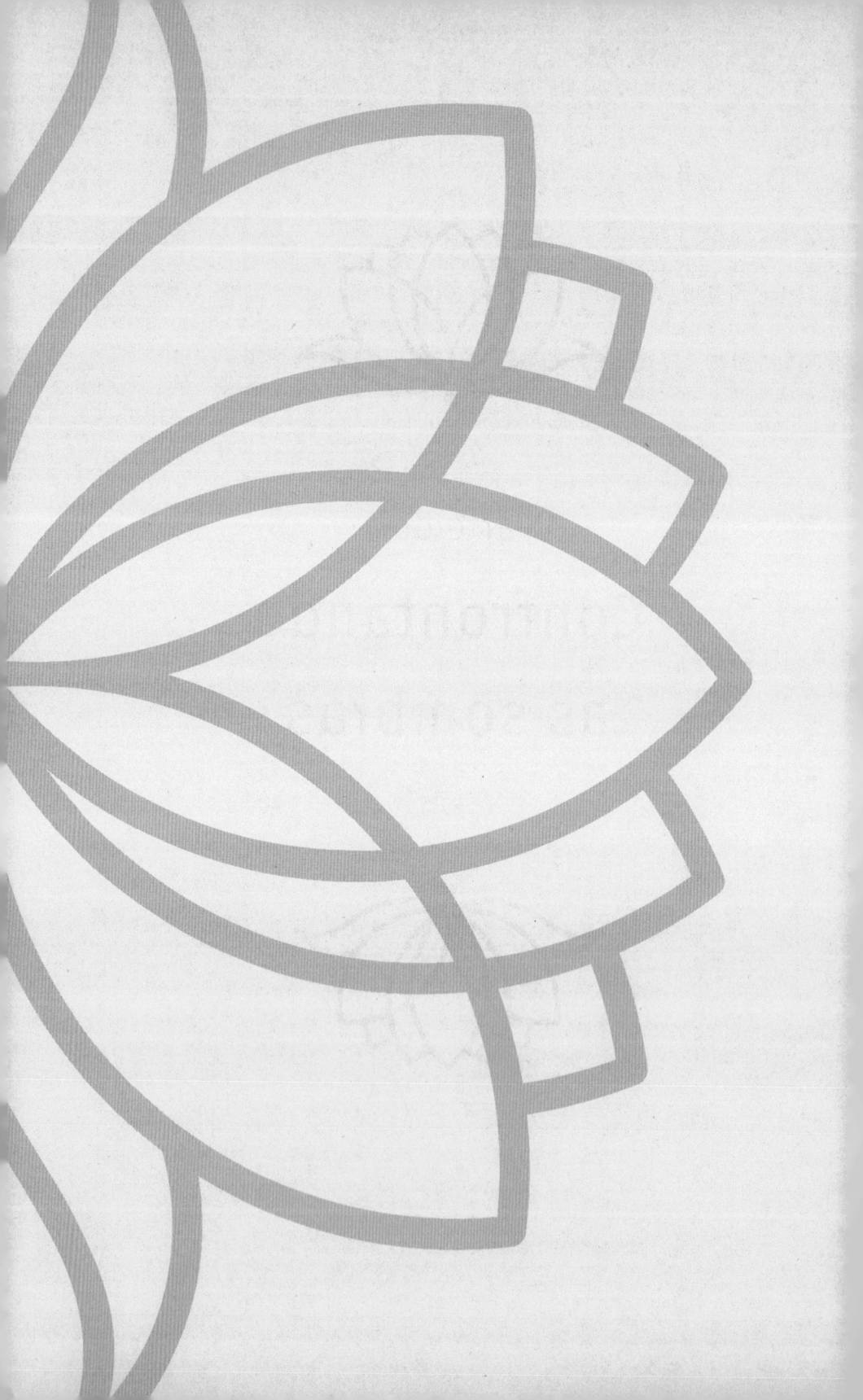

7
As muitas faces do ego

Muitas vezes, o reflexo no espelho não é bonito de se ver.
As fendas e rachaduras da máscara estão vivas demais
para serem ignoradas.
Tentamos inserir outras na cena para diminuir o ofuscamento
Embora as fissuras ainda se mantenham crescendo.
Até que, por fim, reflexo e espelho se quebrem.

Vamos mudar de marcha. Agora que já exploramos na Parte I o modo pelo qual nossos medos nos dominam, estamos prontas para ver como nos adaptamos a eles.

Para manter esses medos longe de nós, colocamos as máscaras do ego. Isso nos ajudou a nos adaptar e sobreviver à infância. Conforme crescemos, essas fachadas do ego se tornam nossa segunda pele. Depois de várias décadas, usamos as máscaras tão bem que é difícil dizer o que é falso e o que é verdadeiro. É só depois de tomarmos consciência das máscaras e abrirmos mão delas que poderemos começar a mudar nossos padrões.

O ego não será desmantelado até que a gente comece a caminhar em direção à integralidade. Nosso vazio interior precisa ser substituído por uma sensação de integralidade, uma característica do nosso eu autêntico. A tarefa não é matar o ego, mas preencher o vazio interior que o nosso verdadeiro eu não conseguiu curar.

Apesar de intercambiáveis, cada uma das faces do ego tem qualidades específicas que podemos aprender, de modo a reconhecê-las em nossa vida. Uma fachada pode dar as caras em um tipo de relacionamento, enquanto uma situação diferente pede outro. Ao descrever as qualidades dessas fachadas, estou procurando entender como nossa psicologia funciona e estabelece nossas dinâmicas externas.

Todo mundo pode opinar sobre um comportamento, seja o próprio ou dos outros, mas só quando entendemos as raízes desse comportamento é que começamos a nos conectar conosco ou com os demais. A verdadeira compreensão acarreta empatia profunda.

Os próximos capítulos permitem a você uma identificação com seus temas e roteiros. Você poderá se identificar com vários deles ao mesmo tempo. É normal. Se isso acontecer, mantenha os holofotes direcionados para dentro ao se perguntar: Na minha vida, de que forma uso as máscaras para obter validação? Como minha indignidade emprega essas estratégias egoicas de modo direto? Ao começar essa reflexão, você vai entender melhor não só a si mesma como também aos outros.

Doadoras: a vítima, a mártir, a salvadora e a empata exagerada

A fachada da *doadora* é uma das defesas mais comuns que o nosso ego usa para fazer a triagem das "boas" garotas quando elas estão em desespero. Quando uma boa garota teme a rejeição e o abandono, de imediato aciona essa fachada e esquece sua verdade interior ao pôr sobre ela uma máscara, de modo a se autossacrificar pelo conforto dos outros.

Essa fachada aparece naquelas mulheres que tendem a ser sensíveis e empáticas. Sua impressão digital é a doação de si própria. Diminuir-se e apagar-se em prol dos outros é muito natural. Quando ameaçadas de algum modo, elas voltam a esse padrão e exageram as suas marcas de identidade. Se o medo entra em cena, é como um anabolizante em ação.

"Doadoras" são típicas codependentes; têm alta dependência da validação dos outros. De fato, pode-se até dizer que todo seu senso de identidade depende disso – tanto que sem isso elas sentem como se não existissem.

A seguir, há várias máscaras que as *doadoras* usam. Identificar-se com qualquer um de seus aspectos pode ajudá-la a ter ciência de como essas constelações aparecem em sua vida; assim, você pode transcendê-las em momentos de conflitos internos.

A vítima

Marilyn, de 53 anos, chegou a mim quando passava por uma estagnação em seu desenvolvimento. Ela queria largar um emprego sem sentido, mas não sabia como fazer isso. Sabia que precisava procurar para si própria uma vaga melhor ou algo novo.

Ofereci a Marilyn muitas opções de mudança, incluindo mais autoconfiança para pedir um aumento. Até mesmo ensaiamos o que ela precisaria falar para o chefe. Fizemos uma linha do tempo, cronogramas e um prazo final.

Mesmo após quatro meses de terapia consistente, não houve nenhum desenvolvimento. Ela dava muitas justificativas do porquê de não conseguir mudar. Não importava a solução que inventássemos, ela invariavelmente dava um jeito de sabotá-la. Lembro-me de, como sua terapeuta, me sentir derrotada. Tinha algo errado com a minha abordagem? Quando chegava a hora da sessão dela, começava a sentir pena de mim mesma. Então me dei conta. Percebi que estava sentindo o que *ela* sentia, pena de mim mesma! Marilyn estava interpretando o papel clássico de vítima.

Comecei a repetir para ela aquele padrão. Mostrei que, por mais evidente que fosse o caminho para sair de sua situação, ela sempre tinha uma desculpa. Marilyn dizia a si mesma: "Eu só tenho azar com essas coisas. Elas nunca dão certo comigo. Não sei se consigo fazer isso". Ou então: "Tentei procurar outro emprego, mas, toda vez que falo com pessoas nos RH, elas estão sempre muito apressadas. Não parecem se impressionar com o meu currículo. É como se eu não importasse para elas".

A linguagem corporal de Marilyn era a de alguém dez anos mais velha. Ela sempre parecia atormentada e reclamava toda hora.

Se não era o trabalho, era o marido folgado ou a mãe exigente. Tudo e todos tinham culpa, menos ela.

Assim que percebi essa fachada de seu ego, confrontei-a com isso. Dizer que ela ficou resistente é um eufemismo. Ela estava francamente furiosa. "Você acha que eu estou inventando essas coisas? Você é como todo mundo. Meu marido já não quer mais me ajudar. E agora você também! Sabia que você seria como todo mundo." Foi graças à minha percepção de como o ego dela estava me fisgando que me recusei a morder essa isca. Permaneci paciente e compassiva, devolvendo para ela cada uma de suas defesas.

As comportas de Marilyn finalmente se romperam. "Eu odeio o meu trabalho. Eu odeio meu casamento. Estou muito mal e não sei como cheguei a esse ponto. Estou tentando de verdade manter as coisas funcionando, mas tudo está desmoronando." Estava finalmente falando para as lacunas dentro de si mesma. Seu desespero agora era mais forte do que as defesas de seu ego.

Com gentileza, consegui mostrar a Marilyn como seu ego tinha preparado tudo isso para que ela pudesse bancar a vítima. Perguntei:

* Você se sente como se fosse a "miserável" em sua vida e seu trabalho?
* Você sente que as pessoas se aproveitam de você?
* Você sente pena de si mesma e gostaria que as coisas fossem diferentes?
* Você sente que está certa e os outros estão errados?
* Você se sente insultada e menosprezada pelos outros?
* Você espera dos outros coisas que não se concretizam?
* Você se sente como se fosse um alvo indefeso para a ira dos outros?
* Você compartilha seus problemas esperando empatia e então se sente chateada quando ela não vem?
* Você sente que, se os outros fossem diferentes, então também seria?

Quando respondeu sim para cada uma das minhas perguntas, eu disse a ela que esse é o padrão típico daqueles que se veem como vítimas. O padrão é implantado na infância como forma de nos mantermos pequenos.

Nós duas investigamos como Marilyn pode ter absorvido esse padrão. Eu nem precisei ir muito fundo antes de ela exclamar: "Minha mãe! Ela é a eterna vítima. Ela é sempre a injustiçada. Eu cresci me sentindo culpada pela dor dela". Tendo aprendido com a mãe que culpar o mundo e ficar presa em um padrão tipo "ai de mim" era uma maneira de lidar com as coisas, ela estava inconscientemente repetindo isso para permanecer estagnada.

Existem milhões de mulheres como Marilyn. Nosso vitimismo nos mantém atoladas em uma posição de inferioridade, na qual esperamos incessantemente que o outro mude ou alguém nos resgate para que possamos ser livres. A ironia é que nada é bom o suficiente. Estamos tão desacostumadas à alegria que resistimos a ela, mesmo quando está no nosso nariz. Tão inclinadas ao desespero, assumimos de pronto o pior, cumprindo assim nossa profecia de que nada de bom nos acontecerá.

Esse vitimismo é algo complicado, difícil de romper. Oferece o refúgio perfeito para o nosso medo de não sermos dignas ou não sermos amadas. Vítimas ficam presas a essa mentalidade para que não precisem ser responsabilizadas por suas vidas. Elas têm medo de mudar por causa até mesmo da menor possibilidade de as coisas não irem bem.

Antes de avançarmos, devo esclarecer que existe, de fato, quem seja vítima. Por exemplo, alguém pode ser vítima de estupro, agressões ou racismo. Não é a isso que estou me referindo aqui. Estou falando para uma *consciência* vitimista, a partir da qual ficamos atoladas em uma maneira de pensar que nos prende à posição de inferioridade. Aqui, não importa qual seja nossa realidade atual, ficamos com uma sensação persistente de estarmos sendo atacadas ou "passadas para trás" por outra pessoa. A *consciência* vitimista é mais uma mentalidade do que uma posição em que alguém é colocado por meio de um ato de violência emocional ou física.

Começando pelo chefe, Marilyn viu como ela estava usando os outros para executar seu *script* interno. Arrancou as vendas, o que permitiu que agora o enxergasse como um ser humano igual a ela, com limitações. Abrindo mão do papel de ser "passada para trás", foi capaz de pedir um aumento e uma promoção.

Quando bancamos a vítima, reconhecemos nosso tom de falso moralismo e uma sensação de desamparo. Há muitos pensamentos do tipo: *Não posso acreditar que isso aconteceu comigo. Depois de tudo que sacrifiquei e abri mão, nunca poderia imaginar que seria tratada desse jeito.* A vítima é sempre a "pobrezinha". Ela está sempre sendo aproveitada por alguém.

A fim de transformarmos esse vitimismo, precisamos tomar as rédeas e defender a nós mesmas. Sentimentos de culpa e desamparo precisam ser transformados em ação. Cada dia que uma vítima desperta com um senso de propósito e direção renovado, ela dá um pequeno passo em direção à mudança.

Quando a vítima desperta para o fato de que ninguém a colocou em posição de desvantagem, que isso foi uma escolha subconsciente que fez, ela pode, a princípio, se sentir desiludida. Perceber que você mesma é a causa do próprio *status* de "pobrezinha" é um baita encontro com a realidade. É desorientador descobrir que sua presunção de não ter escolha é uma falácia total. Você pode se sentir como se seu mundo estivesse desmoronando.

Conforme percebe que sempre tem uma escolha sobre como se apresentar, você vai do sofrimento silencioso do vitimismo para uma autodefesa a plenos pulmões. Você começa a escolher o poder em vez da subserviência, aos poucos deixando para trás aqueles que eram viciados em sua autoanulação. Se for capaz de enfrentar essa transição radical, sua consciência vitimista se tornará vitoriosa, destrancando os grilhões invisíveis que a prenderam por toda a vida.

A mártir

É Sasha quem me vem à mente quando descrevo o complexo do mártir. Além de ser uma decidida advogada de uma corporação, também é mãe, uma filha atenciosa que cuida do pai inválido, esposa de um CEO ocupado e uma ambientalista convicta que trabalha pelo menos vinte e cinco horas por mês, *pro bono*, para instituições de caridade. Ela está sempre em movimento. A única razão pela qual tinha concordado em fazer terapia é porque Anna, uma de suas filhas, sofria de ansiedade em seu primeiro ano do ensino fundamental.

No começo, Anna era levada pela babá para as sessões comigo (só ocasionalmente por Sasha). Demorei muito para convencer Sasha a vir para algumas sessões, durante as quais ela se desculpou com insistência por não ser tão presente.

Eu me identificava com Sasha e simpatizei de imediato com ela. Realizada e competente, era uma mulher que simplesmente não sabia dizer não – a clássica mártir. Quando eu disse isso a Sasha, ela logo começou a rir. Inteligente e espirituosa, falou: "Eu sabia que você era dura e direta, mas não tanto. Você destruiu meu disfarce em pedacinhos".

Demos boas risadas – uma risada compartilhada por duas mulheres que se sentem à vontade ao reconhecer suas neuroses. Expliquei a ela como tinha preparado cada momento de sua vida para estar a serviço de algo externo a si mesma, sacrificando o próprio bem-estar e até o de seus filhos.

Para ajudá-la a identificar as muitas maneiras com que desempenhou esse papel, fiz estas perguntas:

* Você enxerga seu papel como se fosse uma Madre Teresa de Calcutá ou alguma figura heroica de santa?
* Você, quando chega a lugares e ocasiões, assume todas as tarefas?
* Você normalmente dá conta de seu trabalho duro em silêncio, sofrendo com nobreza?
* Você se sente esgotada por tudo o que colocou sobre os ombros?
* Você se sente ressentida porque é desvalorizada?

Ela respondeu a todas as perguntas com um sonoro "sim".

"Para mim, é tão difícil reclamar", ela respondeu. "Por outro lado, sinto que, se não reclamar, ninguém vai dar a mínima para mim. Ninguém nunca pergunta se estou bem, como estou me sentindo. Eles sempre dão por garantido que estou bem. Sim, estou bem – e estou feliz em me doar a todos os outros. Mas também me sinto exausta e às vezes abusada, então normalmente só dou um suspiro e um gemido, protestando em silêncio."

Assim que Sasha percebeu que eu estava ciente de seus padrões mais profundos, ela começou a vir com frequência para a terapia. Descobrimos o que havia por baixo de seu complexo de mártir. Ela cresceu com uma irmã mais velha que tinha uma doença crônica. Viu seus pais ficarem obcecados com a irmã, acabando-se para lhe prestar cuidados vinte e quatro horas por dia, sete dias por semana. Sempre faziam Sasha se sentir culpada por ser saudável e normal. Ela relembrou: "Se eu alguma vez reclamava de problemas normais de crianças, eles me tratavam com desprezo, me chamando de ingrata. Eu me sentia culpada por ser eu. Cresci tão mal por não ser doente que invejava minha irmã".

Lá estava – a versão dela de não ser boa o suficiente. Realmente sentia que era ruim por ser ela mesma. A única maneira de exorcizar essa ruindade era fazer um bem extra, apresentando-se como a heroína. Essa era a fonte de sua necessidade de fazer tudo por todos, incluindo os animais e a própria Terra. Estava determinada a dar uma retribuição por não ser "a criança doente".

Em uma de nossas sessões, Sasha desmoronou: "Nunca fui notada quando criança. Eu sequer existia. Só era reconhecida se pudesse ajudar meus pais". Assim que Sasha disse essas palavras, um silêncio desceu sobre ela. E então sussurrou: "Na verdade, estou ressentida com todos na minha vida. Eu dediquei a eles toda a minha existência e continuam só me sugando e me sugando. Tenho ressentimento deles, assim como me ressinto da minha irmã. Oh, meu Deus, eu recriei minha infância inteira, não é?".

Conforme nos tornamos conscientes de nossos sentimentos e de como nosso ego criou uma falsa *persona*, vem à luz o vazio interior que anseia ser preenchido por nosso verdadeiro eu, e podemos nos mover em direção à integralidade.

Era hora de Sasha lamentar as perdas de sua infância para que pudesse começar a integrá-las, em vez de se esconder delas. Ela chorou pelo resto da sessão. Já não era mais a competente e controlada advogada. Em seu lugar estava uma garotinha trêmula e indefesa. Sem seu ego, ela era visceral e sincera. Sasha finalmente estava trazendo de volta a garotinha que havia deixado na calçada de sua infância.

Assim que enxergamos as verdadeiras necessidades da criança negligenciada, podemos ir em busca de atendê-las. Sasha percebeu que, em vez de preterir suas necessidades internas a favor dos outros, ela precisava atendê-las a favor de si mesma. Agora tinha que começar o alegre caminho de volta para casa. Toda a atenção que seus pais deram a sua irmã, e ela por sua vez legara aos outros, agora Sasha precisava esbanjar consigo. Ao se colocar em primeiro lugar, ela aos poucos começou a se desfazer de deveres e obrigações desnecessários que havia imposto a si mesma para atender às necessidades dos outros. Começou a abrir mão de seu instinto de compensar em dobro as deficiências de todos e lentamente passou a cuidar de si. E finalmente chegou a um espaço de aconchego, em que o desconforto dos outros não feria mais seu coração. Um grande alívio, de fato.

As mártires frequentemente se queixam de dores no corpo e estresse mental. Elas estão de fato sobrecarregando seu sistema nervoso ao negligenciar completamente o próprio autocuidado. O antídoto para o complexo de mártires é a autoestima. Elas precisam se colocar na posição de receber atenção, compaixão e cuidados. Tudo o que dão aos outros, precisam dar a si mesmas. Isso parece egoísta e narcisista, mas é exatamente do que as mártires precisam.

Conforme a mártir direciona os holofotes para si mesma, tende a se sentir egoísta. A princípio, nem saberá como fazer isso. O primeiro passo para a autoestima é ela varrer de sua vida tudo o que é estranho. É algo que por si só já envolve um desapego árduo. À medida que se livra do peso das expectativas dos outros, ela lentamente começará a respirar com mais liberdade. E logo descobrirá a própria autoridade, livrando-se da necessidade de obter validação dos outros.

Parte desse livramento é pedir demissão de todos os papéis extras que assumiu, como estar nos conselhos de organizações sem fins lucrativos, associações de pais e professores e instituições de caridade hospitalares. À medida que se evapora a necessidade de ser uma mártir, o que resta é uma mulher que não tem medo de ser imperfeita, comum e, acima de tudo, humana.

A salvadora

Acho que não conheço um único terapeuta que não sofra com essa face do ego. Tenho certeza de que a maioria dos profissionais do cuidado tem essa característica.

Na casa dos meus 20 e poucos anos, eu tinha um desejo ardente de ajudar os outros. Embora fosse uma boa motivação e me impulsionasse a fazer muitas coisas amorosas, fui um pouco extrema. Eu não queria apenas ajudar, eu queria resgatar. Não apenas resgatar, mas curar. Se, dirigindo, passasse por um ponto de ônibus, lutava contra a vontade de parar e oferecer carona a alguém sem nem pensar nos meus planos. Ou se uma pessoa estivesse em dificuldade financeira, eu queria intervir e cuidar de todos os problemas dela.

Uma hora tive que me perguntar: Eles pediram ajuda? A resposta foi: não. Meu desejo de invadir em excesso os limites das pessoas para ajudá-las quase nunca vinha delas. Foi algo que inventei na minha cabeça. Isso naturalmente me levou a perguntar: De onde vem essa necessidade de salvar os outros?

Logo depois enxerguei como isso era uma máscara para algo mais profundo. Meu impulso "salvador" tinha um lado mais sombrio. Sim, era algo amoroso e gentil, mas sua natureza extrema me mostrou que também estava cumprindo um desejo interno. Eu tinha tanta empatia e compaixão pela dor dos outros que queria aliviar suas lutas. Por outro lado, estava tão desconfortável com as lágrimas deles que realmente tentava me salvar da dor de vê-los sofrer.

Eu desejava muitas coisas, por exemplo:

* Doar-me permitia que eu me sentisse significativa e útil, validada e valorosa.
* Doar-me permitia que eu não confrontasse a dor que eu sentia tomando-se por base a dor dos outros.
* Doar-me permitiu que eu me afastasse do desconforto de suportar o desconhecido.
* Doar-me permitiu que eu me sentisse superior e competente, poderosa e no controle das coisas.
* Doar-me atraiu pessoas feridas para perto de mim, permitindo-me continuar esse ciclo.
* Doar-me permitiu que outros dependessem de mim, o que me deu uma sensação de poder.
* Doar-me fez com que eu não aprendesse a receber cuidados.
* Doar-me significava que eu poderia me distrair do meu autocuidado.

Aquelas de nós que são salvadoras distraem-se da perda de nosso eu autêntico ao se concentrar nos outros. Isso nos permite manter uma *persona* bondosa, com um ar até de superioridade, que é a nossa maneira de compensar o sentimento de sermos menos que os outros.

Ainda me lembro de uma sessão de supervisão quando eu tinha 20 e poucos anos. Estava contando ao meu supervisor que eu tinha passado quase uma hora da sessão com minha cliente porque a estava ajudando com o carro quebrado. Essa não foi a única situação em que essa cliente se viu inesperadamente em uma emergência. Ela era uma pessoa que repetidas vezes se colocava como dependente dos outros. O problema que tinha com o carro era algo que ela já sabia que precisava consertar.

Quando eu disse ao meu supervisor que me ofereci para levar a cliente para casa, ele quase caiu da cadeira. Olhou para mim com uma estranha mistura de incredulidade e pena. Eu soube então que tinha feito algo bem errado. Embora eu achasse que estava sendo compassiva, ele explicou como eu estava operando a partir de um complexo de salvadora. Fiquei fascinada. Nunca tinha ouvido falar disso. Ele me mostrou como me emaranhara com minha cliente, identificando-me totalmente com suas contínuas lutas como se fossem minhas. Não havia limites entre mim e ela. Ele então amorosamente me mostrou como eu estava realmente fazendo com que ela dependesse de mim, paralisando-a, e não fortalecendo-a.

Essa foi minha introdução ao meu complexo de salvadora. Achei que a coisa correria assim: agora que eu aprendi, vou poder dominá-lo. Mal sabia eu que levaria décadas para ser superá-lo, e que na verdade ele fazia parte de um problema maior. Ao continuar minha jornada rumo à integralidade, comecei a perceber o quão insidiosa era essa identificação com a salvadora e como eu precisava me desapegar dela. Isso é uma coisa difícil para nós, profissionais do cuidado, bem como o é para a maioria das mulheres, especialmente as mais maternais e carinhosas. Uma das razões pelas quais entramos nesses espaços de cura e maternagem é que temos um coração carinhoso e uma personalidade de quem se doa. Não é fácil pôr limites nessas características, mas, se não o fizermos, as defesas do nosso ego podem crescer tanto a ponto de imaginarmos sermos messias para curar os outros.

Muitos terapeutas têm esses delírios, assim como muitos líderes religiosos que atribuem a si mesmos todo tipo de títulos, como "guru" ou algo que viria de Deus, como "Reverendo". Assim que entrei em contato com meu complexo de salvadora e me dei conta de seu narcisismo oculto, fiquei chocada. Onde eu desenvolvi essa ideia ilusória de que minha influência sobre outra pessoa seria tão grande? Como eu tinha me superestimado tão abertamente?

Consegui me livrar do meu complexo de salvadora quando entendi como isso estava prejudicando minhas clientes, tirando delas a própria desenvoltura e as dores do crescimento envolvidas em sua evolução. Eu estava roubando dos outros as próprias lutas autênticas, tirando-lhes o poder de encontrar soluções. Assim que enxerguei isso com clareza, soube que precisava aniquilar imediatamente o conceito de salvar alguém.

Ashley, uma cliente minha de 47 anos, estava decidida a salvar os dois filhos de qualquer conflito ou dor. Ela veio a mim pela primeira vez porque eles estavam descumprindo suas funções em casa e causando estragos. Não só raramente ajudavam em casa como também usavam o cartão de crédito dela sem permissão. Ashley estava no limite de explodir quando veio me ver. "Eu tento fazer tudo por eles, de verdade. Não consigo entender por que me tratam tão mal", confidenciou.

Perguntei a ela: "Por que você faz tanto por eles? O que você está tentando conseguir?".

"É que eu me sinto muito mal", ela respondeu. "O pai deles nos deixou quando eles eram jovens. Desde então, carrego a culpa de criá-los sem uma figura masculina na vida deles. Assim que percebi o quanto ficaram traumatizados com o abandono, tentei lhes compensar de alguma forma, mas nada do que eu faço funciona."

Eu simpatizava com Ashley. Ela tinha um temperamento amoroso, como todas nós. Expliquei a ela que seu desejo de se entregar tanto assim não existia porque os filhos dela realmente precisavam dele. O desejo de se entregar tanto assim vinha de algo profundo dentro dela, uma culpa insuportável que ela vivenciava. Seu arrependimento e remorso pelo que seu ex-marido os fez suportar era algo que ela não podia deixar de lado. Como forma de compensação, tentou salvar seus filhos da dor que sentiam. Mal percebia que estava na verdade salvando a si própria.

Agora, depois de anos dando a eles tudo o que desejavam, mas não estabelecendo nenhum dos limites de que precisavam, eles estavam descontrolados. Demonstrei como ela realmente tinha acabado prestando um desserviço a eles. Ela fez os filhos acreditarem que viviam em um mundo em que seus desejos sempre seriam atendidos, além de sempre serem salvos pelos outros. Como resultado, eles a tratavam como uma empregada, um mordomo pessoal. O que importava para ela era irrelevante para eles.

Quando mostrei a Ashley o padrão em que estava vivendo, ela ficou de queixo caído. E se chocou com a forma como tinha ficado cega por causa da culpa que sentia e como isso tinha sido o motor de suas ações. Com essa percepção, imediatamente sentiu ainda mais culpa! Sua identidade estava tão envolvida em sua imagem de salvadora que descobrir que era egocêntrica foi um choque.

Algumas fachadas do ego passam despercebidas porque a cultura as encoraja, especialmente no caso das mulheres. Recebemos carinho e endosso por essas fachadas. É só quando começarmos a nos autodestruir que estaremos prontas para rastejar para longe delas. A verdade final é que operamos sob essas fachadas porque temos medo de mostrar nosso verdadeiro eu. Aprendemos ao longo de eras que essas fachadas do ego são a maneira de receber validação, e é por isso que continuamos escravizadas.

O antídoto para o complexo de salvadora é aprender a tolerar o sofrimento, começando pelo nosso. A maioria das salvadoras cria essa *persona* como uma forma de evitar intimidade com a dor. A ideia de que o outro está com dor, principalmente se causada pela salvadora, é tão avassaladora que ela procura eliminá-la. Acha que, se livrar os outros da dor que sentem, eles não terão que vivenciar os sentimentos que giram em torno dela. A salvadora tem uma sensação de competência ao correr para o resgate dos outros. "Consertar" os outros dá a ela foco e redirecionamento. A única saída desse padrão é perceber que não há ninguém para salvar ou consertar do lado de fora. Não podemos fazer isso nem por nossos filhos ou entes queridos, o que é uma verdade difícil de engolir. A única pessoa a quem podemos fazer isso somos nós mesmas.

Quando a salvadora percebe que a dor dos outros é necessária e até vital para que eles despertem para seu verdadeiro eu, é capaz de se voltar para a sua própria e para as muitas maneiras pelas quais evitou o desconforto que ela traz. Ela precisa passar por uma desintoxicação e resistir à tentação de resolver os problemas de outras pessoas.

Em vez de se voltar para os outros, ela agora começa a se voltar para dentro de si. Começa a perguntar: Como posso me curar por dentro? Ao fazer isso, aos poucos começa a cuidar de sua dor interna. Ela se permite chorar, coisa que nunca tinha feito antes. Ela começa a tolerar melhor a própria dor e, com isso, começa a crescer. Conforme vê o poder disso e entende como esse ato de se voltar para dentro pode ter o mesmo efeito na vida de outras pessoas, percebe como sua mania de salvação estava impedindo que outros se voltassem para dentro de si mesmos e abordassem a própria dor. Em vez de correr para salvar os outros do enfrentamento de suas dores, ela os ensina a recebê-las de braços abertos.

A empata exagerada

Quando eu era jovem, frequentei em Mumbai, Índia, uma escola católica para meninas. Apesar de ter sido criada sem religião, essa foi a escola que meus pais escolheram para mim, pois era uma das melhores do nosso bairro. Uma das maneiras pelas quais o catolicismo se espalhou na Índia durante o período colonial britânico foi por meio do sistema educacional. Ansiosos para que seus filhos fossem ocidentalizados, muitos pais abandonaram as escolas indianas típicas em favor dessas escolas católicas, mesmo quando, em casa, os filhos não eram criados como católicos.

Durante a oração matinal, antes de uma prova ou exame final, notei que todas as meninas católicas se levantavam para rezar para Jesus com grande fervor. Elas franziam as sobrancelhas, apertavam as mãos em oração e se balançavam suavemente para a frente e para trás. Pareciam desesperadas para fazer um último apelo a Jesus, de forma a ajudá-las na prova. Meus jovens olhos absorviam tudo. Havia rumores de que os pais delas muitas vezes as açoitavam com cintos se tirassem notas baixas. Meu coração sofria por elas.

Eu bolei um plano. Daria a elas minha cota de bênçãos de Deus. Não tendo sido criada com nenhuma religião, realmente não tinha uma conexão pessoal com nenhuma divindade. Eu esperava que isso não se virasse contra mim. Levantei-me e rezei para o Deus delas e para todos os deuses em que consegui pensar, implorando que dessem boas notas às outras meninas. E negociei: eles poderiam me relegar uma nota ruim e dar a elas algumas das minhas melhores notas. Meus pais não faziam pressão para que me saísse bem. Eu esperava que os deuses entendessem e cuidassem das minhas amigas. E fiz isso do segundo ao quarto ano.

Lembro-me dessa história porque ela demonstra como minha empatia exagerada começou cedo. Aos 7 anos, eu auxiliava nos cuidados de um homem idoso e doente em nosso prédio. Todos os dias eu o visitava, ajudando sua esposa a trocar os lençóis e a estender as roupas, até que ele melhorou. Eu era a única garota do meu bairro que deixava cedo o parquinho para ir até a sua casa e participar de seus jogos de baralho favoritos. Ninguém precisava me mandar fazer isso; era da minha natureza. Minha mãe é uma empata exagerada clássica e me ensinou com seu exemplo a aumentar minha empatia ao extremo. Aprendi a me importar profundamente com as outras pessoas. Não é à toa que me tornei psicóloga. Minha capacidade empática permite que meus clientes se sintam acolhidos, validados e compreendidos, o que faz parte do processo de se tornar integral. Mas a mesma empatia me levou a ultrapassar os limites entre mim e os outros, com a dor e a história deles se tornando as minhas.

Embora ser generosa, intuitiva e atenciosa seja certamente uma boa característica, como todas as fachadas, ela pode ser levada ao extremo se ignorarmos aspectos de nosso eu autêntico. Comecei a perceber como fiquei presa nesse papel, pois os outros logo esperavam que eu estivesse disponível para eles, independentemente de qualquer coisa. Se não podia auxiliá-los, ficavam chateados comigo, como se eu tivesse violado um direito inato deles: terem a mim à sua disposição. Meu apego a esse papel fez que eu me sentisse muito culpada. Era minha missão estar disponível para os outros ao longo de suas lutas, apesar do custo para o meu autocuidado. Foi só quando percebi que estava no "papel" de empata que pude começar a me livrar dele. Fiz uma lista dos traços típicos que me levaram à empatia excessiva:

* Capacidade de sentir a dor dos outros em um grau profundo.
* Compaixão pelas situações dos outros.
* Desejo de aliviar o sofrimento dos outros.
* Vontade de ajudar os outros a qualquer custo.
* Incapacidade de manter limites claros e consistentes.
* Incapacidade de pedir ajuda e recebê-la abertamente.
* Incapacidade de expor claramente minhas necessidades, sem culpa.
* Tendência de me sentir magoada quando os outros não me valorizam ou me validam.
* Dificuldade em dizer não e enfrentar o conflito.
* Incapacidade de tolerar conflitos e tensões.
* Desejo de que os outros precisem e dependam de mim.
* Tendência de ser supergenerosa, superprestativa.

Assim que listei meus padrões, pude observá-los com algum grau de objetividade. Quando fiz isso, comecei a enxergar por que meus relacionamentos eram daquele jeito.

As empatas em geral têm um desejo irresistível de serem validadas como "boas". Sua generosidade muitas vezes se transforma em um autossacrifício excessivo. Se dar inclui receber, então de jeito nenhum isso poderia ser considerado generosidade. Há uma condição oculta da qual a empata geralmente não se dá conta: quando os outros mudam para melhor, a empata se sente bem consigo; se não há mudança, ela se sente desanimada, menosprezada e ressentida.

Um dos principais aspectos sombrios da empatia extrema é que ela normalmente anda lado a lado com limites quase inexistentes. Empatas acham difícil dizer não para aqueles que precisam delas, desculpando todo mau comportamento que advém da dor dos outros. Por sentirem a dor alheia de maneira profunda, é praticamente impossível separar o mau comportamento da dor que o origina. Como resultado, nunca responsabilizam a quem estão ajudando. Sofrendo as consequências do comportamento destrutivo, preferem se apegar ao papel de "compreensivas".

O desejo da empata de se doar em um nível muito alto vem do próprio vazio interior. Sua identidade depende de quanto alguém depende dela. Dessa forma, tem uma característica sombria do narcisismo, o de gostar de ser necessária e acionada pelos outros. É por isso que normalmente entra em relacionamentos íntimos com narcisistas predatórios, ambos preenchendo seus vazios ao depender e se alimentar um do outro.

Para uma empata entender a si mesma, tem de passar por uma desconstrução sistemática de seus padrões. Isso significa direcionar os holofotes para sua cocriação da realidade. Para começar, ela precisa estar ciente do modo como tem se doado para obter amor e valorização. Sua incapacidade de negar algo vem do medo do conflito e do abandono, e não, necessariamente, de falta de vontade de dizer não. Até que seja capaz de chegar à fonte desses medos fundamentais, a empata não será capaz de construir os limites de que precisa para prosperar.

Por muitos anos, ouvi mulheres culpando os outros, especialmente seus companheiros (ou ex), caso estejam descontentes com eles. "Foi culpa dele. Ele era tão ruim. Era muito idiota." Claro, elas sempre têm uma justificativa para sua indignação. Afinal, eles eram "os caras legais". Foi assim que o ego delas configurou tudo. Talvez realmente quisessem dizer: "Não, chega! Eu não vou permitir que você me trate assim. Esse relacionamento vai contra minha dignidade", mas sempre ficavam apavoradas. Então, em vez de tomarem coragem, permitiam que o outro continuasse as maltratando para que pudessem continuar se sentindo muito "compreensivas".

Já que ser uma "vaca" é intolerável para nós, "boas mulheres", continuamos tendo a característica daquilo que nosso ego nos treinou para ser: compassivas, gentis, compreensivas, melhor do que aquela pessoa que acabou de despejar seus problemas sobre nós. Assim, outro momento de maus-tratos passa batido, outra violação de limites passa sem ser notada. Nosso ressentimento interior fica mais forte, sentimos vergonha, culpamos a nós mesmas ou aos outros, e o ciclo continua.

Esse tipo de desconstrução é extremamente desafiador. É doloroso para a empata chegar a um ponto em que cai em si de que a razão pela qual continuam pisando em seus calos é porque ela coloca os pés bem debaixo dos sapatos dos outros. Como em todo despertar, essa percepção é um choque.

O antídoto para a empatia exagerada é uma dose saudável de autoestima e autocuidado. Quando a empata está em contato com um sentido interno do próprio eu, ela vai impor limites claros e consistentes de um modo natural. Por meio deles, pode desempenhar suas maravilhosas qualidades de amor e carinho, ao mesmo tempo que toma cuidado para não permitir que os outros desconsiderem suas necessidades. Para que tenha seus limites fortalecidos, é imperativo abrir mão do próprio apego à ideia de ser "boa". Assim que conseguir deixar de lado seus condicionamentos inconscientes, será capaz de perceber a importância de ter limites intocáveis.

Os limites geralmente têm má reputação por causa do receio de que possam provocar desconexão. Não é para isso que eles servem. Quando formados a partir de um alinhamento interno, os limites criam relacionamentos saudáveis, tendo a capacidade de ensinar ambas as partes a praticar a autossuficiência.

Uma empata começa a se curar quando muda seu roteiro interno. Enquanto antes teria valorizado a generosidade excessiva como a única maneira de viver os relacionamentos, agora ela começa a aprender a receber. À medida que percebe seu valor e que merece também receber, cresce sua capacidade de criar limites saudáveis, que serão vistos como espaços sagrados dentro dos quais seu belo coração pode bater livre e alegremente.

Posso dizer com sinceridade que tenho pedaços de cada um desses arquétipos da doadora dentro de mim. Talvez você também sinta o mesmo, como se esses rostos diferentes estivessem se fundindo. É normal. Afinal, nossa psique não é compartimentada sob limites claros. Continue absorvendo os *insights* e escreva sobre as fachadas que mais combinam com você. Em breve, ficará claro como surge a fachada principal do seu ego, e você entenderá quais estratégias mais usa durante um estado de carência.

8

As controladoras

A perfeccionista, a superprotetora, a tirana e a carapaça

Controladoras são mulheres muito ansiosas e que convertem essa ansiedade em controle estrito do ambiente – um modo de se sentirem responsáveis e competentes. As maneiras como elas se disfarçam são as seguintes: realizadoras (no caso das perfeccionistas), zelosas e preocupadas (quando nos referimos às superprotetoras), dominadoras ensandecidas (caso sejam tiranas) e exibindo uma rigidez impenetrável (no caso das carapaças).

As doadoras querem mostrar ao mundo como são boas, enquanto as controladoras pretendem passar a imagem de alguém muito competente. Uma doadora não suporta ser vista como egocêntrica, e a controladora não consegue imaginar que pode ser tachada de fracassada. Ambas são governadas por um mórbido desejo inconsciente de responder a uma pergunta que não quer calar: Sou competente o bastante? Essa é a questão que todos os arquétipos do ego se fazem.

As controladoras, como o nome indica, controlam a todo momento as situações de sua vida, bem como seus relacionamentos e seus possíveis resultados. Reprimem a ansiedade de não ser boas o suficiente por meio da canalização dessa energia para o controle de tudo que estiver à vista – mais faxina, mais culinária, mais exercícios, mais cuidados com os filhos, mais preparação para isso ou aquilo, mais trabalho, mais ambição, mais maquiagem, mais roupas, mais ascensão meteórica na profissão, mais controle e ordens para cima de todo mundo.

São pessoas que vão ao extremo em tudo o que estão fazendo e tentam se tornar mestras do microgerenciamento.

As controladoras não podem ficar paradas. Sua ansiedade é tão alta que precisam aliviar a pressão agindo, agindo e agindo ainda mais. Muitas vezes, são cansativas e deixam um rastro de ansiedade por onde passam. Vamos explorar suas diferentes máscaras e ver se algum de seus aspectos ressoa em você.

A perfeccionista

Embora um senso de realização e excelência seja benéfico e até vital para a vida diária, as perfeccionistas vão muito além do que é saudável. Elas procuram se preparar meticulosa e exageradamente. Sempre atentas a qualquer possível erro, ultrapassam o necessário, cuidando de todas as contingências e eliminando qualquer risco de falha.

Esse desejo de ser perfeita pode fazer o pêndulo balançar para o outro lado, fazendo a pessoa desistir antes mesmo de tentar. Com um medo mórbido de falhar, elas ficam paralisadas por completo, sem sequer tentar por causa do temor de não serem bem-sucedidas. Embora esse padrão seja mais difícil de detectar, muitas vezes rotulado de preguiça, vale lembrar que a passividade e a fuga da ação podem ser uma manifestação disfarçada da mesma praga: a do perfeccionismo.

A força motriz por trás do comportamento da perfeccionista é a fuga do fracasso. A perspectiva de não ser um sucesso ou não ser boa o suficiente é tão insuportável que se tomam todas as medidas para evitá-la. O resultado de qualquer empreendimento está ligado a como a pessoa se sente a respeito de si própria. A perfeccionista está disposta a lutar pelo bom resultado de seus empreendimentos porque sabe que, ao se sair bem, se sentirá incrível. No entanto, se ela se der mal, vai se sentir péssima. O pêndulo interno está amarrado ao resultado externo. A ansiedade de ser considerada medíocre ou apenas mediana aniquila sua identidade interna.

Gina é uma perfeccionista ao quadrado. Ela é uma mulher bonita e magra na casa dos 50 anos, acostumada à adulação no que diz respeito à sua beleza, tanto que fica indiferente quando escuta algum gracejo. Nada disso importa, a não ser que ela não veste tamanho zero. Gina se olha no espelho e não nota a beleza irradiante que os outros enxergam. Em vez disso, vê o que considera ser um queixo duplo e pelancas no pescoço; enxerga rugas e vincos como se eles estivessem rasgando sua pele. Reclama com frequência sobre como suas coxas roçam uma contra a outra quando ela se move. Como resultado, Gina buscou todo tipo de cirurgia cosmética. Pense em uma, e ela já a fez. De botox a lipoaspiração, de *lifting* facial a preenchimentos e muito mais, aquela mulher já tentou de tudo. Buscou sem descanso cada nova invenção para melhorar o corpo e ainda se sente insatisfeita, descontente.

Gina veio ano passado para fazer terapia comigo. Não importava o quanto eu tentasse aconselhá-la, sua aversão a si mesma não tinha fim. Se eu a elogiasse, inevitavelmente ouviria algo como: "Obrigada, mas...". No que diz respeito às perfeccionistas, a autoaceitação e a autocelebração são qualidades fora de alcance.

Gina não está sozinha. Tenho visto inúmeras amigas e colegas atormentadas pelo fardo do perfeccionismo. Percebe-se isso tanto na superpreparação quanto no seu oposto, a paralisia. As perfeccionistas estão tão sobrecarregadas com o desejo de controlar cada pedacinho da vida que passam anos se preparando para desastres invisíveis, ou então simplesmente empacam no caminho e entram em estado de coma.

A perfeccionista é torturada por dentro por uma crítica severa e convicta, que a incita sem parar. Sua voz interna soa assim:

* Você tem que agir e ter sucesso constantemente para se sentir bem.
* Você precisa superar seu último desempenho e ser cada vez melhor.
* Você precisa se destacar ou desistir. A média é inaceitável.
* Você não pode confiar nos outros para fazer seu trabalho, porque eles podem estragar tudo.

* Você deve verificar tudo e fazer avaliações de risco.
* Você deveria fazer mais, tentar mais.
* Você precisa se concentrar no 1% que deu errado ou pode se dar mal.
* Você não deve iniciar novos projetos, a menos que tenha certeza do sucesso.
* Você precisa ser altamente crítica consigo mesma quando não alcança o resultado que deseja.
* Quando as coisas não saem como planejado, significa que você é incompetente e indigna.

Mika é uma palestrante profissional presente em muitas conferências das quais participo. Eu a vejo normalmente zanzando pelos bastidores, ensaiando sem parar. Ela me confessou que escolhe suas roupas com meses de antecedência e contrata *coachs* de palestra para aperfeiçoar suas apresentações. "Não há nada de errado com esse desejo de ser ótima", digo a Mika, "mas há uma grande diferença entre lutar para ser a melhor versão de si mesma e lutar pela perfeição." Um nos faz aprender e crescer constantemente, o outro nos leva à "perfeccionite". Enquanto o primeiro é benéfico e útil, o último é maléfico e disfuncional. Duas motivações muito diferentes, duas maneiras muito distintas de agir.

O perfeccionismo que deu errado se transforma em "perfeccionite", quase uma doença mental. Quando elevamos nosso desejo de excelência a um nível paranoico, permitimos que ele nos controle, roubando nossa felicidade. A alegria só pode brotar de um estado de presença e espontaneidade, que são minados por nossos julgamentos.

Eu sei que Mika sofre de "perfeccionite" porque, enquanto está se preparando, andando para cima e para baixo, ela também fica completamente aterrorizada. Tem suas anotações, seu PowerPoint e o frasco de Xanax,[4] de onde retira os dois com-

---

4. Medicamento ansiolítico, por vezes utilizado fora de um contexto de controle psiquiátrico. (N. T.)

primidos que toma no café da manhã. Ela desmorona antes de cada palestra, me dizendo: "Estou com tanto medo de esquecer o que preciso dizer ou fazer que fico fora de mim".

A vida não vem com a garantia vitalícia de sucesso, como espera a perfeccionista. É só quando faz as pazes com as dolorosas ansiedades da rejeição e do fracasso que ela pode aprender a tolerar a falta de garantias inerente à vida. Ao começar a extrair um senso de valor interno do próprio estado natural de seu ser, sem precisar de nada extra, deixará de lado suas ilusões de controle e ficará confortável com o fato de que uma vida mais bem vivida é aquela em que se rende a essa falta de controle.

As perfeccionistas mudarão por dentro quando perceberem que erros ou falhas não só são inevitáveis como também absolutamente necessários para o desenvolvimento. Até então, enxergarão isso como pragas a serem evitadas. Somente através do profundo amor-próprio é que as perfeccionistas podem abandonar seus padrões delirantes e se liberar de sua vergonha do fracasso.

A superprotetora

Elisha estava inflexível sobre sua filha Cheryl cursar uma faculdade que ficava a duas horas de carro de onde elas moravam. A garota queria ir para o outro lado do país, e isso significava que as duas travavam uma batalha constante. Um dia, a filha saiu no meio uma sessão de terapia afirmando que se sentia sufocada perto da mãe.

Elisha ficou arrasada e queria correr atrás da filha. Eu tive que me levantar e levá-la de volta para sua poltrona. "Você não pode ir atrás dela. Ela não tem 5 anos, é quase uma adulta. O que tanto te preocupa?"

"Estou preocupada que ela se machuque. Ela está tão brava comigo que não sei o que pode fazer. Sinto que preciso estar lá para garantir que nada de ruim aconteça", foi o que me respondeu.

Elisha é a clássica mãe superprotetora. Ela dá uma atenção excessiva às necessidades de seus filhos e se envolve demais em todos os aspectos da vida deles, tratando-os como se fossem crianças. Aos olhos dela, ainda são indefesos e imaturos.

Em minhas sessões individuais com Cheryl, ela confessou que se rende à mãe porque tem medo da raiva dela. Agora que era hora de ir para a faculdade, Cheryl estava mal por não poder ir para a universidade que escolhera.

Elisha se recusava a ver algo errado em seu estilo de maternidade. Não admitia que estava agindo por ansiedade, que a coisa nada tinha a ver com sua filha, como outras centenas de pais do tipo superprotetor que conheci em minha profissão, que tendem a ficar à disposição de seus filhos, transformando-se em mordomos, assistentes, motoristas e faxineiros particulares deles, vinte e quatro horas por dia, sete dias por semana.

Essa fachada do ego não se restringe aos pais, estando presente em muitos relacionamentos e assumindo muitos tons. Seu desejo extremo de controle se mostra de algumas maneiras:

* Superpossessividade: o outro é visto como uma extensão direta do eu.
* Superdefensividade: o outro é tratado como um objeto precioso a ser resguardado.
* Supercontrole: a vida é microgerenciada, cronometrada minuto a minuto.
* Supercriticismo: coloca-se a culpa em tudo e todos.
* Supergerenciamento: a vida do outro é administrada como se fosse a própria.
* Superenvolvimento: os limites são ultrapassados e a vida do outro é dominada.

A mãe superprotetora é movida por uma intensa ansiedade em relação à sua impotência, que é deslocada para os outros. Incapaz de tolerar seu estado interior, ela projeta essa forte energia para fora.

Na casa dos 50 anos, Stella deu à luz a Janet depois que muitos tratamentos de fertilização *in vitro* falharam. Como esperado, Stella tratou essa bebê milagrosa como se fosse de cristal.

E marcou uma consulta comigo porque o marido a obrigou. "Ele acha que vou arruinar a vida de Janet com minha loucura", ela me disse.

Passando a descrever "sua loucura", confessou: "Tenho pavor de que Janet caia e se machuque, então não a deixo ir para o quintal comigo porque há degraus de onde ela pode cair. Eu a faço usar capacete em casa porque não quero que bata a cabeça na parede. Não a perco de vista no parquinho". Stella passou a me dar uma dúzia de exemplos de como estava apavorada com a possibilidade de sua filha se machucar. Por um lado, ela parecia precavida, enquanto, por outro, era uma mãe *extremamente* protetora.

Começamos a examinar de perto seu forte desejo de controle. Ela tinha passado por nove tratamentos de fertilização *in vitro* nos últimos dezessete anos. É difícil julgar alguém que se esforçou tanto, com tanta angústia e turbulência envolvidas. Não é de admirar que, agora que tinha alcançado seu objetivo, sentisse que precisava proteger esse tesouro.

Obcecada com a missão de ser a melhor mãe possível, sua identificação com a filha dominou sua vida. Ela queria preservar a identidade da mãe mais carinhosa do mundo e provar a si mesma que todos os anos de luta valeram a pena. Aos olhos de Stella, se Janet se ferisse ou fosse parar no hospital, teria fracassado como mãe. Sentia tanta necessidade de dar conta do recado que se tornou impotente.

Em vez de se voltar para seu interior e descobrir a fonte de sua insegurança, ela protegia a filha com zelo excessivo. Ao garantir que nada acontecesse com Janet, estaria isenta de lidar com o próprio senso de incompetência como mãe.

Muitas das mulheres com quem cresci eram superprotetoras. Tenho uma tia que não consegue ficar quieta. Simplesmente não consegue. Ela sempre tem que organizar e reorganizar, limpar e arrumar as coisas. Quando criança, observá-la me deixava tonta. Essa ansiedade torna impossível para ela relaxar e simplesmente deixar as coisas rolarem; a menos que esteja fazendo algo o tempo todo, tem medo de que algo terrível aconteça.

A maioria das superprotetoras nem se vê como uma controladora. Elas se consideram cuidadosas. É assim que o ego delas as engana para continuar com esse comportamento. Se uma mulher se enxerga como atenciosa e solidária, como abandonaria esse papel? Isso só acontecerá quando puder admitir que seu cuidado excessivo é motivado pelas próprias ansiedades e, consequentemente, para a própria autoproteção. Ao perceber que está prejudicando aqueles a quem ama, talvez pare. Admitir o desejo de controlar é fundamental.

As superprotetoras precisam aprender a deixar de lado o desejo de controlar a vida. Em suma, têm de aprender a arte de se render. Ao entenderem que a vida, não importa o quanto tentem controlá-la, é inerentemente caótica e impermanente, podem interromper a ação incessante e começar a estar presentes. Somente quando forem capazes de aceitar a total futilidade do controle é que vão se libertar e se render ao fato de que a vida é e pronto.

Não é fácil para nenhuma de nós confiar na vida, muito menos para uma superprotetora que aprendeu a afastar sentimentos de vulnerabilidade microgerenciando o ambiente, especialmente seus entes queridos. A princípio, esse recuo parecerá estranho e incômodo. É curioso, mas agir menos pode parecer extremamente árduo para ela. À medida que, aos poucos, percebe como recuar, aprenderá a canalizar essa energia de volta para si mesma. A superprotetora liberará as pessoas para o destino exclusivo delas e abraçará totalmente o dela.

A tirana passivo-agressiva

Essa *persona* é um belo combo de doadora e controladora, tudo em uma só. Ela é uma comandante-camaleão anabolizada.

Normalmente, a mulher que exibe essa fachada é agradável. Ela é passiva, meiga, complacente, dócil, adaptável e descontraída. Fica feliz em agradar as pessoas e normalmente oferece pouca ou nenhuma resistência a mudanças nos planos. Isso se torna um problema quando tenta agradar a todo custo, principalmente para evitar os próprios sentimentos verdadeiros, já que tem medo do conflito. Qualquer forma de conflito a assusta. Para controlar o nível de conflito a seu redor, vai fazer o que estiver ao seu alcance para tornar as necessidades dos outros mais importantes do que as dela. Ela sente uma tremenda pressão interna para fazer tudo com um sorriso no rosto.

Como então essa adorável *persona* se transforma num temporal furioso e agressivo? Isso acontece quando tenta agradar tanto que entra em colapso. Por exemplo, ela quer a casa arrumada para uma festa. Quer que os convidados fiquem felizes e bem alimentados, que todos tenham belos momentos. Então faz todo mundo trabalhar para ela, o dia inteiro. O marido e os filhos não querem a mesma coisa que ela. Eles estão felizes com a casa desorganizada. É aí que se abrem as portas do inferno e essa mulher se torna uma tirana ressentida, cansada e frustrada, berrando com sua família por não se importarem tanto quanto ela.

Muitas mães vão se identificar completamente. Eu me identifico. Cuidamos sem parar de nossos filhos, nossa casa e nossos entes queridos, dizendo sim o dia todo, mantendo a calma. Não temos consciência como isso nos afeta. Não percebemos o quanto estamos exaustas por nos doarmos tanto assim. Maquiamos nossas emoções e enterramos nossa fadiga, ultrapassamos nossos limites e escondemos nossas lágrimas, até que a gente colapsa. Ignoramos tanto nossas necessidades que entramos em combustão e nossa raiva explode. E claro: nós a descarregamos nos alvos errados, muitas vezes nossos filhos, o que gera culpa.

Uma vez que entramos em combustão, ficamos aflitas. Não conseguimos acreditar que acabamos de fazer aquilo depois de um dia inteiro dando conta de tudo, nos doando. Sentimos que estragamos tudo. Esse é o destino da tempestade passivo-agressiva. A mulher está presa em um ciclo de agradar a qualquer custo e não presta atenção quando os próprios limites são ultrapassados.

O ciclo no qual ela acaba presa tem estes elementos:

* Ela diz sim a tudo o que pedem a ela, indiscriminadamente, até ficar exausta e furiosa.

Parte dois - Confrontando as sombras

* Ela não fala sobre suas necessidades até que entre em colapso e desmorone.
* Ela ignora seu autocuidado a ponto de desenvolver doenças crônicas.
* Ela controla as pessoas e as microgerencia por meio da culpa.

A verdade é que não queremos dizer sim a tudo que nos pedem. Não queremos trabalhar tanto. Nem queremos nos sentir culpadas por dizer não. Não queremos controlar os outros, mas continuamos fazendo isso mesmo assim.

Minha cliente Sheena me vem à mente. Ela começou chorando em sua primeira sessão. Confidenciou que precisava treinar controle de raiva porque estava enlouquecendo com as filhas. "Elas são boas garotas, mas minha vontade é que sejam perfeitas. Eu literalmente grito com elas o dia todo. Quero que sejam pequenas soldados."

Com duas filhas com menos de 6 anos, Sheena era competente ao extremo. Ela cozinhava comida saudável todos os dias, limpava a casa e também gerenciava toda a contabilidade e as finanças da empresa do marido, além de todas as contas e os reparos domésticos. A parte triste? Tudo o que ela enxergava eram os próprios fracassos como mãe, sem perceber que estava tentando alcançar uma expectativa irreal de quem uma mãe deveria ser.

"Por que você sente tanta pressão?", perguntei.

"Meu marido espera que os lençóis estejam passados, que tudo esteja impecável", confidenciou. "A mãe dele cozinhava todas as refeições em casa, então ele espera isso de mim." E descreveu o marido com certa reverência e depois revelou: "Ele acha que não sou organizada ou esforçada o suficiente. Ele acha que eu deveria fazer mais, me esforçar mais como mãe e esposa".

É aí que está o problema. Sheena estava tentando chegar ao padrão excepcionalmente alto de seu marido sobre como uma casa deveria ser administrada. Em seus esforços para atingir o padrão dele, estava arruinando a infância de suas filhas, alistando-as como recrutas de seu exército.

Sheena ficou horrorizada quando percebeu o que estava fazendo. E admitiu: "Eu quero dizer a ele para parar com isso, mas estou com medo de que a gente tenha uma briga, porque eu odeio isso. O conflito me apavora. E também quero ser como seu ideal de mulher perfeita, aquele que ele enxerga na mãe".

Minha paciente revelou como o pai dela tinha abandonado a casa na infância. Sheena foi criada por uma mãe solo que trabalhava em vários empregos para sobreviver. Para nunca estressar a mãe, aprendeu desde cedo a ser a garotinha perfeita. O único problema é que ela não consegue ser perfeita o suficiente agora. Não importa o que faça, ainda não é o bastante para seu marido exigente e perfeccionista.

O antídoto para mulheres que querem ser agradáveis demais é "demitir" os "chefes" a quem estão tentando agradar. Todas elas estão tentando agradar alguém a quem colocaram em um pedestal. Querem fazer tudo o que puderem para ganhar a simpatia dessa pessoa, a ponto de convocar todos ao seu redor para ajudar. Quando mostrei a Sheena como ela já era absolutamente incrível, e como estava em uma adoração doentia a seu marido, seus olhos se abriram. Atribuímos o motivo dessa disposição de agradar ao medo de que o marido a abandonasse, assim como seu pai havia feito. Em algum lugar na psique de Sheena, existia uma noção profundamente enraizada de que, se fosse uma filha melhor, seu pai nunca teria ido embora. É por isso que ela deu tudo de si em sua tentativa de ser superincrível em seu casamento, afastando com um movimento inconsciente a possibilidade de que seu marido pudesse lhe largar.

"Você fez de seu marido o seu chefe, coisa que ele não pediu para ser. Claro, ele é mandão, mas isso não significa que pode ser seu chefe. Você o colocou nessa essa posição. Demita-o! Essa dinâmica desigual está te destruindo. E, então, o que você faz? Desconta nas suas filhas. Você é o chefe da sua vida. Se o seu marido não está feliz, que faça ele mesmo as mudanças necessárias. Você não pode fazer das tripas coração para que ele seja feliz. Esse é o trabalho dele. Demita-o agora mesmo!", expliquei.

Sheena começou a enxergar como havia conferido a seu marido o papel de ser seu pai, chefe e inspetor. Ela *precisava* de sua aprovação. Quanto mais necessitava disso, mais sucumbia às insanas expectativas dele. Se ela começasse a ser a própria "chefona", poderia colocá-lo de volta a seu papel e florescer por conta própria.

Esse processo de individuação é fundamental em relacionamentos atribulados, em que um depende da aprovação do outro. Inconscientemente, Sheena ainda estava esperando pela aprovação do pai, bem como temendo o abandono dele. Quando começou a trabalhar as dores do passado e integrar em seu mundo atual as perdas de então, tirou o marido do pedestal. Ao normalizá-lo como um ser humano imperfeito, foi capaz de criar limites e voltar sua atenção para onde precisava estar – não nos pratos e na massa de pizza caseira, mas na alegria de suas filhas.

Sheena saiu do ciclo da tirana passivo-agressiva, pois sabia que estava pondo em risco a aprovação daqueles que eram viciados em controlá-la, e isso era assustador. Mas ela percebeu que, se isso acontecesse, ficaria bem com essa perda; afinal, estava ganhando uma nova chefe, amiga e namorada: ela mesma.

O antídoto aqui é apenas um: alistar-se como a própria chefe e inspetora. Enquanto tentarmos receber validação de fora, estaremos em constante descompasso interior, andando em círculos até colapsar por dentro. Um dia a corda bamba da inautenticidade se romperá e os portões do inferno se abrirão. Tal como acontece com as outras fachadas do ego, quanto mais sinceras formos conosco, menor a probabilidade de entrarmos em combustão e nos queimar.

A carapaça

Essa mulher é fácil de identificar: ela se destaca na multidão. Por mais rara que seja, todos nós conhecemos pelo menos uma dessa espécie, e é quase impossível esquecê-la. Trata-se de uma mulher que está sempre no controle, sempre no comando. Tranquila, fria, sem emoção, durona, racional e independente, não permitirá que você a veja fora de si. Ela faz questão de não perder a compostura.

Normalmente, essa mulher alfa aprendeu cedo que, para ter o controle de sua vida, precisava usar e abusar do seu lado masculino. Essa *persona* provavelmente vem de um trauma ou abuso quando criança. Para uma garota assim, faz sentido desenvolver uma carapaça para se proteger de abusos. Parte disso exige que ela seja impenetrável, o que, em parte, exige não ser vulnerável. A invulnerabilidade requer que uma pessoa não fique à mercê das emoções, que seja forte e independente. Em suma, que se livre de seu lado feminino.

Essa garota cresceu com a crença de que precisava conquistar o mundo para se sentir poderosa. Ela se tornou supercompetente, superzelosa e supermotivada, geralmente chegando ao topo de tudo em que se envolvesse. Você pode encontrá-la como líder de empresas, partidos políticos ou movimentos sociais. Temos muito a agradecer a ela, mas não podemos esquecer que sua defesa tem um preço no que diz respeito ao próprio bem-estar.

Kylie encarnava esse arquétipo à perfeição. Não havia quase nada que ela não pudesse fazer. "Eu tinha que ser o menino e a menina da minha família. Esperavam que eu fosse tão boa em esportes quanto em confeitaria, que fosse a melhor nas aulas de ciências e me destacasse em costura e outras coisas tradicionalmente femininas." Agora, aos 53 anos, ela é uma excelente psiquiatra, escritora e violinista. Seu calcanhar de aquiles? Relacionamentos. É a área mais difícil para ela, em que experimenta seus maiores desafios.

"Eu simplesmente não consigo tolerar nenhum tipo de drama emocional", opinou Kylie. "É nessas horas que eu me desconecto. É algo que me parece caótico e ameaçador. Emoções são sinal de perigo. Não posso mostrar as minhas ou permitir que outros mostrem as deles."

Os últimos relacionamentos de Kylie terminaram de modo abrupto. Quando surgiram alguns problemas e seu parceiro de então agiu de forma emocional, ela se fechou e deu um gelo nele. Era como se esperasse que o outro fosse exatamente como ela, racional o tempo todo, quase distante.

Começamos a investigar a aversão de Kylie a demonstrações emocionais. Como era de esperar, esse caminho nos levou ao tempo em que ela tinha 6 anos e viveu sob o domínio de um pai alcoólatra, rígido e propenso à ira. Num acesso de raiva, ele disse que desejava que a filha nunca tivesse nascido, confessando que sempre quisera um filho. O que a machucou, mais do que essas demonstrações de fúria de seu pai, foi sua mãe nunca ter vindo em seu socorro. Kylie conectava o ressentimento implícito com o seu nascimento ao fato de seu pai sempre tê-la forçado a praticar esportes violentos, algo do qual ela não gostava, e também com ele sempre a provocar caso ela chorasse. Ele gritava quando a garotinha mostrava qualquer sinal de fraqueza. Muitas vezes, bateu nela com um cinto. Às vezes ela chorava, pedindo pela mãe, que parecia nunca ouvir seus pedidos de ajuda. Sempre insultada, intimidada e agredida pelo pai e negligenciada pela mãe, Kylie aprendeu a desenvolver um exterior durão, assistindo a seu verdadeiro eu definhar aos poucos.

Expliquei que essa "carapaça" que ela tinha desenvolvido tinha sido uma proteção na infância, mas agora, em vez de ajudá-la, enfraquecia sua conexão com os outros. Descrevemos assim as maneiras específicas com as quais tinha constituído sua personalidade para que pudesse identificar claramente seus padrões:

* Estoica e insensível.
* Nos conflitos, é racional, desapaixonada e lógica.
* Séria e quieta, é incapaz de relaxar.
* Supercompetente, super-realizada e superorganizada.
* É uma espécie de Google ambulante – mantém dados e fatos na ponta da língua.
* Evita filmes ou conversas muito emocionais.
* É a pessoa a quem os outros recorrem em caso de desastres.

Essa descrição fez todo sentido para ela, e Kylie riu de si mesma – algo raro. Ela rapidamente começou a ver como tinha criado essa *persona* tanto para se proteger contra a raiva de seu pai quanto para se tornar a filha que ele sempre quis.

As mulheres que usam essa armadura protetora geralmente preferem solidão e silêncio, e não gostam de pessoas em seu espaço físico ou emocional. É fácil negligenciá-las e esquecer que podem estar sofrendo. Seu exterior impenetrável, assim como sua competência natural, dificulta a conexão com elas. Além disso, fazem as pessoas sentirem que é melhor deixá-las em paz, perdendo a conexão humana.

Kylie levou alguns meses para mudar. Estava tão desconfortável em ser ela mesma que era quase como se tivesse que aprender a falar uma língua totalmente nova. Teve que se sintonizar consigo mesma segundo a segundo sob minha orientação. "O que você está sentindo agora?", eu perguntava. E, então, novamente: "E agora?". Tive que fazer isso muitas vezes: "E agora?". Ela estava tão acostumada a pensar por meio da racionalidade pura que não tinha ideia de como olhar para dentro. No entanto, foi aos poucos sendo capaz disso e tornou-se melhor em permitir que as pessoas entrassem em sua vida interior.

O antídoto para aquelas que usam uma máscara exterior tão dura é ensiná-las a começar a perceber seus sentimentos sem intelectualizá-los. Muito devagar, essas mulheres precisam incorporar o coração, não apenas a mente. Elas precisam usar palavras como "eu sinto" em vez de "eu acho". Precisam aprender que os sentimentos não são uma ameaça ou uma fraqueza, mas apenas outra forma de comunicação. Para dizer o mínimo, a capacidade de demonstrar sentimentos é uma força.

Essas mulheres estão tão condicionadas a acreditar que as emoções são um defeito que se repreendem com severidade quando expressam sentimentos. O crescimento delas vem da confiança de poder lidar com seus sentimentos ao assumir riscos maiores, conhecer mais pessoas e experimentar coisas novas, tornando-se assim alguém mais integral.

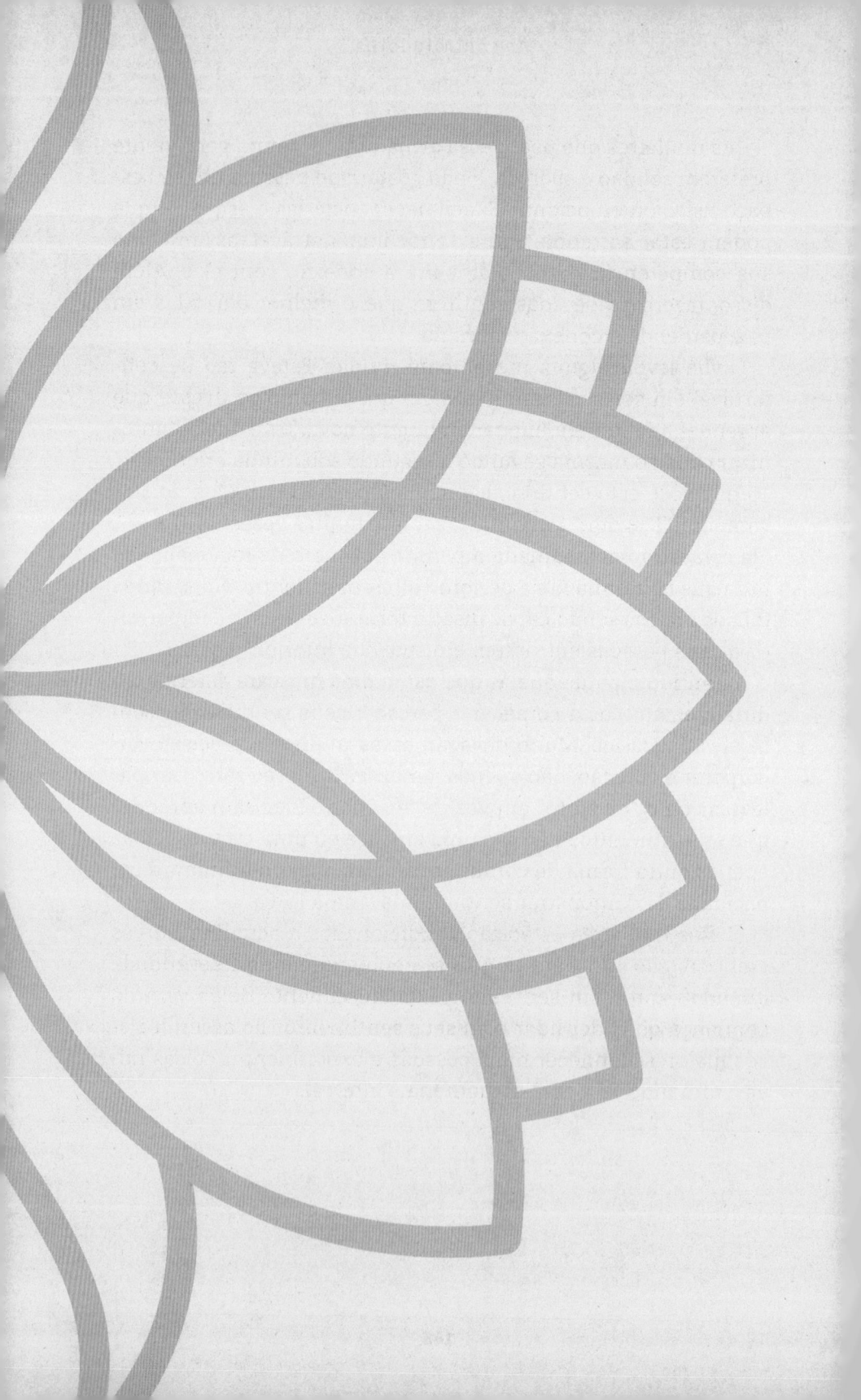

9

As aproveitadoras

A diva, a princesa e a criança

Você sente como se todas essas descrições combinassem com você? Esse sentimento é compreensível. Como seres versáteis que somos, mostramos diferentes partes de nós mesmas em momentos diferentes. No entanto, depois de ler sobre todas as *personae*, você reconhecerá que há apenas algumas que predominam.

Então, quem são as aproveitadoras? Ao contrário das doadoras e controladoras, as aproveitadoras funcionam sem nenhum autocontrole. Divorciadas de seu poder interno, se aproximam dos outros e extraem seus recursos como se fossem sua salvação. As aproveitadoras dependem dos outros para fazer as coisas por elas e para ter apoio emocional.

De modo muito parecido com a narcisista, que aprendeu a ser autocentrada a ponto de não reconhecer as necessidades dos outros, as aproveitadoras também aprenderam a se proteger assumindo uma posição autocentrada. Desesperadamente passivo-agressivas, começam a depender daqueles que as rodeiam. Vejamos algumas das manifestações comuns das aproveitadoras.

A diva

A diva é aquela que acredita ter conquistado o direito de mandar nas pessoas e fazer as coisas do jeito dela. Acha que é melhor do que os outros e ponto-final. Iludida por causa desse complexo de superioridade, achando que os outros existem para servi-la, acredita que isso é um direito dela.

Normalmente, embora nem sempre seja o caso, a diva é alguém com um histórico de realizações, alguém que teve o gostinho do que é ser uma "estrela". Por se identificar como uma *superstar*, precisa ser tratada como uma. Espera atenção total, elogios ilimitados e favores de todo mundo.

Eu vejo com frequência essa energia não só entre aquelas que alcançaram em algum nível um *status* de celebridade ou alguma posição de prestígio e influência social, mas também em famílias em que alguém assume a posição de chefe hierárquico e usa esse *status* para mandar nos outros. Essas pessoas estão tão sedentas por validação que acreditam nessa *persona*, esperando que seu público ou família as bajule. É claro que, quando essa atenção dura pouco, elas geralmente desabam em um colapso nervoso ou caem nos vícios.

Não é incomum que mulheres que realizaram algo considerado de *status* assumam ares de diva. Por um lado, pode, sim, ter sido uma conquista importante para elas, mas isso certamente não significa ter direitos sobre os outros. Essa é uma maneira de o ego mantê-las presas à validação dos outros.

Stephanie estava nas nuvens: havia sido escalada para um papel coadjuvante em um espetáculo da Broadway. Era seu sonho na vida. Eu a vi passar de uma garota simples a uma estrela em ascensão. Embora seja positivo que alguém encarne seu poder, é amargo quando a *persona* de diva se sobrepõe à essência da pessoa.

Foi o que aconteceu com Stephanie. Em pouco tempo, ela estava reclamando comigo, sem parar, sobre seus colegas de trabalho, que eram muito amadores e toscos para seu gosto. Até mesmo o diretor não era profissional o bastante. Ela queria que a reconhecessem como alguém importante. Quando isso não acontecia, sentia uma raiva narcísica. Ela sentia ter direito a um tratamento melhor do que estava recebendo e ficou muito mordida quando não o recebeu.

Stephanie veio até mim por ter acabado de receber uma dura crítica negativa por seu desempenho, algo que a devastou.

Incapaz de absorver esse *feedback* e voltar ao normal, estava pensando em parar de atuar. Sua necessidade de ser superior aos outros era tão grande que isso atropelava seu amor pela profissão. Quando demonstrei os componentes da energia da diva, ela ficou em choque. Estes são alguns dos aspectos que destaquei:

* Necessidade de ser o centro das atenções.
* Necessidade de receber apenas validação positiva.
* Feedback negativo vira uma tragédia.
* Necessidade de ser percebida como melhor do que qualquer outra pessoa.
* Necessidade de ser tratada com luvas de pelica.

Stephanie ficou envergonhada ao perceber que estava no papel da diva. Quando pedi a ela que se lembrasse da última vez em que, na infância, tinha sido tratada como uma diva, se recordou de estar no quarto ano e estrelar uma peça de teatro na escola. Relembrou detalhes de como se sentia especial, principalmente de como sua mãe estava orgulhosa. Sua mãe era uma conhecida atriz local a quem Stephanie sempre teve o sonho de imitar. Estar sob os holofotes foi maravilhoso para a pequena Stephanie – havia ansiado por esse momento a vida toda. Infelizmente, nunca foi escalada para um papel principal, o que sempre a fez se sentir desvalorizada. Aquele espetáculo na Broadway foi o mais próximo do papel principal a que chegou desde o quarto ano.

No centro das atenções, Stephanie finalmente se sentiu mais valorizada e segura, sem perceber que estava usando a *persona* da diva para criar uma hierarquia entre ela e os que a cercavam. Sua necessidade de poder vinha de seu vazio interior. Ela estava tão sedenta por validação que simplesmente não conseguia tolerar nada negativo dito a seu respeito.

Como pessoa pública, já vi algumas das minhas colegas incorporarem a energia da diva. Por serem um pouco famosas, elas sentem ter direito a um tratamento diferenciado e ficam ofendidas quando isso não acontece. Famintas por esse tipo de validação, ficam insaciáveis por esse néctar, enfurecendo-se quando ele é negado.

A energia de diva não deve ser confundida com o empoderamento, pois não se manifesta a partir de um coração desperto, mas de um sentimento de vazio e ausência. As divas tentam tirar dos outros o que negaram a elas na juventude.

Essa energia é comum em famílias nas quais as mães às vezes atropelam os filhos, exercendo sobre eles um poder que nunca tiveram na própria infância. Observo também que as sogras podem exercer essa mesma energia sobre as noras.

Com uma cultura de intenso fascínio pelas estrelas e desesperada para colocar uma aura naqueles sob os holofotes, é fácil se deixar levar pelo pensamento de que você é, de fato, não só uma estrela, mas o Sol, a Lua, os ventos... Quando me vi apaixonada pelos elogios que recebia ao iniciar minha vida pública, sabia que tinha que fazer um trabalho espiritual profundo. Comecei a me perguntar: Por que me importo tanto com o que pensam de mim? Sou tão vazia por dentro?

É fácil ser influenciada pela opinião alheia quando estamos desprovidas de uma conexão interna com nosso valor. É como se precisássemos dos outros para construir nosso senso de identidade. Por isso que a maioria daqueles que alcançam o estrelato muito cedo na vida, bem antes de descobrir quem são de verdade, é destruída pela exposição pública. Influenciados pelo número de curtidas e descurtidas que recebem, seu senso de identidade é contestado a todo momento.

Como grande parte do meu trabalho está aberta ao público, tive que aprender a me distanciar do tribunal da opinião pública. Quando faço uma *live* no Facebook ou palestro em algum palco, é inevitável receber milhares de comentários, desde sobre o que eu estava vestindo e a minha aparência até se concordaram ou não com o que eu disse. Para mim, é importante ouvir os *feedbacks* e crescer com eles, mas é perigoso tornar-se presa das projeções arbitrárias dos outros.

Só me libertei quando me despojei por completo de todo tipo de opinião, mesmo as positivas. Positivas ou negativas, eram apenas projeções de estranhos que nada tinham a ver com minha realidade pessoal. Se me achavam competente, não era porque eu havia sido mesmo, mas por estarem de acordo com o que eu dizia. Se me achavam totalmente idiota, talvez fosse por eu ir contra crenças profundamente arraigadas. O segredo é se desprender tanto dos comentários amáveis quanto dos negativos.

A energia da diva deriva da uma profunda insegurança. Quando estamos sob esse tipo de energia, ficamos competitivas e negativas em relação aos outros. Ouvimos apenas um severo crítico interno, que é impiedosamente mordaz. É só quando a diva estiver disposta a se voltar para dentro e ser sincera a respeito de seus demônios interiores que ela será capaz de quebrar esse padrão. Ela vai precisar parar de fingir e começar a dizer a verdade sobre como realmente se sente por dentro: mesquinha, indigna e pequena. Quando está em contato com esse espaço interior, sua máscara pode cair. Algo lindo acontece a seguir: as pessoas passam a ver seu verdadeiro eu e se relacionam com ela mais do que nunca. Ao fazer uma conexão genuína com os outros, percebe que não precisa mais da fachada de diva. Conexão supera tudo.

Quando retornamos ao nosso tranquilo espaço interior, descobrimos que não há por que ser uma diva. A verdade é que sempre fomos dignas, sendo ou não divas, e, enquanto não pudermos acessar essa verdade mais profunda, estaremos sempre buscando por aprovação.

A princesa

A princesa usa a fachada de alguém que se recusa a assumir seu poder. Do ponto de vista do desenvolvimento, ainda está na adolescência, talvez na pré-adolescência: rebelde e geniosa, recusa-se a crescer. Entrar na idade adulta a assusta, então ela espera que os outros intervenham e cuidem de tudo. Sente que ter oportunidades é um direito e tem a expectativa de ser mimada. Não necessariamente manda nos outros, como a diva; ela apenas aguarda, numa espera passiva.

Debbie estava vindo para terapia havia alguns meses quando revelou se sentir infeliz em seu casamento. Embora inteligente, ela relatava nunca ter buscado de verdade conquistar algo. "Eu me metia em tudo: dos esportes até a vida acadêmica. Nada me prendia." A vida aconteceu, as crianças nasceram e Debbie parou de procurar uma profissão. Isso agora era um sonho distante. Sobre o casamento, reclamava que não tinha muita intimidade ou conexão emocional. Seu marido, um médico de sucesso, quase nunca estava em casa. Reclamava da negligência dele, e que sempre colocava a carreira ou os filhos na frente dela. Ela se sentia apática e entediada. Sugeri que procurasse um emprego ou praticasse voluntariado para ocupar a mente.

As semanas se passaram e suas queixas continuavam. Debbie queria mais paixão e propósito em sua vida, mas não tomava uma única ação concreta em relação a isso. Ela e o marido estavam em constante conflito sobre quanto ela poderia gastar. Debbie nunca estava feliz com o orçamento da casa. Sugeri que poderia ganhar o próprio dinheiro e se tornar independente.

De um modo bem parecido com a vítima, Debbie se sentia menosprezada. Mas, ao contrário da vítima, ela também ostentava uma espécie de privilégio passivo em sua postura. "Por que ele não pode simplesmente me garantir um orçamento ilimitado? Ele tem muito dinheiro. Quero reformar a piscina, mas ele não deixa. Eu o odeio quando é mesquinho assim. Gostaria que fosse como outros maridos, que são generosos com suas esposas."

Querer outra pessoa para cuidar da gente é um símbolo do complexo de princesa. Acreditamos que é nosso direito ser alimentada, protegida e mantida. Não nos lembramos de que é preciso contribuir para a nossa vida de forma igual ou semelhante (para não falar de contribuir com a vida dos outros).

Quando me aprofundei na psique de Debbie para investigar exatamente por que ela não queria um emprego, suas desculpas variaram:

* Nunca tive um trabalho de verdade.
* Não sei se fui feita para isso.
* Vou precisar de pelo menos mais um ano.

Debbie dava a mesma resposta para todas as sugestões que eu fazia: "Não sei...". Ela não sabia porque não precisava saber. Havia outra pessoa – o marido, no caso – que sabia em seu lugar.

Impotência e estagnação são a marca registrada da princesa. Ela não é má, nem mesmo manipuladora: é apenas egocêntrica ao extremo. Não sente ter o poder de executar as ações que deveria tomar. Seu padrão é pedir ajuda mesmo quando pode fazer as coisas sozinha. Seu sentimento de impotência está tão arraigado que os outros assumem por inércia as obrigações dela.

Debbie continuava esperando que o marido aumentasse seu orçamento e que ele aprovasse a reforma da piscina. E também continuava esperando o emprego ideal cair do céu. Durante esse tempo, aguardava as coisas mudarem. Quando mostrei a Debbie que as coisas não podiam mudar por conta própria, ela ficou perdida. "O que devo fazer?", perguntou. Eu sabia que não devia responder a uma pergunta que já tinha respondido inúmeras vezes. Eu agora reconhecia aquela questão como parte de sua *persona* de desamparo.

Quando as pessoas fazem muitas perguntas antes de iniciar um projeto, do tipo "Como vou fazer isso?" ou "O que devo fazer agora?", elas a princípio soam sinceras e comprometidas. É só depois de termos respondido algumas dezenas de vezes que percebemos que esse é um hábito de impotência e passividade.

Assim que vi a intenção da energia por trás da confusão de Debbie e a reconheci como uma obstinação e paralisia intencionais, parei de correr para ajudá-la com sugestões e estratégias. Reconheci que ela estava com medo de agir; mais do que isso, tinha medo de crescer e se tornar autônoma. Era muito mais fácil para ela esperar que os outros corressem os riscos dos quais ela tinha medo. Dessa forma, poderia culpar alguém e manter-se a salvo. Ao dizer a si mesma que as coisas não deram certo por causa de outra pessoa ou apesar de tanto esforço da parte dela, poderia preservar sua identidade como alguém sem falhas.

Quando descrevi sua personalidade, de início Debbie ficou em silêncio e então começou a chorar. Ela afirmou não saber que tudo era tão evidente, e nem sabia que seus modos de agir tinham sido condicionados. Ela só achava que era assim mesmo. Estes são alguns dos padrões que ajudei Debbie a identificar:

* Impotente por natureza, desconhecendo como fazer as coisas.
* Pavor de entrar na idade adulta e ser responsável.
* Compra de atenção e amor através do desamparo.
* Proteção da psique contra o fracasso por meio da passividade.
* Um sentimento de direito ferido e raiva quando não é ajudada.

Quando rastreamos os problemas da Debbie até seu passado, descobri que ela tinha um irmão mais velho superdotado. Ela se recorda de como ele ganhava toda a atenção e de como ela se sentia negligenciada e sozinha. O único modo de chamar a atenção da família era ficar doente, ou quando algo ruim acontecia. Aprendeu desde cedo a entrar em estados de passividade como forma de chamar a atenção de todos para si.

A princesa tem medo de falhar, ser rejeitada e, sobretudo, de se sentir uma fraude, uma inútil. O único antídoto para esse complexo é chegar ao fundo do poço. A maioria das pessoas só muda quando está em um beco sem saída com relação a seus recursos, e absolutamente nada funciona mais. Para que isso ocorra, todos na vida da princesa precisam interromper o conluio, já que ela é apoiada por facilitadores. Assim que estes param de permitir que ela fique no estado de passividade, a princesa não terá escolha a não ser começar a tomar uma atitude.

Ainda me lembro de dizer a uma de minhas clientes, uma princesa clássica, que eu simplesmente não podia mais ajudá-la. Ela ficou devastada. Com gentileza, disse que não a resgatar era realmente a melhor coisa que eu poderia fazer. Se continuasse permitindo que ela dependesse de mim, estaria fazendo um desserviço. Ela tentou fazer que eu me sentisse culpada, chorando: "Como pode, você me deixar?". Eu sabia que esse desamparo vinha de seu ego, e não de seu verdadeiro eu, que era corajoso e poderoso. Pedi que ela fizesse algumas mudanças em sua vida e só voltasse quando estivessem completas. Ainda estou esperando a ligação dela. Eu não levo isso para o lado pessoal. Entendo o poder dos caminhos do ego, que podem nos manter indefinidamente presas em padrões.

Foi só quando Debbie entrou em total paralisia que começou a se curar. Seu marido se recusou a mudar e ir atrás dela. Ele até pediu o divórcio. Seus filhos estavam na faculdade, longe. Não tinha para onde ela correr. Essa foi sua experiência de fundo do poço. A primeira coisa que ela fez foi conseguir um emprego de meio período, que por fim acabou se transformando em período integral. No início, ela resistia ao trabalho, mas, quando começou a economizar dinheiro, sua autoconfiança melhorou, o que deu a ela uma sensação de autonomia. Sua autoconfiança acabou se transformando em autoestima. Tive a honra de vê-la passar de uma princesa passiva para uma adulta.

Para querer mudar a si mesma, a princesa precisa se desintoxicar de sua dependência dos outros ao largar disso de uma vez. Precisará se tornar uma adulta no comando da própria vida. Assim que assumir a direção de seu destino, descobrirá que, no fim das contas, não era uma proposta tão assustadora. Com um sorriso, vai perceber que a vista da janela da frente é exuberante e convidativa.

A criança

A criança vive em uma bolha de conforto, complacência, ingenuidade e negação, com uma sensação efêmera de esperança e otimismo. Ela é o eterno Peter Pan. Com medo de crescer e enfrentar a realidade, é tipicamente uma mulher que se sente confortável na mesma cidade e emprego, se é que trabalha, ou segue uma rotina previsível e cômoda.

A criança não gosta de mudança, conflito ou agitação. Prefere manter o *status quo* e ser relativamente infeliz a fazer mudanças que aumentem as chances de ela ser feliz. Sua segurança é mais importante que sua autenticidade. Como resultado, entra em um servilismo dócil e conciliador, que permite a ela manter longe de si a discórdia e o conflito, se apegando a fantasias infantis e esperando que se realizem, mas sem se esforçar para isso. Parecendo alegre e positiva, vive em uma versão fictícia de uma realidade que nunca acontecerá.

Negação e evasivas são as marcas da criança. Encontro essa *persona* mais frequentemente em mulheres que estão em relacionamentos com homens que não as tratam tão bem quanto deveriam, e ainda assim elas evocam um conto de fadas em torno de sua situação que permite a elas manter o *status quo*. Ou, se estão trabalhando, têm fantasias sobre seu chefe ou colegas de trabalho, dizendo coisas como: "Espero que um dia ele perceba tudo o que fiz como sua assistente". Elas podem dizer a si mesmas: "Um dia, o homem casado com quem estou saindo largará a esposa para ficar comigo. Até lá, sei que ele quer fazer isso, de verdade, mas não consegue". Elas vivem no mundo do "um dia", como uma criança que diz: "Um dia serei a presidente dos Estados Unidos", ou "Um dia serei uma astronauta".

Ainda me lembro da minha primeira sessão com Melody. Ela entrou na sala em um longo vestido amarelo-claro que parecia velho e gasto. Seus dedos entrelaçavam-se em um nó, pálidos e trêmulos. "Acho que meu marido está tendo um caso", começou. "Não tenho certeza, mas vejo sinais disso. Não é a primeira vez." Quando tentei investigar como Melody lidava com a infidelidade, ela falou: "Eu não disse nada. Só pensei que seria uma única vez. Então continuou acontecendo e eu esperava que parasse. Eu estava em choque por ele ter feito uma coisa dessas, então tratei a coisa toda como algo extraordinário, e não como se isso fosse o normal dele. Agora está acontecendo mais uma vez, e não consigo acreditar que estou, de novo, na mesma situação de quase dez anos atrás".

Melody nunca confrontou diretamente o marido sobre esses fatos. Preferia ficar quieta para não pôr tudo a perder. Quando perguntei como ela queria agir dessa vez, tive a seguinte resposta: "Vou fazer o que sempre faço e esperar a tempestade passar. Vai ter que passar, né? Eu sei que meu marido não quer mentir para mim. Se ele estiver mentindo, não vai ser para sempre. Vou focar o positivo e deixar que ele aja feito um menino. Até porque que relacionamento é perfeito?".

Depois de um tempo, Melody foi capaz de sair de seu desânimo para um alegre otimismo. Foi fascinante assistir a isso. O que aconteceu com todos aqueles sentimentos de alguns minutos antes? Então entendi o que estava acontecendo com ela. Quando Melody confrontou a verdade, sentiu um enorme caos interior, muita desilusão e dor. Quase não dava para suportar. Assim que sua criança interior sentiu as dores dessas emoções profundas, seu ego correu para o resgate e mascarou sua dor com a *persona* da criança. Com essa máscara firmemente colocada em seu rosto, tudo mudou. Ela passou de uma adulta confrontando as agruras de sua difícil realidade para uma criança que vivia em um mundo de fantasia que nada tinha de errado.

A criança permitia a Melody continuar otimista sem mudar sua vida, fazendo-a ignorar a dissonância cognitiva que sentia e entrar em um estado de esquecimento e animação ao estilo Poliana. Era muito mais fácil para ela ser protegida por essa *persona* do que enfrentar a dolorosa verdade de seu casamento. Foi só quando eu a ajudei a ver as maneiras como seu ego fazia isso que ela foi capaz de escapar de seus padrões. Descrevi alguns de seus comportamentos para ajudá-la a identificar esses padrões:

* Permanecer inativa e passiva na tomada de decisões.
* Permanecer paralisada em suas ações, de modo que os outros sejam forçados a fazer algo por ela.
* Incapacidade de tolerar a dor, ignorando-a para se manter feliz.

Parte dois - Confrontando as sombras

* Grande negação sobre as verdades dolorosas da vida.
* Insistir na afirmação de que está feliz mesmo quando não se vê uma expressão autêntica disso.
* Ausência de insight ou consciência sobre os verdadeiros sentimentos ou sobre a dor (de si própria ou dos outros).
* Superficialidade consigo mesma e com os outros.
* Não gostar de sondar a realidade mais profunda de sua vida ou da existência em geral.
* Evasão do conflito, ignorando seus sentimentos autênticos e agindo de forma conciliadora.

Aquelas que utilizam a fachada da criança aprendem desde cedo que o caos da vida é muito ameaçador, demandando movimentos ousados demais. Quem usa essa máscara mantém a cabeça enterrada na areia. É muito mais seguro e previsível. Tudo o que importa é que elas estejam protegidas da dor de ter que se aventurar fora da casinha para enfrentar as incógnitas da vida.

No centro dessa *persona* está uma garotinha ferida, perplexa com todo o caos que vivencia. Os pais de Melody se divorciaram quando ela tinha 7 anos. A vida dela mudou da noite para o dia e nada mais foi o mesmo, conforme relatou. Ninguém interveio para resgatá-la de suas emoções avassaladoras ou para aplacar sua confusão. Ela se lembra de regredir a uma idade inferior, quando as coisas eram mais felizes e calmas. Começou a chupar o dedo e fazer xixi na cama. Isso acarretou mais raiva de seus pais. Apesar disso, a garotinha se agarrou à inocência e desde então manteve essa personalidade infantil. Essa é a proteção que a faz permanecer aninhada, envolta em segurança. Seus sentimentos eram tão assustadores que ela jurou nunca mais passar por isso. Esse é o motivo de amar usar a máscara de criança. É algo que a enche de alegria, otimismo e esperança – tudo o que precisa para manter a ilusão em funcionamento.

O antídoto para o complexo de infantilidade de Melody é uma desintoxicação radical das estratégias de negação que adotou durante todos esses anos, um confronto cara a cara com a verdade. Ela já sabe a verdade; está apenas fingindo não saber, porque esse jogo é muito mais fácil. Nele, não há ninguém para enfrentar, nenhum conflito a ser suportado e nenhuma mudança que precise ser feita.

Se Melody quiser evoluir, deverá tirar a máscara de criança e ficar nua diante do espelho de sua vida real. Ela precisará se ver sob a ofuscante luz da consciência. Conforme começar a enfrentar a vida como realmente é, e não como ela deseja que fosse, entrará em contato com sua resiliência. Vai notar que é, de fato, forte e corajosa. E o principal: perceberá que pode tolerar a mudança e que isso é benéfico para ela. Começará a abraçar cada vez mais mudanças, deixando para trás as sombras de uma vida inautêntica e cheia de medo. Com isso, sua ingenuidade será substituída por um ardor implacável pela verdade.

Quando o arquétipo da criança está no auge, a mulher encarna o complexo da boneca. Ela se torna infinitamente flexível e maleável, pronta para ser o brinquedo de seu dono. Como uma boneca, serve aos outros à custa de um sacrifício extremado de si mesma. Normalmente, essa *persona* é usada sob condições de grave negligência e abuso emocional. A boneca sucumbe à vontade e aos caprichos dos outros, a quem considera mais poderosos. Para sair disso, precisa despertar para a própria voz e ousar colocá-la em ação. Embora arriscado e talvez perigoso, pode se libertar assim que começa a agir a partir de seu livre-arbítrio. As vítimas de seitas e aquelas envolvidas em casos como o de Jeffrey Epstein são geralmente mulheres com complexo de bonecas,[5] que há muito foram forçadas a abandonar qualquer senso de personalidade ou autonomia, o que as faz acreditar que a própria existência deve estar a serviço dos outros – mesmo que isso envolva abusos.

---

5. O norte-americano Jeffrey Epstein foi acusado, condenado e preso por, entre outros crimes, liderar um grupo de abusadores sexuais, tendo como alvo mulheres e meninas. Em 2019, foi encontrado morto em sua cela nos Estados Unidos. (N. T.)

Libertando o ego

É importante lembrar que somos criaturas repletas de nuances, e que podemos ser muitas coisas ao mesmo tempo. Minhas tentativas de fornecer uma classificação das faces do nosso ego foram feitas com a consciência de que somos complexas demais para essa categorização. Além disso, nosso ego pode assumir muitas *personae* ao mesmo tempo, como se a gente desempenhasse um papel na sequência do outro. Não existem regras rígidas quando se trata da nossa psique. Fluímos com o momento presente, nos perguntando qual versão do nosso ego está atuando agora. Em vez de julgarmos e adivinharmos como está nosso ego, escolhemos flutuar com o que estiver acontecendo.

Uma vez despertas para os vários comportamentos do nosso ego, podemos parar de desperdiçar energia no mundo exterior e a voltar para dentro, perguntando a nós mesmas qual ferida do nosso passado está sendo reavivada e nos causando medo. À medida que ultrapassamos a proteção que o nosso ego fornece, somos capazes de entender por que sentimos, antes de tudo, necessidade de proteção. Normalmente voltamos aos medos da primeira infância, medo de não sermos boas o suficiente e não nos sentirmos cuidadas, amadas ou validadas. Quanto mais percebemos que o ego estava apenas protegendo os medos de nossa infância, mais nos sentimos agradecidas por ele. Também notamos que é nossa a tarefa de nos reeducarmos. É hora de sermos mães e pais para nós mesmas – aqueles que sempre quisemos, mas nunca tivemos.

O ego só prospera à sombra da nossa inconsciência. Quanto mais o nosso mundo interno vier à luz sob o brilho da consciência, mais o ego se desvanecerá. Assim, o caminho para libertar o ego é conhecer nosso verdadeiro eu. É aqui que estão todas as respostas.

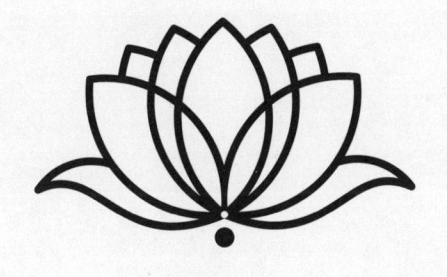

Parte três

De volta à natureza

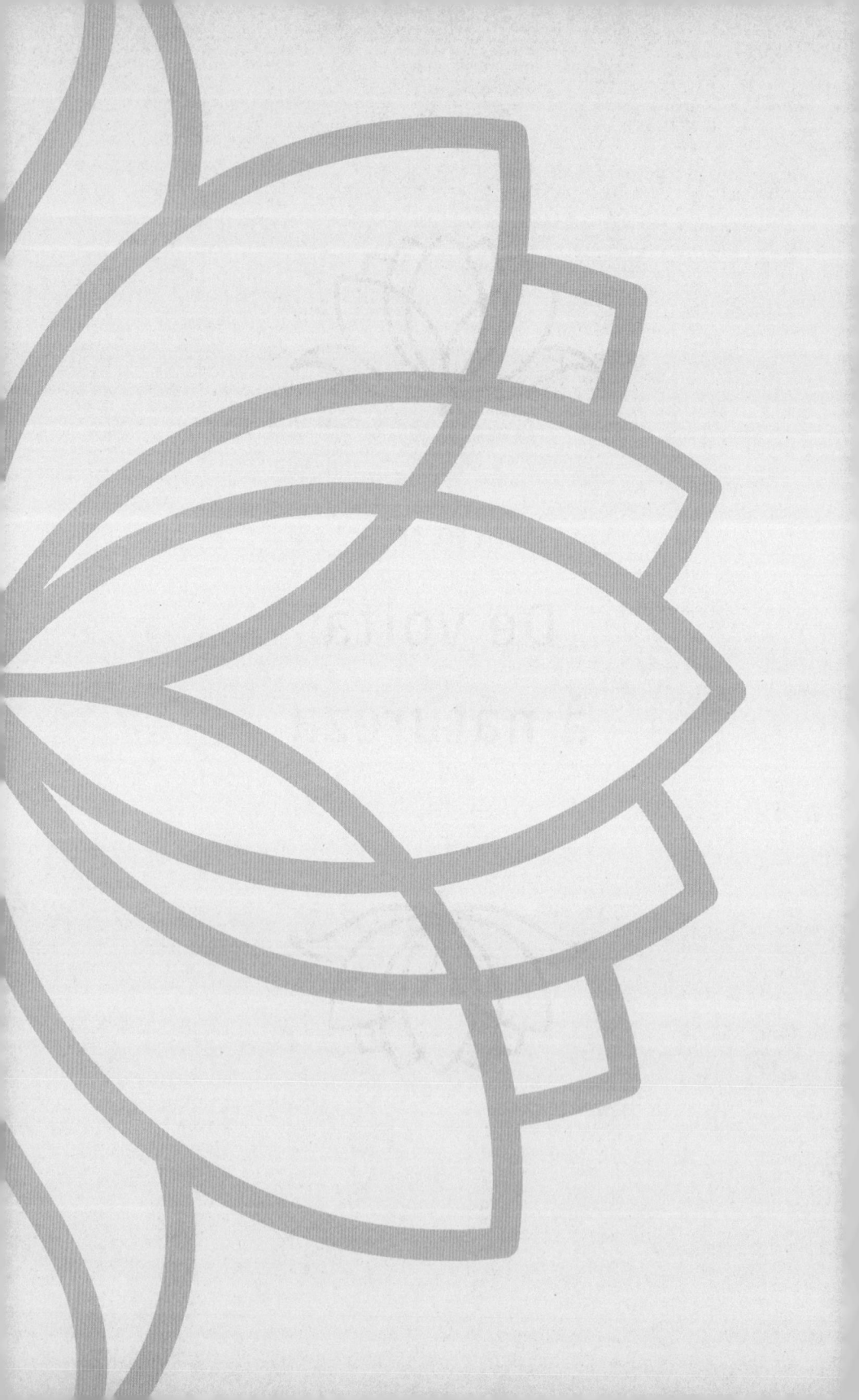

Um aviso: eu acredito plenamente que cada uma de nós tem o direito de abraçar a própria identidade em relação à orientação sexual e ao estilo de vida que melhor convierem. A experiência de cada mulher e homem deve ser valorizada pelo que é, eles se identificando ou não com sua identidade biológica.

No próximo capítulo, converso principalmente com indivíduos cisgêneros, pois estou desconstruindo um fenômeno central que atravessa mais amplamente a demografia desse grupo. Embora eu esteja falando em termos tradicionais de sexo e gênero, não pretendo excluir experiências lésbicas, gays, bissexuais ou de homens e mulheres trans, indivíduos não binários, de gênero fluido ou intersexuais. Tenho certeza de que estou cometendo alguma exclusão, mas não é de propósito. Há algo a se aprender aqui, não importa como a gente se identifique em termos de gênero.

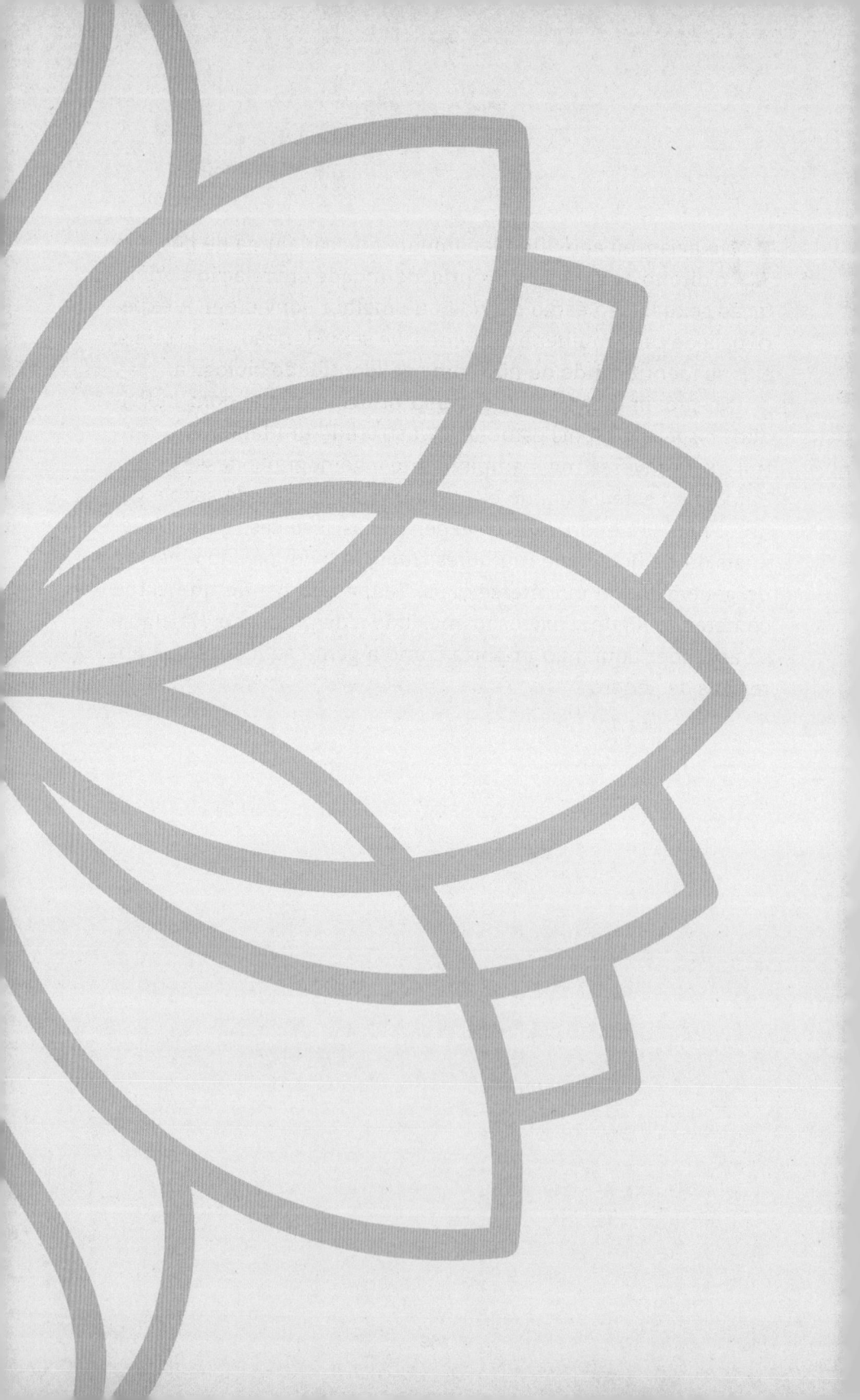

10

O projeto natural de nosso corpo

Feito uma obra-prima, somos infinitamente imaculadas.
Feito um relógio, somos insondavelmente precisas.
Feito um quebra-cabeça, somos profundamente complexas.
Feito um oásis, somos reabastecedoras ilimitadas.
Feito o próprio Universo, somos desenfreadas, eternas e livres.

Durante a adolescência da minha filha, muitas vezes conversávamos sobre sua sexualidade. Ela lamentava como os garotos que ela conhecia eram emocionalmente imaturos, interessados apenas em "ficar". Falava sobre quantas de suas amigas sentiam pressão para fazer sexo e como ela não estava pronta. De vez em quando, minha filha me fazia perguntas sobre sexo, compartilhando seus medos e dilemas com alguma frequência.

Cada vez que conversávamos sobre sexo, eu dava um suspiro de alívio por ela se sentir confortável para isso. Certamente não me senti à vontade para fazer o mesmo com minha mãe. Não houve nenhuma conversa sobre sexo ou mesmo sobre meus sentimentos a esse respeito. Só me restava descobrir sozinha, e minha mãe teria preferido que fosse algo com o qual eu não me envolvesse – exceto, é claro, ao tentar formar uma família.

Conforme eu crescia, a mensagem que recebia era a de que sexo era ruim. Não só ruim, mas repugnante. Se nos envolvêssemos nisso, seríamos lascivas e imorais – algo que nunca se encaixou no meu código de moralidade pessoal.

Eu simplesmente não compreendia. Se era tão ruim, por que era a única maneira de termos filhos? Os tabus contra o sexo não faziam sentido para mim.

Grande parte da nossa jornada rumo ao despertar é formar uma compreensão renovada de nós mesmas com base na nossa biologia e no nosso corpo. Isso nos obriga a ir ao cerne do que nos torna homem ou mulher. Perguntamos: Como meu sexo influencia minha psicologia? Então entramos em um diálogo aberto sobre nosso corpo, nosso sexo e nossa sexualidade para desenvolver a consciência de como isso se dá.

A natureza fez as coisas de modo simples. A maioria de nós nasce homem ou mulher. Isso é o nosso sexo. Ele não necessariamente é o nosso gênero. Nossa identidade de gênero é construída cultural e individualmente. Enquanto para a maioria das pessoas o sexo é inerente ao nascimento, nossa identidade de gênero é aperfeiçoada ao longo do tempo por meio de interações psicológicas com nossa família e nossas circunstâncias.

Não existe um fenômeno definitivo conhecido como "mulher" ou "homem". A única realidade objetiva é *nossa* feminilidade e *nossa* masculinidade. Essa é a nossa natureza fundamental e, embora possa ser relativamente alterada pela medicina moderna, por meio de hormônios ou cirurgia, ainda está no cerne de quem e como nascemos.

Conforme vamos despertando, é importante estar ciente de como a natureza, pela biologia, moldou nosso corpo e nos projetou para desempenhar as funções que desempenhamos. Questões-chave para entender como as mulheres são: O que significa ser uma mulher? Como ter uma vagina, seios e uma predominância de hormônios femininos nos afeta? Como a cultura capitalizou aspectos de nossa biologia e a saqueou para a própria conveniência patriarcal? Só quando entendermos nossa natureza feminina e masculina a partir de uma perspectiva biopsicológica é que começaremos a nos compreender melhor enquanto mulheres e homens.

Embora homens e mulheres sejam iguais – no sentido de que ambos têm os mesmos direitos à dignidade e à liberdade –, somos desiguais na forma como a natureza nos construiu. Não temos formas ou força iguais. Nossos papéis biológicos não são iguais. Entre nós existem diferenças radicais que precisam ser entendidas, e isso ajudará muito a nos compreendermos com mais profundidade.

Como a natureza configura as mulheres para a criação

O corpo de uma mulher é projetado para doar-se a si mesma. Dessa inclinação natural decorre uma sintonia automática com as outras pessoas. Por definição, somos as mantenedoras da comunidade e as coletoras da tribo. É o caminho feminino do *tao*.

Por causa de sua biologia e de como a natureza configurou seu corpo, uma fêmea mantém dentro de si o poder da criação. Essa natureza doadora é que vem sendo abusada pela cultura. Se não estivermos conscientemente despertas para como a cultura faz isso, poderemos nos doar a ponto de nos esquecermos de nós mesmas.

Vamos dar uma olhada em como nosso corpo foi configurado para sermos doadoras. Pense nas maneiras pelas quais nosso corpo é projetado com primor para gerar filhos. Se alguém escolhe ou não ser mãe é outro ponto. O fato é que nossa arquitetura biológica está configurada para dar à luz. Considere também como o útero cria espaço para o bebê – nossa barriga se estica para acomodar e conter a criança, e nossos seios "sabem" como aumentar, contendo o leite que os bebês vão mamar. Esse *design* é nada menos que milagroso.

Durante minha incursão na maternidade, lembro-me de me maravilhar com a forma como meus seios "sabiam" amamentar quando minha recém-nascida precisava de alimento. Enquanto antes tinham finalidade estética e sexual, eles foram elevados ao sagrado propósito de alimentar minha filha. Apreciando minha conexão com a natureza, fiquei maravilhada com a forma como meu corpo simplesmente sabia o que fazer sem qualquer estímulo. Foi a primeira vez que me enxerguei como um animal. Eu era, em essência, um veículo para a natureza se reabastecer. Não me senti diminuída por essa consciência, mas estimulada. Eu me sentia unida à leoa, à chimpanzé fêmea e à galinha. Assim como seus corpos dão à luz e servem sua prole, fui projetada pela natureza para servir. Eu me enxergava como uma sustentadora da vida, poderosa e competente. Estava em união com todos os seres sencientes. Estava unida à Terra. Ela e eu éramos do mesmo solo, um solo que floresceu, nutriu e se regenerou.

Embora a biologia tenha projetado a mulher para ser uma doadora, a cultura a remodelou para doar a si mesma a ponto de perder o pouco senso de identidade que possa ter sobrevivido à infância. A cultura projetou nossa maquete com mão de ferro. Saber a diferença entre os legados da biologia *versus* os da cultura é a chave para o nosso despertar.

A cultura percebeu que seríamos propensas a nos doar para os outros. Em vez de permitir que enxergássemos poder nisso, ela minou nossa capacidade de sentir esse poder. Ao saber que as mulheres vão dar conforto e nutrição, a cultura se aproveitou de nossa capacidade de adaptação.

Então como respeitar o que nos dá a natureza sem nos perdermos? Como dar e receber sem nos deixar de lado? A menos que sejamos despertadas para o fato de que as imposições culturais sobre nossas qualidades biológicas naturais nos levaram por um caminho destrutivo, permaneceremos adormecidas, passivas e oprimidas.

A natureza quer que a gente saiba que somos feitas de um modo que nos *fortalece*, em vez de nos *devorar*. Despertar envolve adquirir a consciência da diferença entre o que é real e natural para nós e aquilo que é condicionado.

A natureza não quer que a gente se perca. A natureza quer que nós, mulheres, reivindiquemos o que somos, integralmente. É por isso que ela nos dá a opção de sermos mães, mas não nos pune se optarmos pelo contrário. A natureza permanece neutra, aceitando que existem freios e contrapesos naturais em como as espécies avançam. Algumas procriam bastante; outras, não.

Não há vergonha ou julgamento. É como é. A cultura, no entanto, não é tão neutra. Ela sugere que as mulheres adultas que não são mães sentem algum grau de constrangimento, se não vergonha aberta e ostracismo. Essas emoções vêm do apego a como a cultura exige que vivamos nossa vida. A natureza, por outro lado, percebe simplesmente que nem todo mundo é igual, e não se pode esperar o contrário. A cultura encabula a diversidade, enquanto a natureza a celebra e exalta.

A consciência de nossa biologia é a fonte de todos os outros entendimentos, uma vez que esta comanda nossa capacidade de nutrir, cuidar, ser empática e ter desejo sexual. Se quisermos nos compreender psicológica, cultural e espiritualmente, devemos entender nossa biologia e como ela nos prepara para sermos subjugadas pelo patriarcado.

Tomando posse de nossa vagina

Misteriosa e complexa, a vagina foi posicionada pela natureza em um ponto de conexão protegido e oculto por nossas coxas. Se você observar seu *design*, não é muito diferente do botão de uma flor envolto por suas pétalas dobradas – nesse caso, a vulva a cobre com ainda mais cuidado. Com camadas intrincadas, a vagina em si é resguardada da visão, como se a natureza, por causa de sua vulnerabilidade, a tivesse criado para ser assim.

Em seu *design*, nossa vagina tem a capacidade de ser a receptora do pênis do homem e o portal para o nascimento da próxima geração. É passiva quando é a receptora, mas ativa por ser vital para o nascimento dos nossos filhos. Em seu duplo papel, encena a dança da inação e da ação, recebendo e dando, puxando e empurrando. Essa dança é algo natural para nós. No passado, essa qualidade era valorizada pelas comunidades tribais em que vivíamos, nas quais nós, mulheres, ocupávamos posições de liderança e grande *status*. Foi só em nosso patriarcado moderno que acabamos isoladas umas das outras e, em vez de sermos exaltadas, sofremos abusos por nosso instinto de doação.

Só porque a vagina está fora de visão não significa que ela precise ser ignorada, tendo negada sua existência. A natureza jamais nos disse para evitar a vagina; a cultura moderna, sim. Nos tempos modernos, temos sido cada vez mais ensinadas a rejeitar nossa sexualidade, condicionadas a acreditar que seremos "más" se agirmos de acordo com nossos instintos. A primeira doutrinação de uma mulher a esse respeito é quando ela é ensinada a evitar sua vagina.

Fui criada para acreditar que a vagina é uma "zona proibida ao toque". Seríamos "más" garotas se estivéssemos em sintonia com nosso desejo sexual. Ao sermos proibidas de celebrar nossa sexualidade, deixamos de nos conectar com nosso corpo, para não falar de assumir o controle do nosso prazer. Se temos vergonha de ver, tocar ou sentir nossa vagina, como podemos esperar estar totalmente à vontade com outro humano nos tocando?

Relegamos nosso poder em parte porque estamos desconectadas da potência que abrigamos entre nossas coxas. A maioria das mulheres que conheço está desconectada de sua vagina. Poucas de nós cultivamos um relacionamento íntimo com ela. Disseram para a gente que fazer isso é, em essência, coisa de puta.

Você se lembra de sua mãe conversar sobre os prazeres e as dores do sexo? Ela a ajudou a se familiarizar com sua vagina e ensinou que você mesma pode pôr em suas mãos suas capacidades sexuais, aprendendo a se dar prazer? Certamente não me lembro de nenhuma dessas conversas com minha mãe. Foi só mais tarde que descobri tudo o que ainda não havia descoberto e assumi o controle da minha sexualidade.

Se uma mulher nunca é ensinada a celebrar sua vagina, como saberá o que dá prazer a ela? Como pode orientar seu companheiro ou companheira para que a satisfaça? Nós é que precisamos guiá-los, mostrando como gostamos de ser tocadas e satisfeitas. Fazer isso não nos torna lascivas, prostitutas. O condicionamento nos ensinou que apenas "aquelas" mulheres expõem sua sexualidade.

Uma coisa é negar nossa sexualidade no que se refere a outro ser humano, mas outra, bem diferente, é ser ensinada a evitar uma parte do nosso corpo porque ela está associada ao sexo. Ambas as coisas envolvem a negação e a supressão de algo intrínseco e natural para nós, mas essa última compreende a rejeição de algo que faz parte do nosso corpo. Quando somos ensinadas a evitar uma parte dele, como se ela não existisse, subconscientemente acreditamos que se trata de uma parte "ruim" de nós. Nessa renúncia de uma parte central de nós mesmas, acontece uma desconexão dentro de nós, permeando de modo sutil todos os aspectos da vida.

A vagina é o berço de toda a vida humana e a fonte de nosso empoderamento sexual. Ignorar seus muitos dons é uma farsa. Entrar em contato com a generosidade da nossa vagina é reivindicar nossa identidade de seres sexuais, algo a que a cultura é desesperadamente contra. Precisamos entender que uma mulher que se encarrega de seu empoderamento sexual não é mais dependente de um homem, exceto por sua capacidade de ajudá-la a ter filhos. Assim que retoma o controle de sua vagina, ela está declarando sua emancipação das garras do patriarcado. Essa é uma mulher que merece reconhecimento. Exaltar sua vagina e o que ela simboliza é ativar um renascimento feminino.

As mulheres foram condicionadas a acreditar que o único propósito da vagina é ser uma área de prazer para os outros – mais tipicamente, para o prazer sexual de um homem. É assim que a vagina ganha sua legitimidade. Tal crença é a fonte de nossa opressão. Ao enxergarmos a nós mesmas como capazes apenas de oferecer prazer aos outros, entregamos as chaves de nossa liberação sexual e permitimos ser minimizadas por um patriarcado que prospera com nossa repressão.

Imagine: e se retomássemos esse prazer e começássemos a comandar, com nossas mãos, nosso desejo sexual e nosso orgasmo? Quando somos capazes de nos levar com carinho até o clímax, atingimos e fortalecemos nossa soberania. Com esse foco no eu, brilharemos por conta própria, não mais dependentes dos homens ou de outra pessoa em nossa vida. Nós nos tornamos firmemente enraizadas em nosso ser. A dependência de um homem é algo para a procriação. O prazer também seria delicioso, mas opcional.

O caminho para a conexão e a liberação sexual começa com a posse da nossa vagina. E ela não é apenas uma abertura em nosso corpo. Não é algo "lá embaixo" que precisamos esconder sob saias bem passadas e pernas delicadamente cruzadas. É o berço da própria vida. Como não há vida sem a vagina, mantemos em nosso corpo nossas gerações futuras. Tudo nele foi criado não apenas para a gestação da vida mas também para nosso prazer. É só ao entender o propósito da vagina que compreendemos quem somos, não somente em um nível biológico como também psicológico, cultural e emocional.

Quando a gente compreende como a vagina encerra dentro de si a fonte tanto da nossa escravidão quanto da nossa emancipação, é possível dominar por completo nossa jornada ao longo da vida. Despertar significa reivindicar poder sobre cada parte de nós. Não o poder sobre os outros, mas o poder consagrado por nossa verdade.

Da submissão ao empoderamento

Ao se abrir por meio de uma fenda em seu corpo, a mulher detém o poder de elevar a própria experiência sexual e a de seu parceiro. Quanto mais ela se abre, mais pode dançar, brincar e curtir sua vagina, proporcionando grande prazer à pessoa com quem se envolver. Novamente, é por meio dessa abertura que ela é mais vulnerável, sujeita à submissão agressiva de um macho. Não há travas de segurança para sua vagina, tornando-a presa dos avanços indesejados dele, caso opte por entrar nela. Portanto, ela deve se proteger com segurança extra. Para o próprio desgosto, todos os pais sabem por instinto que é assim. Uma garota pode até protestar contra as liberdades de seus irmãos, mas será calada por seus pais, que sabem que uma menina sempre está sob um risco que seus filhos garotos nunca correm.

A vagina tem um tremendo poder de criar e conceder prazer. A mulher emancipada compreende esse poder e escolhe com sabedoria a quem o dar. Quando ela exerce essa escolha com muito critério e discernimento, passa da submissão ao empoderamento.

A menos que despertemos de forma deliberada e consciente para nosso potencial orgástico, continuaremos a nos deitar a serviço dos outros, relativamente insatisfeitas e sem saber o porquê. A mulher que descobre seu lado "guerreiro" aprende que seu desejo de servir aos outros deve nascer de sua vontade de servir a si mesma. Quando entende que sua fidelidade primária é a própria verdade, e só depois a dos outros, muda o paradigma a seu favor. Agora ela pode fazer as duas coisas, aderindo ao seu *design* biológico natural como criadora e cuidadora, enquanto se concentra no próprio crescimento como um ser totalmente autônomo, com necessidades e desejos próprios.

Quando, por meio da intrincada interação do efeito dominó, a concepção ocorre, é a mulher quem recebe a sagrada responsabilidade de nutrir a criança em gestação. Nossa comida se torna a comida dela. Nosso sangue e o de nosso filho se tornam um. Nosso corpo cresce para acomodar o outro, às vezes mais de um. Expandir para nutrir as necessidades dos outros é algo embutido em nossa arquitetura.

Com o parto, passamos para uma nova dança, irrevogavelmente entrelaçada com outra. Esses nove meses de união no útero alteram quem somos. Quanto mais cedo enterrarmos a pessoa que costumávamos ser e abraçarmos a mãe que somos agora, menor será o nosso trauma. Os meses de gestação nos permitem guardar o luto por nossa antiga identidade e abraçar a nova.

É por meio da aceitação dos aspectos maternais de nossa biopsicologia que realmente temos a oportunidade de nos afastar da submissão cultural e crescer rumo ao nosso empoderamento. Quando tomamos consciência do potencial completamente alucinante que temos para gestar, dar à luz e criar nossos filhos, compreendemos nosso poder. Uma vez que vemos como nosso corpo se adapta e se transforma para atender às necessidades de nossos filhos, entramos em sincronia com o poder natural do Universo. Nós nos vemos como a terra e o oceano – um lar, um jardim, um santuário. Ecoando tudo que no Universo dá origem à vida, começamos a ver que a natureza nos fez divinas. Foi só a cultura que perverteu nossa mente e abusou do nosso corpo, de um modo tão drástico que apagou nossa conexão com esse poder divino. A mulher que despertou reivindica o que a natureza pretendia para ela e, com isso, libera suas irmãs e filhas para fazerem o mesmo.

Abrigado dentro de todas nós – mães e não mães – está um sábio e intuitivo conhecimento sobre nossos poderes maternais. Esse saber é a chave da nossa capacidade de cuidar dos nossos jovens com atenção e dedicação. Uma vez em contato com esse conhecimento intrínseco, talvez possamos aproveitá-lo em outras áreas da vida. Assim como nosso corpo se transforma em campos florescentes para nossas crianças, podemos nos transformar para nós mesmas. Mesmo quando uma mulher não tem filhos, ela ainda é, e muito, uma mãe, seja para seus amigos, avós, animais de estimação, outras crianças, seja para seu próprio eu interior.

É difícil ressaltar a necessidade de todas as mulheres manterem o princípio da maternidade dentro de si. Estamos sempre carregando esse potencial – biológica ou socialmente. Portanto, tendo filhos ou não, precisamos nos lembrar de nosso poder de ser mães de todos aqueles ao nosso redor, inclusive de nós mesmas. Quando abraçamos essa capacidade materna – especialmente em relação a nós –, começamos a nos libertar da dependência dos outros.

Ao abraçar nossa imensa capacidade de criação, colocamos em nossas mãos a maternidade de nosso eu e acabamos com a dependência psicológica do mundo externo. Dessa forma, nos elevamos ao reino sagrado de uma deusa e nos nutrimos com o valor que antes pensávamos que só poderia vir do mundo externo.

Resgatando a nós mesmas

Se uma mulher desperta precisa optar por olhar para fora ou para dentro de si, ela escolhe ir para dentro e só depois para fora. Ao se examinar constantemente antes de se comprometer com os outros, reverte os efeitos daquele divórcio original da infância, quando se separou de sua verdade. Ela declara aos seus entes queridos que seu maior desejo é estar a serviço, que está realmente comprometida com o cuidado dos demais ao mesmo tempo que afirma com clareza um alinhamento com sua voz interior. Embora a princípio relutem em aceitar, as pessoas de sua vida acabarão concordando, pois enxergarão que ela fala de um conhecimento interior que não sofre influência de nada, nem de ameaças.

Parte do nosso despertar vem da consciência e do resgate do nosso corpo e da nossa natureza sexual. Parte de dominar nosso corpo significa entrar em contato com nossos ritmos e ciclos naturais. Um exemplo disso é nosso ciclo menstrual. Estamos totalmente sem contato com seus altos e baixos. Em cada uma das fases do nosso ciclo, nosso corpo passa por grandes mudanças hormonais, e a gente não está sintonizada com muitas delas. Como resultado, trabalhamos contra o ritmo natural do nosso corpo, e essa falta de sincronia tem uma consequência negativa em nossa psicologia.

Até começar a amamentar, eu nunca tinha prestado muita atenção no significativo poder dos hormônios sobre minha psique. Hoje em dia, ao me aproximar da menopausa e conversando com dezenas de amigas, reverencio o poder desses elementos químicos do nosso corpo. Nossos hormônios nos preparam de um modo único para conduzir o princípio feminino. Todos os meses, a maioria de nós é afetada pelo enorme poder de nossos hormônios, pois eles desencadeiam mudanças de humor e apetite. A maneira intrincada pela qual interagem com nossa biologia influencia em profundidade nossas emoções, dia após dia.

Vamos falar sobre a pílula? Em 1960, quando a pílula anticoncepcional foi inventada, inaugurou um novo tipo de existência para as mulheres. De certa forma, ela as liberou e, de outras maneiras, as enredou. Permitiu que as mulheres fizessem mais sexo, com menos risco de uma gravidez indesejada, e sentissem um maior controle de seus ciclos menstruais e expressão sexual, sendo casadas ou não. As mulheres agora podiam planejar sua fertilidade, independentemente de seus parceiros ou cônjuges, e ter a oportunidade de seguir na carreira pelo tempo que desejassem. Um número crescente começou a conquistar educação superior e a ganhar melhor, e o casamento foi aos poucos sendo empurrado para cada vez mais tarde. Houve maior liberdade de escolha e, com isso, aumento da expressão sexual.

Só que mesmo as coisas boas são acompanhadas de desvantagens. Assim é com a pílula, cuja desvantagem é nos deixar alheias ao ritmo natural do nosso corpo. E isso traz consequências, pois há um preço a se pagar por ir contra as intenções da natureza. Muitas mulheres se queixam de ganho de peso, inchaço, sintomas graves de TPM, irritabilidade e mau humor. Não dá para isso ser positivo para nós, de forma alguma. Parte do despertar envolve fazer a pesquisa necessária para ficarmos bem informadas sobre nossos hormônios e preferências. Precisamos ter certeza de que não somos simplesmente levadas a fazer escolhas sem nos empoderar com conhecimento.

Conforme começamos a tomar controle do nosso corpo e das escolhas que fazemos, somos capazes de adentrar nossa sexualidade de uma maneira mais empoderada. Isso nos permite a libertação de grande parte da repressão sexual que o patriarcado tem exercido sobre nós. *Sexo* não é mais uma palavra pesada, e sua experiência não é mais uma vergonha para nossa psique. É só quando desfazemos o condicionamento tóxico que sofremos que acabamos com nossa dependência de homens ou de outras pessoas para o sexo. Parte disso é aprender a atingir o orgasmo e nos permitir desejá-lo o quanto quisermos. Isso envolve nos reimaginarmos como seres sexuais. Em vez de nos escondermos atrás do véu do dogma cultural, precisamos nos permitir florescer sexualmente.

Quando comecei a tomar controle da minha sexualidade, me vi não apenas mais conectada ao meu corpo como também mais receptiva a ele, o que me levou a reverenciá-lo e celebrá-lo.

Isso permitiu uma transformação, um florescimento sexual, que agora faz parte de mim como uma exploração sempre evolutiva, totalmente autorregulada por meus desejos autônomos, e não pelos ditames da cultura.

É de uma potência formidável uma mulher apreciar por completo os imensuráveis dons e a riqueza de seu corpo. Assim que entra em contato com a totalidade de quão incrível ele realmente é, ela vai além de sua forma: vai na direção do milagre do seu funcionamento. Além de sua beleza física e de sua capacidade de prazer sexual, o fato de o corpo de uma mulher poder cuidar de seus filhotes e nutri-los é um feito de proporções incomparáveis. Entendendo o potencial que seu corpo abriga e abraçando totalmente o que isso significa para si mesma, pode desenvolver um relacionamento íntimo consigo e com seu poder interno. Ela agora entende sua força e começa a aproveitar essa energia inextinguível. Não há mais como detê-la. Ela se encontrou.

Quando essa profunda mudança interna ocorre, é como se ganhasse asas. Simplesmente não há como parar uma mulher que recuperou o próprio corpo. Ela agora domina tudo o que é, sem pedir licença. Conquistou-se descaradamente e não vai se largar tão cedo. Que todos ao seu redor estejam avisados.

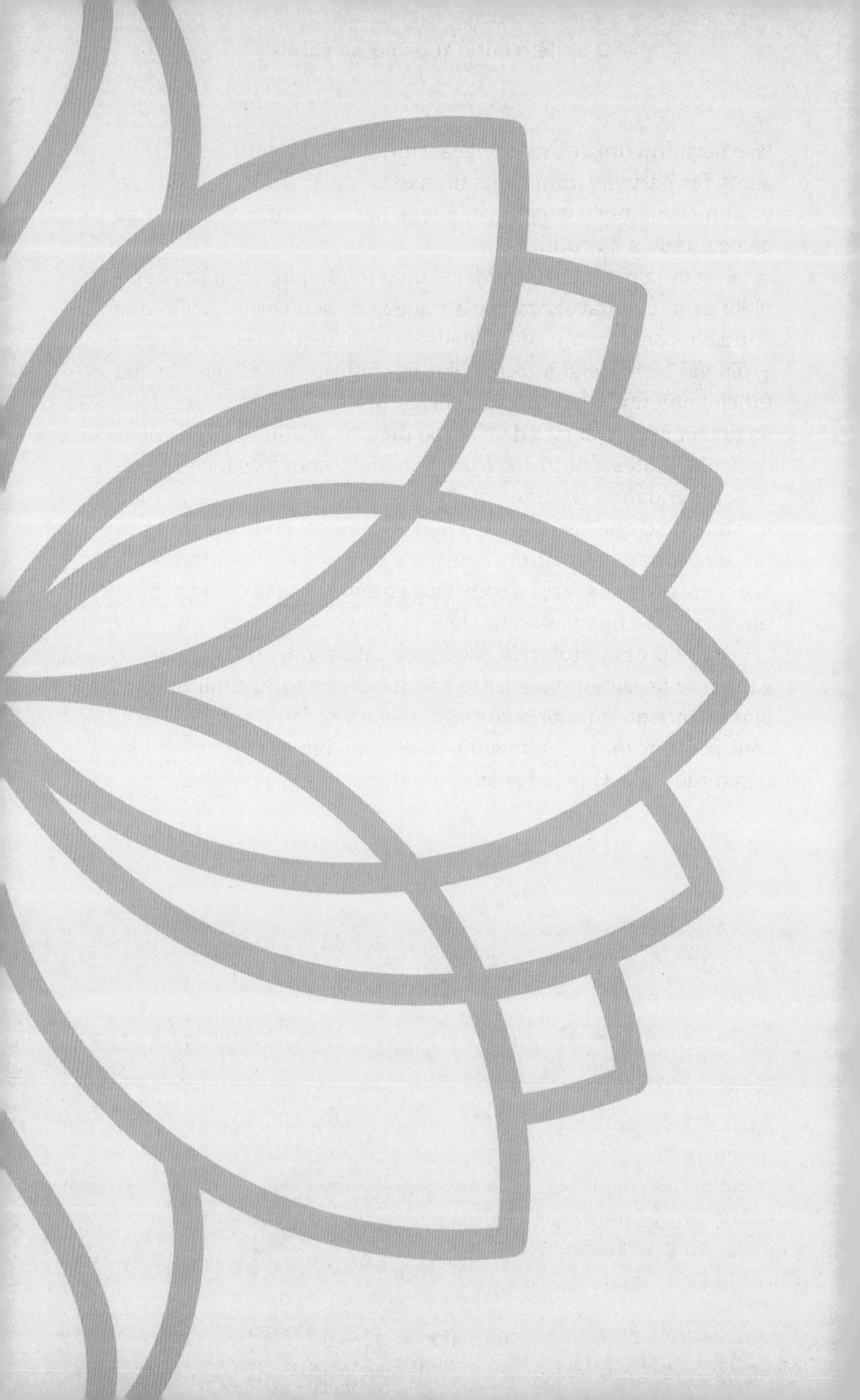

11

Duas biopsicologias diferentes

Clamando por atenção e cuidado constantes,
O pênis é programado para gratificação instantânea e prazer.
Ele mantém o homem refém de suas necessidades errantes,
Desprovido de poder sobre suas necessidades,
Preso em seu inferno particular de prazer e dor.

A maioria dos pais que têm filhos de ambos os sexos chega ao chocante conhecimento das diferenças agudas que existem entre eles. Pela primeira vez, talvez, entendem a vasta distinção entre os sexos. A partir de seus temperamentos naturais, fica claro que meninos e meninas são construídos de maneiras particulares. Embora parte disso seja cultural, existem inúmeras distinções biológicas que explicam essas variações psicológicas. É fundamental compreendê-las se quisermos despertar plenamente para nossa sexualidade – com nós mesmas, nos relacionamentos e, por meio disso, com nossa humanidade.

Tudo começa com o macho, a quem a natureza responsabiliza pela proliferação. É ele quem segura o bastão, por assim dizer. A natureza deu a machos e fêmeas papéis complementares, cada um desempenhando uma função específica na díade reprodutiva. Compreender quais são esses papéis e como a natureza os configurou nos dá uma visão de como moldaram nossa psicologia e nos incitaram à divisão, devido à inconsciência dos aspectos culturais. Vamos começar analisando como a vida começa com a ejaculação de esperma por meio do orgasmo masculino.

Para compreender a diferença entre homens e mulheres na díade sexual, primeiro a gente precisa ter em mente que quase 100% dos homens atingem o orgasmo quando fazem sexo. Embora a maioria das mulheres tenha a capacidade de atingi-lo, uma gama de estudos demonstrou que em torno de apenas 40% delas "quase sempre" chegam ao clímax durante a relação sexual. Mesmo aqui, essas estatísticas não são consistentes, pois são influenciadas por muitos fatores, como as mulheres estarem em relacionamentos amorosos ou sentindo-se conectadas ao parceiro.

Percebi isso em minhas experiências sexuais. Durante o sexo, eu estava "procurando" por aquele maldito ponto G, contorcendo meu corpo inteiro, esperando meu orgasmo, enquanto meus parceiros sexuais masculinos tentavam desesperadamente *não* ter um. Foi uma observação fascinante. Por que um estava tentando tanto chegar ao clímax, enquanto o outro estava tentando muito *não* chegar? Era impressão minha ou isso acontecia quase sempre com as mulheres? Fiz algumas pesquisas e fiquei chocada com o quão universalmente desafiador era para o corpo feminino atingir o clímax.

A pergunta que isso incita é: qual é o significado dessa diferença?

Será que a natureza criou essa diferença porque o papel da fêmea na díade reprodutiva é diferente do papel masculino? O macho recebe o ônus da proliferação com seus milhões de espermatozoides; com esse ônus vem a garantia do prazer: ele tanto se excita quanto é capaz de ter um orgasmo com rapidez. Se não tivesse prazer garantido, não cumpriria prontamente o imperativo da natureza para procriar. Qual é sua recompensa por cumprir as tendências da natureza e apoiar sua função reprodutiva? Um orgasmo intensamente prazeroso.

Pense nisto: apenas um na díade homem-mulher precisa atingir o orgasmo e ejacular para que a reprodução ocorra. Se a natureza fornecesse a ambas as partes a necessidade do orgasmo para se reproduzir, então, com isso, ela daria a ambos o papel ativo. Ela sabia, porém, que advém um equilíbrio saudável de uma união entre ativo e passivo, de penetrar e receber, de *yin* e *yang*, concedendo ao homem o papel ativo e à mulher o passivo, ciente de que os dois são fundamentais na dança da vida.

Com seu papel mais passivo nessa dança, as fêmeas não precisam ter um orgasmo para se reproduzir; podem engravidar sem ele, desde que a cópula ocorra dentro de seu período de fertilidade. Animais não humanos sinalizam sua fertilidade de várias maneiras, desde feromônios a vocalizações. A natureza deu às mulheres proteção contra a gravidez constante, tornando-as férteis durante apenas certa época do mês e, de novo, somente por um período limitado de sua vida. Se estiver em seu período fértil, é provável que engravide se receber a ejaculação de um homem. E um macho? É muito diferente. Ele está sempre pronto, mas seu orgasmo é uma necessidade para que a reprodução tenha uma chance de acontecer.

Como ele tem esse prazer garantido, é provável que o procure mais do que as fêmeas. Nessa busca, naturalmente acionará seus instintos predatórios. A predação masculina existe em todo o reino animal; no entanto, do modo como o conhecemos, há pouco estupro no reino animal não humano, para não falar de outras perversões sexuais do mundo moderno. A cultura distorceu e perverteu um modo natural de existir, resultando em uma masculinidade tóxica que preda agressivamente suas fêmeas, sem se importar com a vulnerabilidade delas.

A biologia do macho

Muitas vezes, há referências ao pênis como o segundo cérebro de um macho. As conexões neurais desse órgão podem despertá-lo contra sua vontade consciente. Não posso dizer quantos homens me confessaram em nossas sessões de terapia que costumam se sentir constrangidos pela facilidade e frequência de sua excitação, que muitas vezes acontece contra a vontade consciente. A ciência demonstrou que o homem tem em média cerca de onze ereções por dia, várias das quais ocorrem à noite e sem qualquer estimulação sexual óbvia.

Para garantir a proliferação da espécie, os machos precisam ser excitados com facilidade e frequência. Como a natureza configurou isso? Concedendo a eles uma sensibilidade à estimulação visual maior do que a das fêmeas. Essa diferença é a razão pela qual muitas de nós ridicularizamos as "olhadelas" de um homem. Se realmente entendêssemos por que seus olhos zanzam por aí, veríamos que a grande maioria dos machos humanos – ou seja, dos homens – não tem como evitar isso.

Vamos parar um momento. Você está tendo uma reação negativa durante esta leitura? Está chamando tudo isso de "besteira"? Se estiver, é ainda mais importante que prossiga com a leitura. Eu também já tive essa reação. Escarnecia e fazia uma careta para meus amigos do sexo masculino que viravam o pescoço para todas as mulheres atraentes que passavam. Eu os rotulei de "imaturos" e até levei para o lado pessoal. Só recentemente, depois de ter pesquisado as raízes biológicas, tive mais discernimento sobre essas questões. A reação de muitas mulheres vem do equívoco de achar que não somos animais. Quando a gente se esquece disso, é fácil ignorar que somos programados pela natureza. E sofremos por causa disso.

Os homens são programados para se excitar via estímulos visuais, fato que está em seu projeto neuroquímico. Não reconhecer isso leva as mulheres a acreditar que os homens estão tentando machucá-las de propósito, o que não poderia estar mais longe da verdade.

Certo dia, um amigo me confidenciou que, ao entrar em um cinema, por um momento seu olhar foi atraído para uma mulher que saía da sala. Ele virou a cabeça por apenas um segundo. Percebendo o que estava acontecendo, a esposa gritou com ele: "Seu safado!". Na esperança de se safar dessa encrenca inesperada, ele explicou que achou que conhecia aquela mulher. A esposa não acreditou e foi embora; pegou um táxi e voltou para casa. Não houve sexo naquela ou nas próximas noites.

Você sabe quantos homens reclamam comigo sobre brigas como essa, nas quais acabaram babando tempo demais diante de uma forma feminina, o que chateou a esposa ou parceira deles? Ocasiões nas quais são forçados a baixar o olhar e fingir que não notaram uma mulher atraente, quando na verdade tudo o que queriam fazer era olhar para ela? Para eles, é parecido com como nos sentiríamos olhando uma bela flor ou um pôr do sol.

O que as mulheres não entendem, como eu também não entendi por décadas, é que a resposta masculina à forma feminina está *programada*. Achamos que se trata de uma escolha intencional quando os homens viram o pescoço para olhar uma mulher atraente e, portanto, entendemos isso como um desrespeito pessoal. Como estamos erradas! Tem tudo a ver com biologia. A natureza precisa que seus machos estejam em movimento constante e, portanto, forneceu a eles excitação fácil para que façam "seu trabalho". As mulheres julgam os homens sem ter a curiosidade de saber como deve ser para eles viver sob o constante ataque da necessidade libidinal.

As ordens biológicas de um homem são dormir, comer e fazer sexo. As nossas também, mas para nós a parte do sexo não é uma ordem tão pesada. Nosso ciclo ovulatório dura de 28 a 30 dias, enquanto os homens operam sob um ciclo hormonal de vinte e quatro horas, fazendo-os se excitar sexualmente com muito mais frequência do que diversas mulheres. A estimulação sexual dos homens é governada pela testosterona, e a maioria deles tem entre dez e cinquenta vezes mais desse hormônio do que as mulheres, e ele tem o potencial de fazer toda a diferença. O fato de a testosterona estar na corrente sanguínea masculina nessa proporção significa que eles estão sob o ataque de uma mentalidade totalmente diferente da das mulheres.

Talvez a forma como a *oxitocina* – muito conhecida como o "hormônio do abraço" ou o "hormônio do amor", porque é liberada quando as pessoas se aconchegam ou se relacionam socialmente – funciona de maneira diferente em homens e mulheres também contribua para que a gente não consiga compreender como eles lidam com a sexualidade. Para nós, sexualidade tem muito a ver com conexão. Talvez a maior parte do que fazemos envolva conexão. Nossos níveis de oxitocina nos incentivam a priorizar a conexão e o parentesco. A liberação de oxitocina no nosso corpo durante o trabalho de parto, por exemplo, nos permite criar vínculos e cuidar de nosso filho, algo que os homens não vivenciam. É bastante compreensível que as mulheres não entendam como os homens podem separar o sexo disso, aparentemente não precisando da conexão que tanto desejamos.

Reconheço que não podemos perder de vista a existência de uma complexa interação de hormônios. Estou apenas tocando brevemente nesses pontos específicos para chamar a atenção para o quão diferentes homens e mulheres são por natureza.

Muitos homens me disseram que buscar satisfação sexual é como procurar comida. O que eles querem dizer é que, assim como sentimos pontadas de fome de modo frequente, eles experimentam pontadas de sexo. Isso não surge de uma escolha consciente, é algo mais biológico. Vem do mesmo impulso e tem a mesma neutralidade de procurar um restaurante que serve certo tipo de comida. Nós por acaso tiramos sarro dos nossos adolescentes, que parecem estar com fome o tempo todo? Eu sei como fico quando estou com fome: rabugenta, irritável e infantil. Quero enfiar meus dentes em qualquer coisa que eu possa encontrar. Quando vejo como a fome me afeta e então a correlaciono com a privação sexual de um homem, posso entender como seus hormônios o afetam.

Essa compreensão acarreta uma profunda compaixão, a partir da qual me afasto da reprovação, culpa e vergonha rumo a um novo terreno, de empatia. Admito plenamente que, como mulher, só posso simpatizar, mas nunca conhecer por completo a realidade dos homens. Mais do que isso, sinto o desejo de ajudá-los a regular sua fome sexual, em vez de culpá-los. Assim como um homem nunca pode saber como é menstruar, estar grávida, sofrer as dores do parto, dar à luz ou amamentar, as mulheres jamais entenderão o que significa para um homem ser capturado por seu apetite e desejo sexual. Compreender isso é a chave para termos liberdade tanto nas relações entre homens e mulheres quanto em nossa cultura em geral.

Muitas vezes as mulheres ficam chateadas quando um homem precisa de sexo toda hora. Reclamamos dessa necessidade e nos referimos a eles como cães ou animais. Às vezes, nossas frustrações são justificadas; afinal, estamos do lado que é afetado por essa predação, o que pode ser absolutamente exaustivo. O fato é que muitas de nós culpam os homens por causa de suas necessidades biológicas. Não os entendemos, então os difamamos. Se começarmos a compreender suas necessidades, criaremos uma ponte na direção deles. Agora, é claro, existem alguns casais em que as fêmeas têm um desejo sexual maior do que os machos. Isso não é incomum. Aqui estou falando apenas das amplas e estereotipadas experiências da maioria das mulheres e homens ao redor do mundo, nas quais o que predomina é os homens terem um desejo sexual maior, quando comparado ao das mulheres.

A consciência de como os homens são diferentes tem o potencial de gerar empatia e compaixão. Em vez de vê-los como um inimigo, alguém que está contra nós, os enxergamos como humanos parecidos conosco, em luta, que precisam de nossa compreensão. Não vemos o desejo por sexo como uma afronta pessoal a nós ou aos nossos valores, e entendemos isso dentro de seu contexto biológico.

A fome de sexo fica na mente dos homens enquanto durar o desejo, e aí some; assim, eles podem manifestar certo grau de emoções rudes em torno do sexo, além de uma incrível capacidade de compartimentalizar. Isso às vezes os leva a nos objetificar para cumprir sua urgência quase diária de consumar a pressão sexual. A natureza não quis que essa objetificação se transformasse em abuso; a cultura, por sua vez, fez isso através de uma brutal submissão das mulheres. A natureza deu, sim, aos homens uma ordem prática, mas isso não se iguala ao abuso. Sob essa ordem, a penetração de uma mulher envolve um aspecto prático. Dentro, fora e acabou. Pelo menos é assim que nos sentimos, então os desprezamos ainda mais. Julgamos os homens por serem infantis nessa necessidade de fazer sexo e simplesmente seguir em frente.

Nós difamamos os homens por seu grande apetite sexual. Parte disso se deve a nos sentirmos presas de seus avanços indesejados, mas outra parte tem raízes em não entendermos como a natureza os configurou. Assim como não devemos nos envergonhar por achar irresistível a receita de lasanha ou de bolo de chocolate de nossa avó (a ponto de ficarmos com água na boca ou comermos demais quando a visitamos nas férias), não podemos culpar os homens por sentirem essa fome de sexo. A gente tem que lembrar que, com esse enorme desejo, a natureza não pretendia que o macho forçasse uma fêmea ou a dominasse com violência. O patriarcado fez isso.

Por que você acha que os *sites* pornográficos estão entre os mais buscados na internet? Por que a prostituição é a profissão mais antiga? É só porque "os homens são uns porcos"? Se aderíssemos a essa explicação, não estaríamos dizendo que nossos filhos são futuros porcos? Isso parece correto? Muitas mulheres e alguns homens esbravejarão um retumbante: "Sim! Os homens são porcos mesmo". Essa seria a reação deles porque a cultura fez um ótimo trabalho em nos impelir a subestimar a luxúria masculina em vez de entender suas bases científicas.

Não estou defendendo que os homens assistam a pornografia, frequentem bares de *striptease* ou fiquem secando mulheres gostosonas. O que estou tentando é simplesmente entender por que, do ponto de vista biológico, eles são tão atraídos por essas coisas. Para mim, não basta julgar e recriminar. Quero me aprofundar em como a programação inata de um homem contribui para sua sexualidade. Entender isso é entender o caminho do *tao* masculino.

Por ter um pênis que ele insere em vaginas, o homem já está acostumado a penetrar fronteiras. Nesse próprio ato já há uma inerente violação de outra pessoa, mesmo que feita de modo amoroso. A penetração requer agressão. Por estar fora de seu corpo, o pênis funciona como uma arma de conquista. É por isso que, em parte, os machos têm mais facilidade de ser agressivos e dominadores. No extremo, isso se manifesta como masculinidade tóxica.

Nossos irmãos e filhos precisam de ajuda para que sejam educados sobre seus corpos e desejos. Em vez de terem vergonha por começarem a ficar excitados na adolescência, devem se sentir celebrados e respeitados, entendendo sua sexualidade como algo divino, assim como nós fazemos com a nossa. Quando isso acontece, podem desenvolver uma consciência que dá a eles mesmos e àqueles com quem fazem sexo a reputação de espelhos divinos da natureza. Uma consciência assim não permite que se prejudique outra pessoa. Com ela, só se pode elevar e exaltar os outros. Tudo começa com uma redefinição da sexualidade e com o nascimento de uma nova consciência sexual em homens e mulheres.

O óvulo de ouro

Esperma custa pouco, enquanto o óvulo é precioso, como se fosse de ouro. Os homens podem ejacular milhões de espermatozoides a cada vez que atingem o orgasmo, produzindo bilhões deles todos os dias. São números impressionantes. É por isso que os homens são tão arrogantes sobre suas sementes: podem doá-las e ir embora, sem se importar. E as mulheres? Nós liberamos um óvulo por mês e temos um número limitado deles na vida, que já estão conosco quando nascemos e começam a diminuir em quantidade a cada ano. Enquanto um homem é fértil durante todo o mês, uma mulher é fértil apenas quando um único óvulo de ouro é liberado. Veja como é significativa a janela de fertilidade. Importa demais a quem uma mulher entrega um óvulo.

A ovulação de uma mulher não é evidente, e ela sabe quando sua janela está aberta. A natureza nos protegeu para que nos mantivéssemos no controle da nossa fertilidade. Devemos selecionar cuidadosamente qual parceiro receberá nosso óvulo de ouro. Nem todos merecem a oportunidade, apenas aquele que julgarmos mais apto. É por isso que, no mundo natural, são os machos que perseguem e seduzem as fêmeas, pois precisam competir por aquela oportunidade valiosa de fecundar o óvulo de ouro.

Quando entendemos esse fato – as diferenças naturais de como somos construídos –, começamos a agir de maneira muito diferente. Em vez de tentarmos disputar a atenção dos homens, esperamos que eles disputem a nossa. Hoje, as fêmeas estão em constante competição umas com as outras pela atenção masculina.

Como as coisas ficaram tão de ponta-cabeça? Se entendêssemos as intenções da natureza, não competiríamos mais. Em vez de nos matarmos para seduzir os machos, faríamos o contrário. Saberíamos do nosso valor e deixaríamos que eles nos seduzissem.

Hoje em dia, vejo uma infinidade de garotas maquiando seus rostos, usando cílios postiços, aplicando botox em suas bochechas e lábios, tirando suas costelas, colocando implantes no bumbum, tudo no esforço de competir com outras mulheres. Por quê? Para garantir a atenção de machos. Nessa competição, nós cedemos nosso poder ao patriarcado. Em vez de assumirmos plenamente quem somos e atrair os homens até nós, fazemos o oposto: competimos umas com as outras, sem piedade, e manipulamos a nós mesmas com modos e disfarces não naturais. Não percebemos o quanto isso fere nosso poder e diminui nosso valor. Achamos que ficamos melhores do lado de fora. Embora isso esteja aberto a debates, o mais provável é que, por dentro, estejamos nos afrontando e nos entregando a quem pagar mais, colaborando com o patriarcado, justo àquele do qual nos ressentimos por seu controle sobre nós. Dá para perceber como contribuímos para nossa submissão?

Precisamos virar esse jogo, parar de fingir que nos falta algo. Os homens necessitam da gente tanto quanto nós deles – se não mais. Por que nos reduzimos a objetos e depois reclamamos que somos objetificadas? Quando nos dermos o *status* de deusas que realmente somos, exigiremos e receberemos o respeito que merecemos. Precisamos perceber que podemos até não ser biologicamente dotadas de poder físico, mas mantemos dentro de nós aquilo de que a vida mais precisa para sobreviver: nossos óvulos.

Predador e presa

Quando eu tinha 6 ou 7 anos, percebi a necessidade de me proteger dos homens e disse a mim mesma que precisava ser uma guerreira, uma ninja, embora não tivesse ideia de como fazer isso. Aos 12 anos, fui molestada por dois homens que eram meus parentes e abusada em ônibus, trens e em eventos familiares por algumas dúzias de estranhos do sexo masculino. Tendo uma cor de olho e um tom de pele que as pessoas do meu país cobiçavam, recebia uma atenção exagerada. Conforme fui crescendo e me nasciam seios precocemente, fui alvo de inúmeras investidas por parte de homens. A quantidade de atenção que recebi foi maior do que qualquer criança deveria suportar, o que gerou em mim muita cautela.

Minha mãe estava alheia ao que eu vivenciava. Ela não fazia ideia de que eu era um alvo fácil, uma presa à disposição de meninos e homens. Como pôde não ter percebido? Quando mais tarde compartilhei minhas experiências, ela ficou chocada. Por ser protegida por pais rígidos, não recebeu a mesma atenção indesejada que eu quando estava crescendo, desenvolvendo-se sexualmente reprimida. Inconsciente da dinâmica homem-mulher no mundo real, não notou que precisava me proteger contra os instintos predatórios dos homens que me cercavam.

Quando um parente do sexo masculino particularmente pegajoso vinha passar a noite em casa por esse ou aquele motivo, eu me enrolava no meu cobertor da cabeça aos pés, como uma salsicha, e me fingia de morta. Nunca funcionava. Mas eu era corajosa. Uma vez, dei um empurrão nele, chutei seu saco e corri para o quarto da minha mãe. Quando mais tarde ameacei contar à minha mãe, isso também não funcionou. Ele conhecia minha natureza – tinha me examinado bem. Meu coração era mole demais para machucar meus pais e jogar sobre eles a angústia psicológica envolvida naquilo. Precoce e empática, decidi que era forte o suficiente para lidar com essas aflições em vez de levá-las a meus pais. Intuí que não seriam capazes de lidar com isso, o que significava que esse homem nojento venceu. Eu fiquei em silêncio e, então, me resignei à sua atenção indesejada, que em breve seria seguida pela de outros homens.

A tragédia não é apenas esses homens terem feito o que fizeram com uma jovem indefesa, como eles fazem com milhões de mulheres por todo o mundo. A verdadeira tragédia é que nossas mães, tias e professoras não nos ensinam a nos preparar para isso. Ninguém me disse que eu era uma presa, e isso é o que eu gostaria que alguém tivesse me explicado. Gostaria que alguém tivesse segurado minhas mãos, olhado profundamente em meus olhos e me orientado: "Você é uma garota que vai se tornar uma mulher. De agora em diante, até a velhice, será sempre uma presa. Nem todos os homens as veem assim, mas muitos, sim. Saber disso será uma vantagem. É algo que vai te empoderar. Não tem por que se sentir mal – é apenas a natureza. Sabendo disso, você não será pega de surpresa. Estará vigilante, sempre alerta. Você se protegerá com muita inteligência, sabendo que, mesmo se protegendo, vai acabar sofrendo avanços indesejados. Assim que isso acontecer, deve chamar suas irmãs ou uma de nós. Deve procurar ajuda. Você deve gritar e gritar contra qualquer abuso. Não há vergonha em ser vítima de um predador. Não é sua culpa se isso acontecer. Sua estatura menor te transforma em uma presa fácil para um homem que não domou seus instintos, mas isso não faz de você uma vítima para o resto da vida". Ah, como eu gostaria que alguém tivesse normalizado o que passei, e que me sentisse livre para expressar minha confusão. A cultura não me deu espaço para falar, então agora escrevo estas palavras para dar a mães e filhas a capacidade de passar de um modo diferente por experiências semelhantes a essa.

    Estou endossando o predador? Jamais. Veja, nem estou falando do predador. Estou falando da gente, a presa. Ao compreendermos nosso *status* nessa coisa chamada vida, podemos nos libertar de verdade. É um erro fingir que tudo é diferente. Eu entendo que descrever a nós mesmas como presas pode te irritar – no entanto, ser a presa não precisa nos vitimizar. A vitimização é uma mentalidade. Ser vítima de predadores como eu fui quando jovem é uma coisa real. Não é algo da cabeça, da imaginação. Mas, tendo elaborado o meu passado, não vivo mais com uma consciência vitimizada. Como disse antes, há uma grande diferença entre ser vítima de um crime – como muitos de nós somos, e falamos a respeito disso – e viver com uma consciência vitimizada. Precisamos estar cientes da diferença.

Duas biopsicologias diferentes

Outros animais não reclamam se forem rotulados como *predadores* ou *presas*. Esses rótulos se referem apenas a quem é o caçador e quem é a caça. Animais não humanos sabem onde estão na cadeia alimentar e, de muitas maneiras, parecem aceitar isso. É com base nessa consciência que desenvolvem uma percepção aguda e habilidades de caça. Eles protegem seus filhotes e supervisionam seus grupos com uma capacidade invejável, e isso porque seus instintos emergem da consciência de quem são. Claro, alguns homens nunca atacaram mulheres e recusariam as oportunidades nesse sentido. A questão é que os machos estão *programados* para ser caçadores. O radar deles, acionado ou não, está sempre em busca de uma mulher atraente.

A maioria das mulheres está cansada, enojada de ser uma presa. É absolutamente exaustivo, frustrante e, às vezes, irritante. Além de ser humilhante, isso nos torna vulneráveis. Quer sejamos abordadas diretamente, quer não, o fato é que estamos sempre sendo silenciosamente perseguidas. Vamos tirar um momento para reconhecer o quão problemático é para nós, mulheres, estarmos constantemente no radar sexual de um homem. No mercado, na academia – na academia! –, no avião, no shopping, na balada, no trabalho. Somos perseguidas em todos os lugares a que vamos. Sentimos olhares sobre nós a toda hora, e às vezes mãos também. Será que os homens ao menos imaginam como é ser perseguida sem parar? Será que eles têm pelo menos uma noção disso?

Outro dia estava em um elevador com duas amigas quando um homem jovem entrou. Ele ficou naquele espaço sem sequer tirar os olhos do celular. Quando saiu, eu e minhas amigas nos impressionamos com a tranquilidade dele em estar cercado por três mulheres. Cada uma de nós sabia que, se a situação fosse a inversa, se fôssemos nós entrando em um elevador com três homens, teríamos agido de um modo bem diferente. Quantas vezes tivemos que percorrer um caminho mais longo porque estávamos com medo de pegar um atalho por uma rua estreita? Quantas vezes ficamos aliviadas ao andarmos à noite vendo mulheres, e não apenas homens?

Em certo nível, os homens sabem que são predadores. Eles também sabem que ninguém vai atacá-los. Que alívio e liberdade eles devem sentir com isso. Não consigo nem imaginar ter um dia essa liberdade. Mulheres precisam estar constantemente na defensiva. Esse é o nosso destino, e, quanto mais cedo aceitarmos isso sem vitimização, melhor.

Apesar de sabermos que somos presas, ainda não temos plena consciência do *quanto* o somos. Se achar que tem um homem observando você, esteja preparada para o fato de que há outros dez dos quais você simplesmente não está ciente. Se entendêssemos isso, ao nos ver em situações perigosas, ganharíamos força ao nos cercar tanto quanto possível de nossas irmãs. Quando algo inconveniente acontecer com a gente – já que não temos o controle total sobre quem acabamos encontrando –, soltaremos a voz e conseguiremos a ajuda de que precisamos.

Muitas de nós confundimos o ato de ser predada com carinho. Pensamos: "Ah, ele está tão apaixonado por mim. Ele me acha bonita, então deve estar falando sério". Ou podemos dizer a nós mesmas: "Acho que ele gosta de mim, porque me comprou flores". Mal percebemos que tudo isso faz parte da caça. Ele não necessariamente gosta de nós mais do que da próxima mulher que vai atacar. Aos seus olhos, as mulheres não são totalmente diferentes de uma fila em um bufê, e ele está nela, procurando o que está pronto para se servir. Eu sei que pareço grosseira, mas pergunte à maioria dos homens e eles admitirão que isso é verdade – homens solteiros, é claro. Homens casados nunca cometeriam esse sincericídio.

Caímos muitas vezes na ilusão de que a atenção de um homem significa que ele se importa. Quando nos persegue, acreditamos que está realmente interessado. Então, quando o homem nos descarta após um encontro sexual, ficamos choramingando. Mal percebemos que, de fato, nunca tivemos importância: apenas fomos predadas. É um fato amargo, mas vital para aceitar e ensinar nossas filhas, não é?

Por não entendermos a natureza da caça, nós nos apaixonamos por homens indisponíveis, ou por vagabundos, e nos machucamos quando o homem a quem amamos dá atenção para outra. Não posso dizer quantas mulheres vêm até mim reclamando dos homens com quem saem. Elas não conseguem acreditar como tocam a vida depois de dormir com elas, até mesmo depois de estar com elas por um tempo. Não entendemos e levamos para o lado pessoal. Choramos muito, perdemos o sono e nos destroçamos, cheias de ansiedade. Se ao menos entendêssemos a biopsicologia masculina, não perderíamos nosso tempo derramando essas lágrimas inúteis. Nós nos defenderíamos da predação tanto quanto possível. Escolheríamos com mais cuidado com quem dormimos. Faríamos as perguntas certas e não nos deixaríamos seduzir por rosas e palavras doces. Compreenderíamos a natureza da caça e desempenharíamos nosso papel de forma inteligente.

Mesmo que nos entreguemos ao pretendente mais digno, nunca devemos fazer isso sem a consciência de seu real significado. Conforme evoluímos, o pretendente digno seria aquele que entende a biopsicologia masculina e a domina plenamente. Um homem assim não usará uma mulher sem deixar evidentes suas intenções.

A razão pela qual muitas de nós afirmam ser enganadas pelos homens é que somos ingênuas. Permitimos que eles falem mole com a gente sem perceber que, provavelmente, somos apenas um meio para um fim. Todo homem? Não, mas a maioria.

Não pretendo que isso seja um *exposed* dos homens, mas apenas um convite para as mulheres entenderem o que está acontecendo com elas quando se sentem rejeitadas. Na maioria das vezes, tem pouco a ver com eles, pessoalmente, e tudo a ver com a natureza da dinâmica predador-presa. Se entendemos isso, sofremos menos.

Compreender nossos parceiros masculinos em termos de sua programação biológica significa entender com quem estamos lidando. Não se trata, de fato, de uma questão de gostarmos disso ou não, mas sim de enxergar a realidade das coisas. A compreensão nos permite fazer escolhas empoderadas. Assim que entendemos esses seres com quem compartilhamos nosso planeta, fortalecemos a nós mesmas com sabedoria e tomamos posse da liberdade interior.

A sabedoria das nossas diferenças

Um dos problemas fundamentais que observei nos relacionamentos surge da ideia de que homens e mulheres devem ser iguais. À medida que aprendo mais sobre nossa composição natural, percebo que se trata de uma ideia fantasiosa. Na verdade, a ilusão de que precisamos ser iguais causa muito do sofrimento que vemos nos relacionamentos entre homens e mulheres.

Quando começamos um relacionamento íntimo, é natural que experimentemos grandes diferenças entre um homem e uma mulher. Na verdade, isso é normal em qualquer relacionamento, mas mais ainda em uma díade homem-mulher. Como descrevi antes, nossa programação é tão diferente que é quase uma ilusão pensar que podemos agir da mesma forma. Se não podemos nos conectar, nossas necessidades não são atendidas. Entramos em um estado de insatisfação. Inquietas, ou vamos para dentro, via depressão, ou para fora, possivelmente por meio de perversões. Essa desconexão muitas vezes nos causa sofrimento. Muito disso é desnecessário, e desapareceria se entendêssemos que nosso problema fundamental não é tentar copular com o sexo oposto, mas a fantasia de que precisamos viver a vida exatamente da mesma maneira.

Somos dimórficos por natureza. Ou seja, nossa espécie tem duas formas diferentes: macho e fêmea. Isso vale não só para nossas diferenças físicas e sexuais como também para as psicológicas, emocionais e espirituais. Colocar dois humanos tão diferentes sob o mesmo teto e separá-los da força vital e mais ampla da comunidade é, em muitos casos, uma receita para o desastre.

A ligação entre um homem e uma mulher em unidades nucleares monogâmicas de longo prazo pode ser uma das causas fundamentais para disfunções no relacionamento, violência doméstica e divórcio. Quando você enfia em um contrato legal dois adultos altamente dimórficos e quase sem consciência, pedindo a eles que permaneçam eternamente fiéis um ao outro, não importa o quanto suas libidos estejam em desacordo, e depois ainda pede que criem juntos os filhos, não importa quão diferentes sejam suas filosofias parentais, é criada uma receita para o fracasso. É por isso que a maioria dos casamentos desmorona e a maioria dos que duram se reduz, com muita frequência, apenas a transações comerciais e sociais.

Isso significa que os casais nunca podem se dar bem? De jeito nenhum. Estou falando da insatisfação generalizada que existe entre casais, e não de algum casal em específico.

Casais que desejam transcender as barreiras culturais normalmente estão dispostos a abrir seu relacionamento para novas possibilidades, tanto sexuais quanto emocionais. Querem discutir como suas diferenças sexuais estão afetando um ao outro e como isso leva à proximidade ou à distância emocional. Casais assim podem ser mais conscientemente intencionais em relação às necessidades sexuais e emocionais um do outro, possibilitando uma variedade de formas que atendem a essas necessidades, para além da díade monogâmica e sem o ciúme ou a possessividade que impede a harmonia de um casal tradicional.

Ao nos afastarmos da comunidade para viver o isolamento nuclear, ficamos longe de nossa tribo e pressionamos nossos parceiros para que atendam a todas as necessidades que, originalmente, deveriam ser supridas por outras pessoas. Até que a gente reconheça esse descompasso e viva em redes comunitárias como todos os outros animais, nos sentiremos desprivilegiadas e solitárias.

O vínculo entre dois indivíduos não deve ser nosso último objetivo em termos de conexão emocional e necessidades sexuais. É simplesmente insustentável exigir que uma única pessoa atenda a todas as nossas necessidades emocionais e sexuais. Para alguns, pode ser que precisem recorrer a outros integrantes da comunidade. É uma saída saudável. Nós "terceirizamos" essas necessidades não como uma rebelião agressiva, mas por uma aceitação bem informada de que nosso parceiro pode não ter os mesmos impulsos que nós. Quando permitimos que nossas necessidades sejam atendidas de modos diferentes, nos engajamos em nossos relacionamentos primários com maior entusiasmo e plenitude. A melhor maneira de fazer isso é através do envolvimento em uma comunidade maior.

Kibutzim,[6] comunas e outros grupos criados intencionalmente existem há muito tempo e continuam a existir em todo o mundo. Esses grupos entendem a importância central de viver em terras compartilhadas, com recursos e relacionamentos compartilhados. As crianças são criadas por uma vasta rede de adultos, permitindo a elas estabelecer uma rede de interdependência. Dessa forma, elas podem contar com vários adultos para criá-las e não precisam depender das limitações de seus pais ou mães biológicos. Para os adultos, também, a tribo oferece mais opções de escapes emocionais e sexuais, bem como realização pessoal. Quando a comunidade define sua identidade a partir de um compartilhamento sagrado, os adultos são capazes de gerenciar vários relacionamentos sem esbarrar nos desejos de propriedade e controle que atormentam as relações tradicionais.

Não se trata de enaltecer essas comunidades como algo utópico, mas de reconhecer que todos os animais, incluindo os humanos, viveram dessa maneira comunal ao longo da história. A atual díade nuclear monogâmica é uma invenção moderna, com sérios custos psicológicos, sexuais e emocionais tanto para o indivíduo quanto para a família. Sua tendência à desintegração e ao mau funcionamento não se deve à falta de moralidade ou esforço, mas ao afastamento de nossa natureza como seres biológicos e comunitários.

As comunidades espirituais intencionais têm sido um dos principais fatores de transformação em minha vida. Quando

---

6. Comunidades rurais israelenses, originalmente de inspiração socialista, os *kibutzim* (plural para *kibutz*) tiveram um papel essencial na formação do Estado de Israel. Hoje, muitos dos *kibutzim* incorporaram práticas modernas de produção agrícola capitalista e integram trabalhadores assalariados em suas operações, além da própria comunidade. (N. T.)

uso a palavra *intencional*, quero dizer que as comunidades foram criadas conscientemente, sob intenções deliberadas. Quando nos associamos com nossa família e nossos amigos de longa data, muitas vezes há um senso de obrigação e dever. Também pode haver uma sensação de propósitos em descompasso, o que não existe em uma comunidade intencional. Nela, as pessoas se reúnem a partir de uma visão e missão comuns. Elas geralmente falam a mesma língua, algo que a alma entende, e se reúnem com o propósito de transformação e conexão interior – seja apenas emocional, seja com um componente sexual adicional.

Como encontrar uma comunidade tão intencional? A primeira coisa a fazer é ter clareza de suas intenções internas. À medida que começa a alinhar seus discursos, comportamentos e ações, você cria ramos que se direcionam para fora e começa a entrar em grupos que refletem esse alinhamento. Na minha experiência, passei a "dar umas voltas" nas comunidades de pessoas cuja sabedoria eu admirava, e então criei meus espaços de encontro dos quais indivíduos de todo o mundo poderiam participar. Por meio dessas conexões intencionais, dei a mim mesma a permissão de ser autêntica. Participar dessas comunidades exige ação, não é um processo passivo, no qual você pode só ficar esperando. É necessário buscar essas conexões. A mudança da passividade para a atividade é aquilo em que nós, como mulheres em busca de despertar, precisamos nos engajar. Com isso, a gente se afasta daquilo que já não nos serve mais, na direção daquilo que vai nos servir.

Ao darmos esses passos conscientes, começamos a moldar nossa vida para refletir tudo o que sentimos em nossa alma e que só agora temos coragem o suficiente para manifestar. Viver entre aqueles que combinam com nossa essência interna não é apenas um presente que nos damos mas também um direito nosso como seres que despertam.

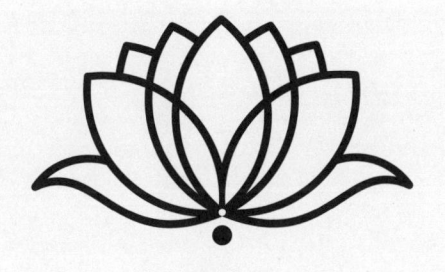

Parte quatro

Quebrando a Matrix

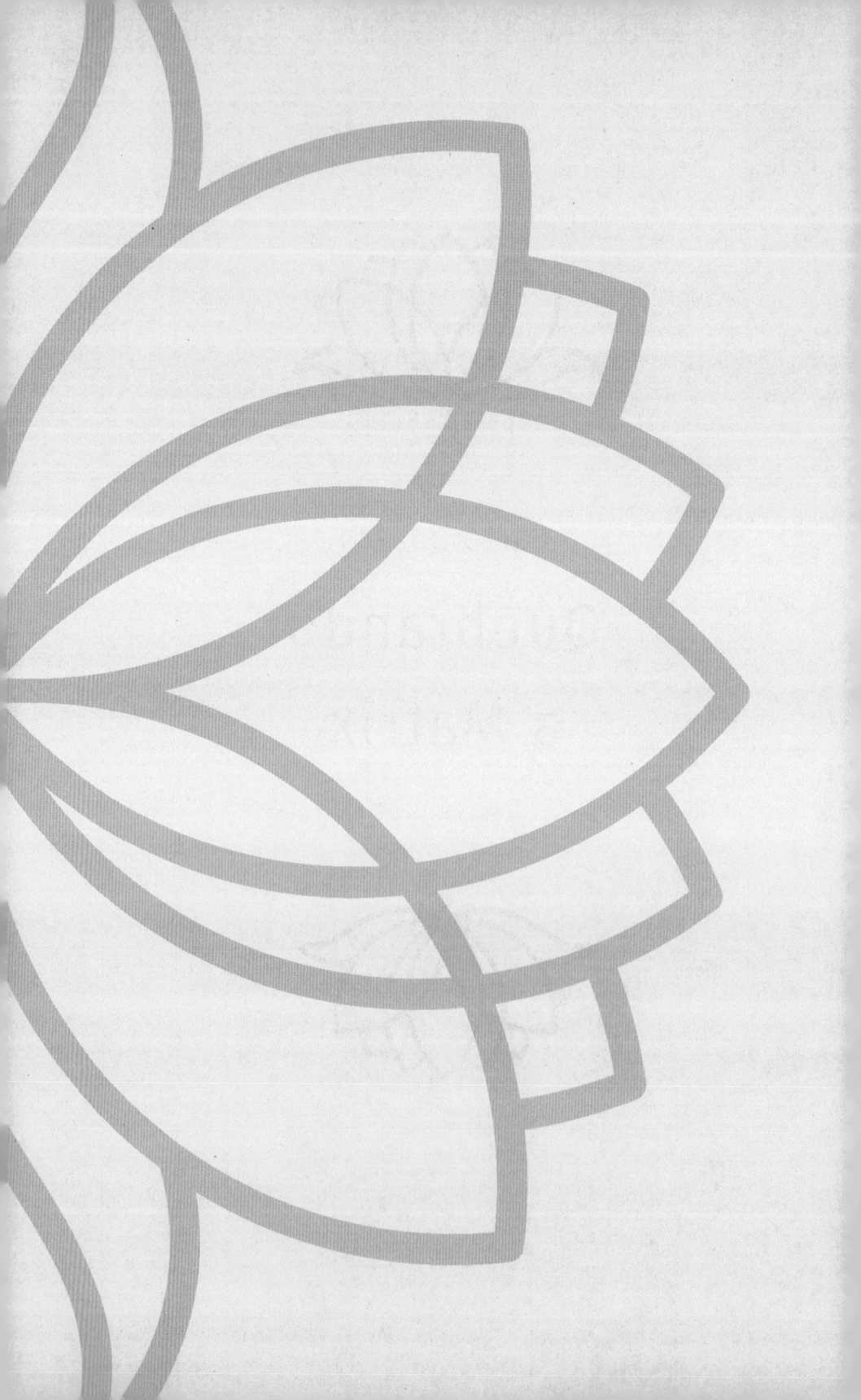

12

Fato ou ficção?

Num nevoeiro de mentiras, não se conhece a verdade.
Num pântano de vergonhas, não se conhece soberania.
Numa teia de ambiguidades, não se conhece a autenticidade.
Muito do que fomos condicionadas a acreditar é falso.
A busca por nossa essência começa com essa descoberta.

As mentiras que a cultura conta não nasceram conosco, mas se infiltraram na mente dos nossos pais e também antes, do mesmo modo, com os pais deles. De modo inconsciente, e sem nunca ter tido a chance de despertar, eles acreditaram e nos criaram para crer nelas também. O que veio na sequência foi fundamental. Nós absorvemos essas vozes *como se fossem nossas*, e agora são as nossas vozes. *Não podemos distingui-las de nós mesmas.*

Nós, mulheres, nos perdemos em um labirinto de crenças que, em sua maioria, não são naturais. Como é da nossa natureza nos acomodarmos e nos submetermos aos nossos entes queridos, não os questionamos. Ingênuas, seguimos em frente, cheias de crenças falsas.

Quando comecei a despertar, mal podia acreditar que era possível pensar de um jeito diferente. Para mim, era impensável ter qualquer vontade além das relativas a essas vozes. Eu me sentia fadada a acreditar que elas eram eu mesma. Foi só quando percebi a mentira dessas vozes que consegui, de início bem devagar, me desvencilhar delas.

Nosso condicionamento é tão presente e pervasivo quanto o oceano para um peixe. Nem percebemos que estamos sendo condicionadas. Somos profundamente doutrinadas desde nossos primeiros dias, por isso é natural pensar que o mundo funciona assim mesmo. Se nossos pais nos dissessem para rezar a porcos-espinhos de cor púrpura ocultos no céu, assim faríamos. Se dissessem que o mundo tem formato de triângulo, também acreditaríamos.

Eu adorava uma brincadeira do tempo em que minha filha era criança. Chamava-se "Fato ou Ficção". Na escola, os jovens aprendiam a diferença fundamental entre um e outro. Os fatos são facilmente verificáveis: o Sol é quente, a Terra é redonda, o sapato é azul, a parede é amarela. Fatos evidentes, observáveis, reais. A natureza não precisa de crenças para ser real. Chuva é chuva e gravidade é gravidade. A Terra gira sobre o próprio eixo e em torno do Sol. As estações vão mudando de acordo. O oceano ou tem ondas, ou está calmo. O Sol produz calor e luz. Não se contesta essas realidades e, portanto, não há nada em que se acreditar. Ninguém pergunta: Você acredita que está chovendo agora? Você acredita que o Sol nos dá luz? A natureza é o que é. Não entramos em guerra por causa disso, nem criamos seitas ou movimentos.

É claro e óbvio que nossas crenças são simplesmente isso: crenças. Elas nos impedem de ver o que está bem na nossa frente. Ficção é tudo, menos fatos. É subjetiva e pessoal. Ficção inclui crenças e desejos, fé e esperança; castelos no ar, histórias criadas por nós, humanos, e às quais aderimos.

Conforme despertamos, percebemos como nossos processos mentais são pouco baseados em fatos – o quanto são baseados em ficção. Só de falar "Eu acredito" estamos na verdade dizendo: "Estou falando de algo fictício". Se fosse baseado em fatos, não precisaríamos acreditar. Estaria bem diante de nossos olhos para que todos observassem, tocassem, sentissem e vissem. Não haveria discussão.

Buda entendeu que as crenças são falsos ideais aos quais aderimos porque nossa mente é muito fraca para compreender a realidade das coisas como elas são. As pessoas acreditam em tudo. Os hindus acreditam no deus macaco e no deus elefante.

Fato ou ficção?

Os judeus acreditam que são o "povo escolhido". Outros creem que, ao entoar inúmeras orações, elas funcionassem como amuletos que pudessem mudar sua sorte. A maioria dos indivíduos tem uma crença, uma história sobre algum aspecto da vida ou da morte. É sobre essas crenças que construímos os deuses em que escolhemos acreditar e aos quais escolhemos servir; eles se tornam a base de nossa realidade cotidiana.

Buda também afirma que a vida é *maya*, palavra que significa "ilusão" – as coisas não são o que parecem. O que ele quis dizer é que nossos condicionamentos, histórias e heranças emocionais particulares colorem nossas percepções. Nossa falta de consciência disso nos faz sentir que aquilo em que acreditamos é real, mas muito do que vemos tem uma forma que fomos condicionadas a enxergar. Vemos as coisas como nossa mentalidade nos diz que são, não como realmente são.

A cultura – e, em particular, o patriarcado – tem um medo mortal da mulher desperta e empoderada. Ela é uma ameaça ao *status quo*. Uma mulher que não é mais dócil, quieta, servil e dependente? Que não está mais disposta a trocar sua dignidade pelo conforto e bem-estar de outra pessoa? Que não está mais disposta a ficar em segundo lugar, exceto na condição de escolher isso de propósito?

Aquele tipo de mulher?

Você sabe o poder que ela abriga dentro de si? Ela é uma força a ser levada em conta. É uma mulher que provou o néctar de seu autoendosso – nada pode pará-la. Já não dá mais para ser algemada pelo medo. Nenhum dos métodos antigos funciona com ela, que vê através da ilusão de tudo isso. Quando sua vida toca as outras, elas sentem em si essa liberdade. Logo todas são libertadas para viver na verdade. Um estado assim jamais prejudicará os outros, pois a essência de cada um é valorizada. Uma mulher que honra a própria essência tem o poder de verdadeiramente curar o mundo.

Despertar significa que paramos de dançar conforme a música do mundo exterior; no lugar disso, começamos a nos expressar de acordo com nosso mundo interior. Uma vez compreendido que vivemos a ideia de quem somos como uma contraposição à verdade de quem somos, começamos a descartar tudo o que não corresponde ao nosso eu autêntico.

Uma mentira disfuncional

A maioria de nós cresceu sob uma estrita dieta de mitos, crenças e ilusões criados por nossos pais e nossa cultura. Nossos pais, quase sempre, também foram marionetes da cultura. Como resultado, a mente deles estava imbuída das crenças da moda, que saturavam seu ambiente. Sem pensar se eram legítimas, lógicas, razoáveis, pensadas ou não, simplesmente engoliam essas crenças como se fossem suas. Elas acabavam em nossa mamadeira e nosso prato de papinha, temperadas com ingredientes tão familiares quanto o ar que respiramos. Ninguém tentava se opor ou desafiar o *status quo*.

Se a cultura diz que é saudável um café da manhã diário com uns dois litros de leite e uns quatro ovos, seguimos o conselho sem pensar. Ou comemos frango, ratos, caracóis, o que seja. Qual é a diferença, no fim das contas? É tudo condicionamento, não acha? Em alguns países, eles comem pernas de aranha e grilos – não porque sejam estranhos, mas porque foram criados assim. Para outra cultura, comer galinhas pode ser estranho. Se entendermos que é tudo uma questão de programação, enxergamos como a maioria dos algoritmos da nossa criação foi manipulada por uma cultura que muito se beneficiava dessa propaganda.

Tomemos o simples exemplo do Dia dos Namorados, que nos arrebanha com essa ideia de romance e namoro. Rosas, joias, jantares à luz de velas, bilhetes, balões, ursinhos de pelúcia e chocolates têm sido vendidos como expressões da identidade dessa data, dando às mulheres a falsa ideia de que, de alguma forma, só são amadas e desejadas se seus parceiros as regalarem com atos românticos. Também os homens decerto caíram na armadilha, sentindo a pressão de fazer tudo como manda o figurino dessa data especial. Como resultado, surgem os enormes buquês de flores, às vezes acompanhados de presentes luxuosos, que professam amor. Nós sucumbimos à crença de que o amor precisa ser celebrado desse modo, sem nos darmos conta de que somos peões de tabuleiro em um enorme sistema comercial que fatura milhões.

Isso vale para a indústria de diamantes,[7] que também lucra enormemente com a ideia de romance e amor. A De Beers – empresa de mineração e comércio de diamantes fundada no fim do século XIX – e outros pioneiros do *boom* dos diamantes conseguiram transformar aqueles seixos em joias das mais valiosas. Esse é só mais um exemplo de como aderimos a costumes sistêmicos sem perceber que estamos sendo manipuladas pelo consumismo.

A maioria de nós é criada com base nas crenças da moda. Quando éramos jovens, nossa ingenuidade e inocência infantis nos faziam acreditar em qualquer coisa que nossos pais nos contassem, de Papai Noel até Fada dos Dentes e trevos de quatro folhas. Nunca imaginamos que estávamos aderindo a falsidades absolutas, que nos aprisionariam e moldariam nossa psicologia pelas próximas décadas.

É importante ensinar aos nossos filhos o que é real. Não precisamos acabar com a diversão da Fada dos Dentes ou excluir o Papai Noel da vida deles, mas eles precisam saber o que é real e o que não é. Se você assistiu a *O show de Truman*, sabe exatamente do que estou falando. É um filme sobre um homem que, sem saber, vive em um *reality show*, coisa que só percebe quando adulto. Somos como Truman, em nossa cúpula do *Show de Truman*.

Desmontando a fachada da cultura

Um pouco mais tarde, algumas de nós se atrevem a admitir: "É, isso não faz nenhum sentido". O resultado muitas vezes é uma reação negativa, razão pela qual a maioria dos pais e adolescentes entra em conflito. A adolescência é uma fase em que as

---

7. Nos Estados Unidos, quem tem condições costuma presentear as mulheres com diamantes em datas comemorativas ou ao pedi-las em noivado. (N. E.)

crianças estão escapando do feitiço dos pais, percebendo pela primeira vez que foram forçadas a crer em mentiras baratas.

Ao crescer, acreditávamos que tudo o que nos diziam tinha sido testado e comprovado. Não sabíamos que mal se refletia sobre os sistemas em vigor, corruptos e baseados no medo, e que muito do que víamos nas revistas e nos noticiários era mentira. Não podíamos imaginar que nossos líderes nos manipulariam ou que o governo em que confiávamos pudesse nos trair. Acima de tudo, não podíamos acreditar que nossos pais iriam cair nessa conversa, forçando-a goela abaixo na gente.

Quando os adolescentes passam a soltar a voz e desafiar a autoridade de seus pais ou as tradições culturais nas quais estão imersos, geralmente recebem uma reprimenda severa e são rotulados de "desrespeitosos". Quando eu, aos 22 anos, comecei a despertar, percebi que muito do que eu pensava ser real era apenas um aglomerado de crenças herdadas dos familiares e da cultura. Quem *eu* era então? Em que *eu* acreditava? Eu era só um infeliz produto da minha educação? Dava para acreditar em alguma coisa? Comecei a questionar tudo – tudo mesmo. Quanto mais questionava, mais percebia como quase tudo que nos ensinam sobre nós mesmos e a sobre realidade era uma cortina de fumaça.

Quando algo acontece em nossa vida, em vez de passar pela experiência como ela é, nosso instinto inventa histórias em torno dela. Por exemplo, se estivéssemos no topo de uma montanha e víssemos um pôr do sol maravilhoso, ficaríamos maravilhados com nossa sorte e classificaríamos esse dia como bom. Da mesma forma, se escalarmos a mesma montanha em outro dia e formos atacados por um leão, ou se acabarmos no meio de uma grande tempestade, podemos rotulá-lo como o pior dia de nossa vida. Dependendo da história que inventamos sobre o dia, podemos retornar à montanha com frequência ou nunca mais. A realidade é que ambos os dias foram nada mais que... dias.

Assim é com nossos relacionamentos pessoais. Dependendo das questões que trazemos desde a infância, a todo momento projetamos o passado no presente e criamos filminhos mentais em torno dele, inventando mocinhos e bandidos com base em nossas projeções. Isso não significa que não haja inimigos por aí. O que estou dizendo é que muito do que pensamos enxergar tem mais a ver com *como pensamos* do que com a realidade em si.

Nossa vida não é realmente nossa vida, e sim algo baseado nas nossas *crenças* sobre nossa vida. Você consegue imaginar quantas oportunidades perdemos por causa de crenças equivocadas? Quantas montanhas não escalamos, quantos caminhos não percorremos, quantas pessoas deixamos de conhecer? Como terapeuta, já vi inúmeras pessoas que cercam a vida com crenças totalmente falsas, afastando experiências porque a mente delas não permite que se aventurem fora do cercadinho.

Como seria crescer sem crenças? Não precisamos acreditar em nada. Nós só acreditamos por termos muito medo de conhecer a realidade *como ela é*. A realidade é impermanente, um fato de compreensão muito difícil para a maioria dos humanos. Se a vida é impermanente, então a verdade é que todas as nossas tentativas de controle carecem, em última análise, de sentido. No fim das contas, todos nós vamos morrer, e não temos ideia de como ou quando. É por isso que criamos crenças, dando a nós mesmas uma razão de ser – um propósito. Inventamos crenças para fingir uma sensação de controle sobre a natureza incontrolável da vida. Elas amenizam nossa ansiedade de que, na verdade, não somos nada mais do que um cisco, um grão de areia. Esse é um fato revigorante para mim, que me permite entender a mim mesma em um nível mais profundo. Para outra pessoa, pode ser uma realidade abissal, que deve ser evitada a todo custo.

A vida está cheia de incógnitas. Não sabemos por que alguns nascem em lares ricos, enquanto outros nascem doentes e sem posses. De forma simplista, hindus às vezes acreditam que essas diferenças advêm do modo como vivemos em encarnações passadas. O problema dessa abordagem é que se presume o que é bom ou ruim. Em alguns círculos, os ricos são automaticamente considerados bons e os indigentes, maus. Isso leva a preconceitos e estereótipos. A verdade é que não sabemos por que ou como nascemos nas circunstâncias em que nascemos. Apenas nascemos.

O medo de não estar no controle do grande panorama da vida e da morte nos faz buscar de todas as formas o comando. Uma das mais difundidas é por meio da criação de instituições, que têm regras e normas às quais nos apegamos por nos permitirem uma sensação de controle. Mal percebemos que são castelos feitos de areia, com o devido crédito, porque sem eles nos sentiríamos totalmente sem controle.

Em vez de abraçarmos qual é de verdade a natureza da realidade – a de que ela *está* fora do nosso controle –, criamos realidades substitutas que nos permitem sentir como se a controlássemos. Esse é o grande salto, a grande ilusão. Acreditamos saber coisas quando, na verdade, não sabemos.

Como as crenças variam a cada indivíduo ou cultura, nossa realidade é subjetiva. Caso contrário, todos nós endossaríamos a mesma realidade, já que esta seria a única a existir. O fato de cada um ter a própria visão da realidade é a demonstração mais clara de que tudo – *tudo*, sem exceção – emerge da realidade subjetiva de uma pessoa e de sua cultura.

Quando não conseguimos ver a verdade, preferindo criar distorções na realidade, mesmo que elas desafiem a ciência ou a objetividade, estamos pisando em um terreno perigoso. Celebramos a fé em nossas crenças, considerando-as sagradas. Quanto mais fé temos, mais santificados nos sentimos. Só quando começamos a examinar nossa mente e perceber o quanto ela foi contaminada por crenças é que abrimos mão do nosso apego, adentrando um espaço de liberação interior, leveza e empoderamento.

Separando-se da multidão

Despertar nos permite perceber que fomos presas por um sistema ganancioso. Os sistemas educacional, estético e tecnológico nos vendem produtos que acalmam nossos medos. Para assumir o controle da vida, precisamos decifrar o código da Matrix e transcender a pressão por aderir a ele. Só então podemos ter a esperança de nos livrar da mentalidade de manada que domina a maioria de nós.

Abrir mão de nossas crenças parece aterrorizante porque ficamos nos perguntando quem seremos sem elas. Pensamos que nos fortalecem, quando na verdade nos limitam. Acreditamos que não seremos nada sem nossas crenças, quando na verdade é o contrário. Só percebemos quem somos ao sermos despojadas delas. Em vez de descobrirmos que não somos nada, constatamos que *elas* é que não são nada. Em vez de descobrirmos que precisamos delas para sobreviver, notamos que elas nos impediram de prosperar.

Quanto maior o número de fiéis, maior a probabilidade de uma crença ser fictícia. As massas gostam de se conformar. Por definição, elas são superficiais, banais e desconectadas de sua voz autêntica. Se você faz parte de uma, pode perceber em si mesma uma disposição a renunciar à sua voz interna para integrar a multidão. No momento em que começa a tocar o próprio barco, você se destaca.

Fazer parte de uma massa não é o mesmo que fazer parte de uma tribo ou de uma comunidade intencional. As massas estão cheias de seguidores, não de livres-pensadores. Uma tribo, reunião ou comunidade intencionais é o oposto disso. Elas buscam líderes, desafiando cada pessoa a trilhar o próprio caminho, ainda que dentro dos limites sagrados da rede maior.

Quando despertamos, escolhemos viver mais a partir de fatos, e não de ficções. Costumo me referir a isso como viver de acordo com aquilo-que-é, e não aquilo-que-seria. Saímos da negação e enfrentamos a vida de maneira direta e transparente. Nós nos recusamos a silenciar nossa verdade só porque isso deixa os outros desconfortáveis. Nossa conexão conosco é vital e poderosa demais para continuar sendo descartada.

A busca final é comungar com a realidade como ela aparece diante de nossos olhos, sem distorcê-la para que se encaixe em uma história inventada. Quanto mais nos tornamos uma com a essência do nosso mundo, mais entramos no momento presente. Quanto mais vivemos no momento presente, menos sofremos.

Tudo começa com a nossa vontade de tirar nossos tapa-olhos e começar a comungar com a realidade da nossa vida, e não com fantasias. É preciso muita ousadia para ver através das teias da Matrix em que vivemos, mas só ao fazer isso é que podemos arrancá-las, passando a enxergar o nosso mundo com uma visão desimpedida. Até lá, seremos levadas pelos enganos da cultura e manteremos percepções cheias de ilusão.

Quando vemos como fomos nutridas a partir de uma dieta de falsos sistemas de crenças em uma vida de indignidade inconsciente, começamos a recuperar nosso poder. Assim que reivindicamos nosso valor, nos damos permissão para nos afastarmos de tudo o que já não nos serve. Paramos de dançar a música dos outros, assumindo de volta, por iniciativa própria, a nossa valorização. Não será mais necessário alguém de fora para nos validar ou nos julgar dignas. Nós mesmas já seremos suficientes.

Esse é o tipo de mulher que cada uma de nós tem o potencial de ser.

13

As mentiras sobre o amor

Tanto mal em nome do amor:
Propriedade, traição, controle, necessidade.
Tantos "você deve...", "mas e se...", "assim e assado..."
ditos sob o idioma do amor.
Isso não é amor verdadeiro. São falsidades em nome do amor.
São mentiras que blasfemam contra a verdadeira
natureza do amor.

Embora o amor não seja em si uma instituição, nossa ideia moderna a respeito dele manteve as mulheres enjauladas. Quando entendermos por que essa ideia moderna de amor é mais escravizadora do que libertadora, vamos rever o que significa de verdade amar alguém, nos libertando, assim, da dor que os relacionamentos costumam trazer consigo.

Na era moderna, a maioria de nós foi criada com ideias *à la* conto de fadas sobre encontrar uma mágica alma gêmea com quem poderíamos viver felizes para sempre. Disseram para a gente que duas metades formam um todo, que lá fora tem alguém projetado precisamente para nós, alguém que é a peça que faltava no nosso quebra-cabeça. Até encontrarmos esse alguém especial, ficaremos incompletas e, portanto, inferiores ao que poderíamos ser.

Vendidos com base nessa ideia de "amor eterno", os diamantes são comprados como símbolo de compromisso entre um homem e uma mulher. Milhões de livros e filmes giram em torno da ideia de que se apaixonar é uma experiência de vida fundamental, digna de canções românticas, poemas e musicais.

Meninas e mães sonham com carinho com um casamento luxuoso, pelo qual esperam com a respiração presa e o coração ansioso. Qualquer garoto com quem uma menina saia depois dos 23 anos é visto como um futuro marido. Ao passar dos 25 anos, torna-se urgente a necessidade de se amarrar ao parceiro perfeito.

Casar-se com a pessoa certa implica viver "felizes para sempre". Há um roteiro para todo esse "apaixonar-se". Um amor desses é fortemente voltado a um objetivo. Não se ama por amar. Ama-se para entrar em um compromisso para o futuro. Não se ama como expressão da alma, mas como expressão do desejo do ego de cumprir um roteiro.

Pergunte a si mesma: Já amei apenas por amar, ou meu amor sempre foi marcado por um objetivo futuro? Se for realmente sincera e examinar seus relacionamentos passados, pode admitir que, semanas ou meses depois de conhecer seu parceiro atual, você o enxergou em termos de aptidão para casamento.

O padrão é mais ou menos assim. A menina gosta de um menino ou menina, namoram, e a menina procura um sinal de compromisso, como uma aliança. Se o parceiro não "se comprometer" – ou seja, pedir a garota em casamento –, considera-se que não tem amor o bastante. A crença do mercado é que, se os dois realmente se amassem, eles se casariam, porque é por meio do ato do casamento que declaram seu compromisso final.

O que começa como um sentimento puro, vindo do coração, rapidamente se transforma em uma transação visando ao futuro. Fomos condicionadas a ficar em um estado de carência e escassez. Se não encontrarmos alguém que nos complete, se um relacionamento não chega ao grau de compromisso, caímos na armadilha do sofrimento desnecessário. Esse tipo de roteiro pega nosso amor, que é efêmero e sem forma definida, e o coloca em uma caixa que é não apenas rígida, mas direcionada para o futuro. Somos portanto transplantadas do presente, que é uma experiência que sentimos no momento, para o futuro, onde passamos a tentar controlar o desconhecido.

O roteiro da cultura diz que a gente deve se apaixonar por alguém que nos complete. Além da implicação óbvia de que não somos completas o suficiente na ausência do outro, uma outra mais insidiosa é a de que dependemos dessa pessoa para termos nossa identidade. Aquele a quem amamos não apenas é o receptor do nosso amor como também parte do plano para ganharmos uma nova identidade: a de alguém integral.

São muitas as implicações dessas crenças. Deixe-me explicar por meio do exemplo do casal Amy e Jacob. Amy é uma empata por definição. Ela foi fazer terapia por causa do relacionamento com seu companheiro de longa data, Jacob, reclamando incessantemente de suas atitudes narcisistas e egocêntricas. Foi fácil entrar no "Time Amy" e pensar em Jacob como inimigo, já que ele claramente não tinha vergonha de violar os limites dela, insensível que era às suas necessidades. Percebi, no entanto, que, se eu apoiasse o Time Amy, não a ajudaria a se tornar a pessoa completa que ela precisava ser. O objetivo era que Amy entendesse que função psicológica estava pedindo para Jacob cumprir por ela, e como seu eu incompleto estava perpetuando essa dinâmica.

"Como você queria que Jacob fosse?", perguntei.

"Paciente, cortês, amoroso, gentil", ela respondeu.

Pedi que fizesse uma comparação: "Como quem... ?".

Ela disse na hora: "Como um pai deve ser com sua filha".

A razão pela qual Amy não conseguia enxergar Jacob como realmente era: ela estava procurando por um pai amoroso, que cuidasse dela. Enquanto tivesse essa necessidade, estaria sob a influência de uma fantasia sobre quem seu parceiro deveria ser, mas que nunca poderia se tornar.

"Como você age perto de Jacob?", perguntei.

"Assustada, com medo de falar, evasiva", admitiu. Perguntei a ela se era assim que costumava agir perto de seu pai e de outras figuras de autoridade. "Sim, 100%", concordou. "Eu sempre fui a garota boazinha e obediente, que queria agradar todo mundo."

Amy ainda estava tentando obter a aprovação de seu pai, esforçando-se muito nesse sentido. Diferença fundamental que ela não enxergava: Jacob não era seu pai. Por ter essa necessidade dentro de si, estava agindo como uma garotinha assustada em busca da aprovação do papai. Dessa forma, deu a ele o papel de um pai autoritário.

Jacob, por sua vez, é um homem que tende a ser autocentrado e egocêntrico, provavelmente igual ao pai dela. Isoladas, não há nada de errado com essas características. No entanto, são problemáticas em um relacionamento, porque Jacob tende a violar os limites da companheira para satisfazer suas necessidades. Quando se está em um relacionamento com um companheiro como Jacob, limites fortes e um senso de identidade são uma obrigação. Se os limites não forem claramente estabelecidos, o transgressor radicalizará ainda mais seus padrões comportamentais.

Amy cresceu com um pai que nunca reconheceu seus limites. Quando jovem, se acostumou a ceder a ele, desejosa de seu carinho e atenção. Ela não fazia nada além de abrir mão dos próprios limites. Amy se tornou a pessoa perfeita, sempre em busca de agradar, usando essa *persona* para obter aprovação. Como resultado, sempre se via sendo aproveitada, muitas vezes abusada. Jacob era mais um em uma longa lista de pessoas desse tipo com quem ela teve intimidade.

Embora pensasse estar se apaixonando por Jacob, na verdade estava caindo em um velho padrão. Ela não reconhecia quem ele era de verdade porque as próprias necessidades não atendidas a fizeram colocar vendas sobre os olhos. Como estava procurando por um pai, continuou fazendo o papel de "a pequena e indefesa menina que faz tudo para agradar". Pode-se dizer que estava atuando no próprio filme. Se tivesse começado aquele relacionamento já completa, ela teria reconhecido as tendências de Jacob e, para começo de conversa, nunca namoraria ele ou, se escolhesse isso, começaria a impor limites saudáveis.

Amy não está sozinha nessa. Para a maioria de nós, esse sentimento de "cair de amores" é na verdade cair na necessidade, na posse, no controle e na busca pelo que é familiar. É um desejo de preencher algo dentro de nós. Acreditamos amar a outra pessoa, mas, na verdade, estamos em busca de amor pelo nosso ego. Fantasiamos sermos dois adultos que vão caminhar ao pôr do sol, felizes para sempre, sem perceber que estamos agindo como crianças, e não adultos. Queremos que os outros terminem o trabalho incompleto de nossa criação. Mesmo adultas, somos crianças do ponto de vista emocional. Apesar de vestidos de baile, estamos pouco preparadas para festejar como adultas.

Quando não crescemos por completo, projetamos sem parar nossas necessidades sobre os outros, derramando assim nossas emoções. Queremos que eles sejam a pessoa de que precisamos para completar a fantasia que temos sobre nós mesmas. Quanto maior a perda na infância, maior a fantasia e, portanto, maior a necessidade de que os outros cumpram o papel de salvadores.

Eu chamo essa dinâmica de "pedintes gêmeos", um buscando o outro para preenchê-lo, de braços estendidos, faminto pela poção mágica que sentiu faltar por toda a vida. O que não percebem é que um é tão vazio quanto o outro.

Como uma pessoa depende da outra, o desejo de controlar e possuir o outro é enorme. Criam-se condições implícitas, sob as quais as expectativas são altas e muitas são as demandas pelo outro. Isso leva naturalmente ao controle e à posse. Se vemos o outro como responsável por nos completar, é natural que a gente queira controlar o outro. Nesse caminho, o amor se transforma em seu oposto. Em vez de ter a ver com liberação e empoderamento, ele se concentra na posse.

Quando nosso senso de identidade depende de outra pessoa, abandonamos nossa individualidade em favor do relacionamento. Quando duas metades tentam se tornar uma só, elas na verdade se tornam farrapos delas mesmas. A falta sempre gera mais falta. Apenas recompensa cria recompensa. É por isso que a nossa compreensão moderna do amor precisa ser transformada. Antes de podermos amar outra pessoa, *devemos primeiro aprender a amar a nós mesmas de forma irrevogável, atendendo às nossas necessidades.*

Muitas de nós não amam – mas *necessitamos*, *dependemos*, *possuímos* e *controlamos*. Em outras palavras, a maioria das mulheres não ama – mas *teme*. Imagine o desgosto quando a pessoa de quem dependemos se recusa a ceder às nossas fantasias e acaba sendo o que seu ego é de fato, não o bálsamo ou a pomada que pensávamos que seria.

Quando entramos em um relacionamento com a intenção de se curar, conflitos ou traições não são mais percebidos como algo contencioso, e sim como poderosos portais para a integração interior. Se nos comprometemos a olhar no espelho, vemos nosso reflexo em todos os lugares. Quanto mais nos curamos e nos amamos, mais desvanece a imagem da criancinha ferida, dando lugar a um adulto poderoso e integral. O amor é um sentimento poderoso a ser direcionado a outra pessoa. Complexo, matizado e multifacetado, é químico, físico, emocional, psicológico e espiritual, existindo em nível energético, inegavelmente apaixonado, ainda que efêmero e essencialmente inquantificável. É uma força que só pode ser sentida, mas que nunca se torna sólida de fato.

Amar uma pessoa é ter por ela sentimentos que não são atrapalhados pelos sentimentos que temos por nós mesmas. Para alguém que não trabalhou para atender às próprias necessidades, isso é algo extremamente difícil; é o que eu chamo, portanto, de amor "elevado". Essa mudança do eu para o outro é a marca da natureza elevada do amor autêntico.

Poetas e místicos tentam há séculos descrever esse amor, mas todos ficaram aquém de capturar sua verdadeira natureza. A razão é que o amor existe além dos limites e fronteiras do mundo que se baseia apenas na forma, não apenas a um tipo de pessoa ou dentro de limites de tempo, lugar, raça ou crença. Não se ama apenas indivíduos de cabelos escuros e curtos, tampouco se ama apenas às quartas-feiras, entre as 8 h e as 11h30.

Em sua essência, o amor é uma emoção "livre", o que significa que é improvisado, imprevisível, acidental e não intencional. Ocorre de forma natural, espontânea, isto é, não pode ser forçado, suprimido, planejado ou organizado, tampouco contido. Por estar vivo, muda constantemente, assim como todas as coisas vivas. Ele simplesmente não continua sempre o mesmo, mas evolui. Acondicioná-lo em uma fórmula significa matar sua essência e anular seu verdadeiro espírito. Dizer a ele como se expressar – quando, por quem ou por quanto tempo – é sugar a beleza de sua essência natural e convertê-la em outro sentimento. Talvez ainda um sentimento digno, mas não aquele que associamos ao amor.

Como o amor verdadeiro existe além da mente e da dualidade "você e eu", só pode ser experimentado em seu estado transcendente por aqueles que reconhecem que ele não emerge de listas ou prazos. Não tem nada a ver com lógica, razão ou vontade. É algo que entra espontaneamente em combustão. Embora precisemos usar nosso discernimento, o sentimento do amor com certeza não pode ser ligado ou desligado, como se tivesse um interruptor.

Aqueles que experimentam esse tipo de amor costumam usar adjetivos exaltados para descrevê-lo, como *grande*, *elevado*, *profundo*, *transcendente*, *sobrenatural* e *espiritual*. Chamá-lo simplesmente de amor parece limitado, porque esse tipo de amor é ilimitado, existindo além do eu ou do outro. Quem foi tocado por esse tipo de amor sente como se tivesse experimentado a magia mística dos céus, acreditando que está vivendo no raro ar dos privilegiados.

O amor é a energia suprema. É o *eu totalmente realizado*.

Nem todo mundo está pronto para experimentar esse tipo de amor. É algo reservado para aqueles que fizeram o trabalho de libertar seu ego, de modo a poder entrar em um espaço em que vivem livres e soltos. É só quando o eu deixa de ser autocentrado que esse tipo de amor pode integrar-se à consciência de alguém.

Esse tipo de amor "elevado" não pede retribuição ou correspondência. Ele apenas ama, por si mesmo; dá-se de graça. Como sua natureza essencial é a liberdade, precisa ser deixado para aparecer e ir embora livremente, sem obrigações ou deveres. É selvagem e indomável. É o que é: autêntico, honesto, transparente e direto. Sem fru-frus, adornos, enfeites; livre de leis, ambiguidades, formulários, promessas ou condições.

Enquanto enxergarmos o amor como uma conquista da nossa identidade, estaremos para sempre escravizadas por sua presença em nossa vida, jamais verdadeiramente livres de suas facetas sombrias: ódio, traição, rejeição ou abandono. Essas emoções lúgubres derivam de uma noção defeituosa de amor.

Como mãe de uma garota que se aproxima rapidamente da idade adulta, estou ciente das armadilhas que a cultura prepara para essa jovem em desenvolvimento. Tento combatê-las ensinando a Maia que não há ninguém para amar do lado de fora, e que a única pessoa por quem ela precisa se apaixonar e com quem se casar é ela mesma. Digo à minha filha que a cultura nos vende histórias em sua maioria falsas e que ela nunca deve cair na pressão de seguir a manada.

Não importa o quanto eu tente, não consigo neutralizar todas as imagens que Maia absorve das mídias sociais e de seu grupo de amigos. Ela assiste a celebridades na TV competindo para se apaixonar por alguém perfeito, e vê a imprensa enlouquecendo ao cobrir casamentos. Mesmo que minha voz soe sozinha entre a balbúrdia de muitas outras, pelo menos minha filha está ciente de que há uma possibilidade diferente para ela. É aqui que está o meu poder. Posso não ser capaz de mudar a cultura para Maia, mas certamente posso expressar um caminho alternativo por meio da minha voz e do modo como me comporto no mundo.

O amor-próprio e o crescimento devem ser os principais critérios sobre os quais a gente baseia nossa decisão de ter intimidade com alguém. Um *checklist* de prerrequisitos para um namoro deve ser:

* Você se ama? Como expressa esse amor-próprio?
* Você prioriza a autoajuda e o autocrescimento?
* Você valoriza o seu eu autêntico?

Essas devem ser as perguntas a serem feitas em um encontro, em vez de querer saber sobre a profissão ou os *hobbies* do outro. Se a gente pretende testar o quão amorosa a pessoa será, é necessário medir o tempo que ela gasta para se amar por dentro e a quantidade de energia que investe no próprio crescimento.

A cura traz liberdade interior, o que se manifesta como liberdade em um nível externo. Quando uma pessoa está livre por dentro, ela se torna a maior pregadora da liberdade para os outros. Somente aqueles que violam a própria verdade interior violam a verdade alheia.

Mudando para a transcendência

Voltando a Amy, ela estava presa ao papel de uma garotinha doce e agradável, tentando fazer com que seu "pai", também conhecido como seu companheiro, a aprovasse. Quando a pessoa que ela havia escalado para esse papel não deu conta dessa função, Amy se sentiu desapontada e magoada. Por estar presa, ela não conseguiu tratar Jacob da maneira que ele precisava, com limites claros e fortes, o que talvez corrigisse seu curso e o ajudasse a crescer. Presa no roteiro do filme que criou, tomou atitudes passivo-agressivas, como reclamar, choramingar e se sentir impotente e vitimizada, e nada disso ajudou Jacob a parar de violar os limites dela. Pelo contrário, isso o encorajou ainda mais a continuar com seu comportamento abusivo.

Amy reclamou quando eu disse que ela precisava se concentrar em sua identidade não desenvolvida, e não no comportamento de Jacob. Pensava que isso significava que eu o endossava, sem dar importância para as experiências dela. Como é difícil ser responsáveis por nós mesmas, não? Mal percebemos que se sentir vítima das ações de outras pessoas é causa de esgotamento de energia, não de empoderamento. Ao culparmos o outro, nos sentimos poderosas, mas só por um momento. Se você está presa em uma versão infantil de si mesma, ser vista como "boazinha" é um objetivo importante. Se ao menos fosse fácil perceber o quanto isso a mantém amarrada... Querer ser percebida como boazinha é um desejo do ego.

O verdadeiro eu não precisa ser notado pelos outros, ou mesmo pelo eu, de algum modo em particular. Ele simplesmente é o que é, autêntico e livre. Quando despertamos, paramos de viver de acordo como uma relíquia daquilo que fomos na infância e começamos a viver conforme a verdade de quem somos como adultas. Em vez de acreditar que está em um filme infantil, a gente vive mais alinhada ao próprio contexto como ele é, e não como desejávamos que fosse quando éramos crianças.

Saímos do *como-seria* rumo ao *como-é*.

Amy vivia em um filme personalizado ao extremo, escrito lá no passado, *como se* estivesse em uma reprise incessante. Foi só quando despertou para a noção de que repetia velhos padrões que começou a viver a realidade *como ela é*, relacionando-se com o marido como ele realmente era, em vez de quem desejava que ele fosse. Conforme mudava por dentro, deixou para trás seu papel de menina e começou a criar limites fortes e claros.

Jacob, por sua vez, também foi forçado a abandonar seus papéis, passar pelo próprio processo de crescimento e lidar com seu vazio interior, ao contrário de parasitar a companheira. Em vez de dependerem do outro para ser seus pais, os dois começaram a se erguer a partir do próprio poder adulto. Esse processo de reparentalidade é crucial se quisermos despertar. Em um capítulo à frente, examinaremos esse conceito em detalhes.

Conforme o eu autêntico cresce, não há mais clima para a inautenticidade e se esvai a tolerância para dinâmicas e papéis falsos. O que fica no lugar é um apelo claro e intencional para um alinhamento autêntico de duas almas que desejam se conhecer no nível mais profundo da integralidade.

Quando duas almas íntegras se unem, a unidade de que desfrutam não é contratual nem obrigatória. O amor que compartilham vem da completude, não da incompletude; portanto, é desprovido de necessidade e desejo de controle. O outro é aliviado de todo e qualquer enredamento. Desse modo, elas se tornam livres para ser o que desejarem no *continuum* da consciência. Nesse ponto, quando cada uma trabalha na própria integralidade interior, o prêmio da autenticidade e da liberdade de ambas é preservado pela outra. Para o casal, isso é mais importante do que atender às necessidades um do outro. Quando a gente se liberta da dependência do outro, passamos a viver de forma soberana e autônoma e somos capazes de crescer.

O amor se livra de um apego doentio e se move para um espaço de transcendência e libertação.

Como não estamos acostumadas a nos ver sob essa luz, a princípio esse nível de "vida adulta" parece estranho. Fomos tão condicionadas a ser enroladas, carentes, controladoras e dependentes que esse nível de autonomia parece muito estranho. Nossos pais nos criaram para sermos ovelhas, sentindo o que eles sentiam, tendo como meta a meta deles, pensando o que eles pensavam. Nunca aprendemos a nos conhecer como seres inteiros e divinos por direito. Em vez de desenvolvermos nosso eu autêntico para sermos validadas e amadas pelo que somos, fomos ensinadas a usar máscaras e papéis falsos para nos sentirmos validadas. Nossos pais pensavam que éramos parte do micromundo *deles*, e não parte do cosmos maior.

Amar verdadeiramente o outro significa amar verdadeiramente a nós mesmas, ou seja, nos conhecermos. À medida que despertamos, percebemos que nunca realmente nos amamos por completo, *porque sequer nos conhecemos*. Conhecer a nós mesmas significa percorrer um caminho de autodescoberta.

É isso que este livro está despertando em você. Ao embarcar nesse caminho, você abandona a falsa ideia que tinha de si mesma e entra em um verdadeiro alinhamento com seu ser interior, começando a ver todas as partes de si mesma por meio dos olhos do amor e da compaixão. Você se aceita incondicionalmente e é capaz de fazer o mesmo com os outros. Desaparece a separação entre você e os outros, percebendo que isso, no fim das contas, era uma ilusão. Ser rejeitada por outra pessoa é coisa que não existe: você só se pode ser rejeitada por si mesmo. Agora, começa a se amar completamente, com a liberdade para ser você mesma. Trata-se do maior caso de amor que já existiu, aquele pelo seu verdadeiro eu.

Como esse amor não precisa de outras pessoas de uma maneira dependente, não as tenta controlar ou possuir, e, conforme emerge de um eu mergulhado em integralidade interna, não as suga para a própria realização. Ele se move da dependência para a interdependência, de uma relação linear para uma circular, mutuamente recíproca, discernindo onde os outros estão no *continuum* da consciência e permitindo que fiquem nesse lugar. Valoriza o processo que os outros precisam realizar para encontrar seu verdadeiro eu, mesmo que isso signifique que se afastem, vivendo em liberdade e legando a eles esse precioso tesouro.

Isso pode parecer uma perspectiva radical sobre o amor, mas, na verdade, é exatamente o que o amor consciente pretende ser: incondicional, não transacional, desprovido de controle e posse, isento de necessidade e dependência.

Amor consciente é amor transcendente, o que significa que toca em um espaço além do "eu" ou "você", adentrando um novo espaço, tão vasto e ilimitado quanto o próprio céu. Ele não tem limites e/ou restrições. É eterno, livre e ilimitado. É a libertação encarnada.

14

As mentiras sobre casamento e divórcio

*A essência do amor é soberana, nada a impede.
É abrangente e selvagem.
É atemporal e sem limites. Não conhece fronteiras.
No entanto, a igreja e a lei diminuíram seu poder
e roubaram sua liberdade.
Ficou restrita a apenas uma pessoa,
encarcerada na continuidade,
Tudo o mais é considerado deslealdade, traição e falsidade.*

Ao prescrever o casamento como o objetivo final de uma aliança amorosa entre duas pessoas, nós o institucionalizamos. Para muitos casais, o casamento é "amor com receita médica". É como arrancar o belo aroma de uma flor e engarrafá-lo na forma de perfume. Embora ainda possa ser adorável, esse perfume nunca poderá capturar por completo a essência original da flor. O mesmo vale para o casamento como instituição. Eu me refiro à natureza institucional da tradição, em oposição a como ela se apresenta para qualquer casal individual.

Aqui não se trata de um argumento a favor ou contra o casamento, mas simplesmente de uma exposição da realidade do casamento *como instituição*. Claro que existem casamentos felizes, até mesmo repletos de êxtase. O objetivo é ensinar nossos filhos e filhas a respeito da instituição do casamento e permitir que tomem uma decisão pessoal sobre participar ou não dela – uma escolha que muitas de nós nunca imaginamos ter a liberdade de fazer.

Tudo mudou quando o casamento – antes, um contrato puramente formal entre famílias, com o único propósito de manter as propriedades sob controle – foi transformado em um contrato divino, celebrado sob os auspícios da Igreja. Assim que a religião enfiou suas garras no contrato conjugal, classificou sua dissolução como uma questão de pecado. Ao nos fazer uma lavagem cerebral para que a gente permaneça dentro de seus limites (a menos que desejássemos "queimar no inferno"), o contrato conjugal se tornou algo sagrado. Quanto mais o respeitássemos, mais pontos marcaríamos no céu. Se ousássemos profaná-lo, com certeza nunca conseguiríamos entrar pelos portões divinos.

Ao sequestrar a incapturável essência do amor e engarrafá-la como um prerrequisito para uma vida feliz, na maior parte do tempo o casamento não apenas dilui o sentimento do amor, mas o contamina com todos os tipos de elemento artificial. Ele impõe limites e restrições, tentando se preservar por meio da vontade, da lei e, às vezes, da força. São atos diretamente opostos à vontade, à liberdade e ao espírito de celebração.

O sistema das leis judicializou nossas relações, transformando o amor em algo contratual, condicional e prescritivo. Assim, o casamento transforma o amor, essencialmente sem forma, num acordo que emite uma nota promissória para o futuro. É aqui que muitos casamentos ficam estagnados, amargos, terminando em impasse. O espírito já se foi. Imagina se a cultura transformasse a compreensão do casamento e do divórcio, virando de ponta-cabeça o arcaico paradigma atual. Nós revolucionaríamos a forma como amamos, nos relacionamos uns com os outros e criamos os filhos. Nós tomaríamos distância das prescrições atuais em torno da posse e do controle, abrindo-nos para uma forma mais livre e incondicional de amar uns aos outros. Nossos relacionamentos permaneceriam frescos, *sexy* e livres. Não haveria mais a amargura do divórcio.

Em um relacionamento consciente, a conexão entre o casal supera sua posição social ou religiosa, transcendendo as definições tradicionais de casamento e encontrando significado apenas no vínculo que compartilham um com o outro. O ego de suas identidades individuais é ofuscado pela essência do relacionamento. Eles são capazes de manifestar verdadeiramente o mais alto significado do amor, sem as usuais manipulações egoicas de vergonha, censura, culpa e arrependimento. Dessa forma, os votos conjugais de amor incondicional ganham vida.

Casamento fora de controle

Todas as formas de amor devem ser celebradas. Na cultura moderna, no entanto, é normal que apenas as formas de amor que terminam em casamento sejam consideradas dignas. O casamento como instituição controla quem amamos e como demonstramos esse amor, nos dizendo que devemos amar apenas uma pessoa pelo resto de nossa vida. Além disso, estamos proibidas de expressar afeto íntimo de qualquer tipo com qualquer pessoa, exceto nosso cônjuge. Se isso não é suprimir quem somos, não sei o que poderia ser.

Em vários pontos da história, a instituição do casamento impôs sanções à união entre alguns gêneros, raças, religiões e credos, chegando a proibir todas essas possibilidades. Ditar com quem escolhemos nos unir significa roubar nosso direito ao livre-arbítrio.

O contrato de casamento diz que ninguém deve se aproximar de uma pessoa de fora da díade conjugal. Se alguém se atreve a se aventurar, o contrato pode ser considerado nulo e sem efeito. A estrutura conjugal aumenta o ego das duas partes e exagera o sentimento de desunião e traição. Todo o lindo amor que os dois pensavam ter um pelo outro é jogado pela janela.

A instituição em si é a verdadeira culpada. Em sua tentativa de ser um pilar duradouro da sociedade, petrifica a natureza efêmera do amor. Assim, a instituição do casamento fossiliza o ânimo vivaz e pulsante que é a marca do amor. Ao pegar a beleza do amor e convertê-la em todas as coisas que ele não é, o casamento acarreta orgulho, controle, posse e domínio.

Quando entendemos que o amor é algo que muda a todo momento, que se transforma e se transmuta, paramos de controlá-lo. Entendemos que sua natureza se ancora ao momento presente e nos permitimos fluir ao longo dos vales e voar sobre picos, sem nos agarrarmos a eles. O amor fica estagnado quando tentamos mantê-lo além de seu prazo de validade, sendo seguido por amargura, ressentimento, arrependimento e raiva. Se entendêssemos que o amor é um fenômeno vivo, que respira, seria possível perceber que nos vincular a um contrato legal de longa duração é trabalhar contra a verdade autêntica da natureza do amor.

O casamento ganhará aplausos por, especialmente, uma coisa: longevidade. Existem bodas específicas designadas para marcar cada aniversário de casamento: papel, algodão, trigo e linho nos primeiros quatro anos; madeira simboliza o quinto aniversário, e estanho, o décimo. À medida que se completam vinte e cinco, cinquenta e sessenta ou mais anos de casamento, surgem os verdadeiros tesouros, metais e pedras preciosas atribuídos a esses marcos temporais: prata, ouro e diamante, respectivamente. Até então, não há nada realmente notável. A qualidade daqueles anos não importa, na verdade, nem o grau de crescimento do casal. Não falamos sobre casamento em termos de transformação interior. Tudo o que nos importa é o tempo que duas pessoas passam juntas.

O modelo de longevidade nos provocou uma lavagem cerebral tão intensa que olhamos para ele em termos de "aguentar o casamento", não importa como a gente se sinta com isso. Aderimos tanto à ideia de casamento que ficamos absolutamente aterrorizadas se o abordamos de um modo criativo.

Não é surpresa que o divórcio seja considerado um destino semelhante à morte, sendo indigno de celebração. Considerada um xingamento por muitos, tem gente que nem conseguem pronunciar essa palavra, preferindo abreviá-la como "D". Muitos têm pavor de rescindir seus contratos conjugais. Pergunte a qualquer pessoa divorciada sobre a vergonha de expor seu estado civil e ela vai revelar como a sociedade a reprova. É como se estivesse infectada. O divórcio é um fracasso: "Evite-o como se fosse uma praga". Indivíduos felizes ficam juntos "até que a morte os separe".

O divórcio é visto como um insulto à ancestralidade da família e um ataque à moral da cultura. Sacrifício e compromisso, mesmo quando o casal está terrivelmente infeliz, muitas vezes são preferidos, considerado o custo do ostracismo social. Milhões de pessoas permanecem em casamentos adormecidos, no mínimo, ou extintos, em muitos casos.

O paradigma do casamento precisa mudar da longevidade para o crescimento. Ao fazer essa mudança, não contamos mais o sucesso em termos de anos que se passaram, mas sim de autocrescimento e lições aprendidas. Quando o modelo de longevidade se transformar no modelo de crescimento, o casamento vai chegar ao domínio em que deve existir: o da verdadeira afinidade, conexão e liberdade.

Se reformulamos o paradigma do divórcio pensando na estagnação do crescimento, a gente o enxerga como mais do que só o fim de um contrato conjugal. O divórcio, definido com consciência, é agora visto como uma passagem entre o velho e o novo. Embora possa significar o fim de um contrato conjugal com nosso ex, também quer dizer o início de um contrato conjugal conosco.

O divórcio não é algo contra o nosso ex. O verdadeiro divórcio é contra os próprios medos e nosso eu inautêntico. Ele significa o fim das falsidades sob as quais vivíamos e o início de uma era de vida autêntica, sincera e transparente, marcando a quebra de tudo o que nos mantinha presas às convenções. Seu rescaldo traz o potencial de um compromisso renovado com nossa verdade e nossa liberdade.

Para além da instituição do casamento

O que as pessoas faziam antes da revolução agrícola? Ao que parece, viviam em pequenos grupos, entre trinta e cinquenta indivíduos, e compunham comunidades nômades nas quais homens e mulheres formavam pares entre si. As crianças eram cuidadas por todos.

Assim que o arado foi inventado, os alimentos começaram a ser cultivados em extensões definidas de terra, o que prendia as pessoas ao solo de um modo inédito em nossa história enquanto espécie. Nós nos assentamos, vivendo em pequenos lotes. Quando o casamento foi introduzido, era diferente de hoje, pois servia principalmente para fins práticos. Na verdade, ainda é assim na maior parte do mundo, porque famílias se reúnem para manter ou expandir seus interesses relativos à propriedade. Durante séculos, foi a forma como os homens controlavam seus bens, ou seja, suas terras, esposa e filhos. O casamento foi criado para manter os lotes unidos, a mãe ficando perto dos filhos e o pai sendo responsável pela manutenção de todos. Também era uma maneira fácil de garantir que a propriedade permanecesse dentro da família e que o homem não estivesse criando o filho de outra pessoa.

O casamento era, e ainda é, fortemente patriarcal. Ordenado por homens, muitas vezes sob os olhos de Deus, e regido pela lei, é amplamente controlado pelo clero, pais, maridos e/ou autoridades masculinas. O lugar da mulher e seus filhos na família é secundário, atrás e abaixo do homem. Como tal, embora o casamento possa proteger a mulher de outros predadores masculinos, muitas vezes não a resguarda dentro dos próprios limites. O estupro conjugal era legal em muitos estados dos Estados Unidos até a década de 1970.

Avalie o cenário mais comum. Uma garota recém-saída da faculdade caminha pelo corredor de uma igreja com um garoto que foi seu namorado durante a faculdade ou o ensino médio. Eles fazem o voto conjugal "amar-te e respeitar-te até que a morte nos separe" e partem para morar juntos, se esse ainda não era o caso. Isso acontece todos os dias, milhares de vezes, enquanto tentamos recriar as casas em que crescemos ou sonhamos em crescer, o que eu chamo de uma versão adulta de "brincar de casinha".

Não é nossa culpa que esse seja o único modelo que conhecemos, mas precisamos nos conscientizar de que ele é apenas isso – um modelo. Não é uma receita dada por Deus e nem é a única maneira de viver. É apenas uma forma de existir que foi criada e perpetuada por uma cultura que persegue tradições fora do padrão. Nesse modelo, prometemos nossa fidelidade a outra pessoa pelo resto da vida, jurando amá-la para sempre.

Posso ouvir o protesto de muitas de vocês: se não houvesse um contrato subjacente de fidelidade e longevidade, a maioria dos casamentos "desmoronaria". E, se isso acontecesse, nossos filhos estariam em risco. No entanto, cerca de 60% dos casamentos já estão "desmoronando" nos Estados Unidos, o que demonstra a fragilidade da instituição conjugal. Pense nisso: você entraria em um avião que tivesse 60% de probabilidade de cair? Certamente não. No entanto, milhões de pessoas continuam se casando dia após dia. A razão? Doutrinação cultural.

Se for preciso um contrato legal para manter dois indivíduos juntos, a pergunta que se deve fazer, antes de mais nada, é se eles deveriam ficar juntos. Estamos tão insensíveis à ideia de autonomia que achamos que a fidelidade e a longevidade devem prevalecer sobre o crescimento e a libertação individuais? Trata-se, de fato, de um choque entre o velho paradigma de amar e casar e um novo e mais ousado de amar e libertar. O fato é o seguinte: tendo ou não contrato, as pessoas mudam de ideia. Que sentido faz para uma jovem de 24 anos, por exemplo, arcar pelo resto da vida com o custo dessa decisão?

O jeito antigo justifica casar-se por causa do companheirismo em longo prazo. Aqui a longevidade importa, independentemente da qualidade. O jeito antigo enxerga o casamento como a única maneira de criar os filhos com segurança. O jeito antigo é baseado em medo, possessão e controle, funcionando à base de escassez e desvalorização. É evidente que está na hora de uma mudança de paradigma. Se não fosse o caso, mais de 50% dos casamentos não terminariam em amargos divórcios.

Precisamos mudar para um modelo drasticamente novo de casamento, baseado no crescimento, não na longevidade. Um em que escolha, abundância e liberdade sejam os elementos fundamentais da união, em vez de vínculos obrigatórios e contratuais alicerçados no medo. Se os casamentos fossem fundamentados em ideais diferentes, como crescimento, respeito, autenticidade e liberdade, estaríamos vivendo em um mundo diferente. Nesse novo modelo, permitiríamos um ao outro crescer e evoluir sem qualquer imposição. Compreenderíamos caso o outro precisasse ir em frente, com outra pessoa ou em outra fase de sua vida, liberando-o com tranquilidade. Resolveríamos as coisas amigavelmente. Não precisaríamos de varas de família ou advogados. Deixaríamos para trás a escassez e abraçaríamos de verdade a abundância.

É preciso ousadia e coragem para derrubar uma instituição arraigada como o casamento. É preciso uma visão nova e ousada de nós mesmas e de nossos companheiros, na qual o respeito pela expressão particular do eu de cada um tenha preferência sobre nossas ideias de como as coisas deveriam ser. Quando isso acontecer, não haverá nada além de interconexão e reciprocidade. Quando o casamento chegar ao fim, o casal pode celebrar essa transição, em vez de sentir vergonha e ostracismo. Toda a instituição do divórcio iria desmoronar. Pense: não seria uma coisa realmente maravilhosa?

Criando coragem, apesar dos estigmas

Em muitos casos, a cultura enseja um enorme estigma contra o divórcio, mesmo quando há abuso envolvido, com a mulher sendo levada por pessoas próximas a não reagir impensadamente, abandonando o casamento. Na verdade, existem até mães que encorajam outras mulheres a aceitar a situação, incentivando-as a ficar por causa dos filhos ou da aparência social, mesmo que haja maus-tratos ou abusos. Elas podem dizer algo como:

* Seus filhos vão sofrer, então é melhor aguentar.
* Bem, ele não te espancou.
* Pelo menos ele não é um viciado em drogas.
* Ele cuida de você tão bem, ignore todo o resto.

Essa repressão da nossa verdade cria uma divisão interna, e com isso paramos de confiar em nós mesmas. Abandonar nosso conhecimento interior é o verdadeiro trauma. Começamos a duvidar de nossa sabedoria e do nosso discernimento.

Todas nós sabemos ser capazes de sentir quando algo está errado, mas a cultura nos faz dar todo tipo de desculpas distorcidas para aquilo que estamos passando. A cultura, lembre-se, prospera ao nos controlar por meio da culpa e do medo. Ao estigmatizar nossas escolhas, a cultura causa tanto terror na gente que acabamos não agindo da maneira que, por intuição, sabemos agir.

Por vivermos em um patriarcado, são mais restritas as opções para as mulheres lutarem contra o estigma. A forma como nos vestimos é estigmatizada, assim como nosso comportamento, tom de voz, escolha de palavras, sexualidade e o fato de buscarmos uma carreira. Se gostamos ou não de sexo, queremos ou não ter filhos, trabalhamos muito ou pouco... enfrentamos julgamentos o tempo todo. É fácil ver por que o divórcio e a luta contra o abuso são vistos por muitos como tabu.

O estigma do divórcio implica um fracasso, mantendo muitas mulheres em relacionamentos infelizes e, frequentemente, abusivos. Há um forte estigma em torno do rótulo de "abusada", quase tanto quanto existe em torno do rótulo de "divorciada". É triste notar que muitas vezes as pessoas pelas quais nos sentimos mais julgadas são outras mulheres. Temermos ser rotuladas de estúpidas, incompetentes e imaturas, por isso relutamos em contar às nossas irmãs ou mães o que está acontecendo.

A cultura nos deixa tão envergonhadas de resistir a qualquer tipo de disfunção dentro de um casamento que o resultado é ficarmos caladas. A maneira como nos impomos silêncio é fingir que as coisas ruins não estão acontecendo. Em vez de responsabilizarmos os outros, permanecemos passivas, em um ciclo interminável de nos culpar. Trata-se de uma tentativa desesperada de obter o controle de uma realidade externa cada vez mais incontrolável. Em vez de fazermos escolhas mais ousadas, orientadas para a ação – como respeitar nossos limites ou sair do relacionamento se não formos respeitadas –, ficamos presas em uma tentativa passiva de obter controle. Imaginamos todos as maneiras pelas quais poderíamos ter sido diferentes, com pensamentos condescendentes do tipo: "Se eu não tivesse levantado minha voz, talvez ele (ou ela) não agisse dessa maneira comigo".

Chamar disfunção, toxicidade ou abuso pelo nome é a única maneira de mudar nossa realidade, casadas ou não. Ao chamar os maus-tratos do que eles são, nos capacitamos a dizer não e começamos a criar um caminho para a vitória. Nomear nossa disfunção não nos torna fracas. Pelo contrário, ao chamar nossa realidade abusiva pelo nome, enfraquecemos o poder que ela tem sobre nós e começamos a transcender suas limitações.

Se você está lendo estas palavras e percebe que tem vivido uma vida em que não é respeitada, é hora de pegar o telefone e ligar para alguém, seja uma amiga ou um profissional. É o momento de compartilhar suas experiências como elas são, sem disfarces ou comiseração. Quando você faz isso, começa a tomar as rédeas nas próprias mãos.

A mulher desperta entende que seus filhos, irmãos e parceiros masculinos também enfrentam estigmas, especialmente quando são abusados, e pode ser que precisem terminar um casamento, o que acontece com mais homens do que se imagina. Quando uma mulher desperta cria seus filhos, ela se recorda de neutralizar as mensagens hostis que eles podem receber do patriarcado, lembrando-os de permanecer fiéis ao seu coração e respeitar seu eu autêntico.

Um paradigma transformado de casamento

Quando os votos conjugais são realizados sob os auspícios da percepção consciente – em que duas pessoas se amam de maneira transcendente, com consciência plena das características do momento presente de sua companheira –, eles têm uma qualidade e energia diferentes. Em vez de vincular para sempre uma pessoa à outra, cada uma pode se declarar vinculada à autenticidade, ao crescimento e à verdade. Em vez de promessas sobre o futuro, fazem promessas para o momento presente. Em vez de declararem como vão ser uma com a outra no futuro, se comprometem a, em primeiro lugar, apoiar e respeitar a si mesmas no aqui e agora.

Votos proferidos a partir da integridade interior celebram a liberdade de o casal escolher se manter apaixonado ou desistir do amor. Fazemos um voto de, acima de tudo, manter viva a própria autenticidade. Aqui, cada uma entende que, enquanto o crescimento e a sinceridade forem a base, tudo o mais se encaixará. Percebem que o casamento, antes de tudo, reflete sua verdade mais profunda, seu propósito e os eus autênticos. Ambas as partes se comprometem a se apoiar em seu caminho para o alto, prometendo não ser um obstáculo no caminho e celebrando a direção da outra, mesmo que isso as leve a um rumo diferente.

Sob esse novo e revolucionário paradigma, o divórcio é um divisor de águas. Não se parece em nada com o jeito antigo, em que havia uma separação entre coração e espírito. Pelo contrário, ele é enxergado apenas como uma transformação. O divórcio não é uma separação da outra pessoa ou da família, mas um afastamento daquilo que não serve mais ao eu emergente. A dualidade e a separação são substituídas pela interdependência e pela unificação, nas quais ambas as pessoas são livres para se manterem fiéis a si mesmas. Não há vencedora ou perdedora aqui. O único resultado é o bem maior. A vitória de uma é a vitória de todas.

Nesse modelo, não há dúvida de quem vai "ficar" com as crianças ou com quem elas vão morar. Nem disputas sobre quanto dinheiro cada um merece. Tais questões caem no esquecimento. A estabilidade da unidade substitui a de qualquer um dos envolvidos. Não existe meu advogado ou seu advogado, minha propriedade ou a sua. A consciência com a qual celebramos um casamento prediz fortemente como saímos dele. Quando nos casamos com uma consciência expandida e transformada, o divórcio é conduzido sob uma nova consciência. Tudo é compartilhado e mantido como propriedade comunal, sendo emprestado apenas por um período de tempo.

Uma consciência expandida entende que o casamento é uma parceria de vida baseada no respeito e na soberania de cada um dos envolvidos no relacionamento. Por "parceria de vida" quero dizer que se valoriza e se respeita a vida de cada pessoa, em vez de significar que a parceria vai durar por toda a vida. Entende-se que as judicialidades não são vinculantes ou restritivas. Um divórcio consciente requer então mais meditação do que mediação. É uma união de dois indivíduos, em vez de uma separação. Só que, dessa vez, eles caminharão em direções opostas, e não rumo ao mesmo horizonte.

Tudo muda quando vemos o divórcio sob essas lentes. O ego se dissolve e o espírito se eleva. O novo paradigma do divórcio é uma libertação, uma entrega e um retorno à graça. Constitui uma renovação e uma regeneração, não o fim. Não é uma morte, mas um emergir. É o alvorecer de uma nova era.

15

As mentiras sobre nossa sexualidade

O sexo é sujo, impuro, lascivo e vergonhoso,
Deve ser feito apenas sob regras e regulamentos.
Qualquer coisa fora disso é indecente e obscena.
Enclausuradas, no armário, inibidas e proibidas,
Carregamos aquilo que poderia ser divino para
um reino bestial.

"Por favor, não fale sobre sexo", Tânia me implorou antes de eu subir ao palco. Eu estava prestes a falar para uma plateia que ela dizia ser bastante religiosa e, portanto, potencialmente puritana.

"Você sabe, pode ser que não dê para evitar esses tópicos, já que estou falando sobre parentalidade", eu a avisei.

Sem desistir, ela quase me ameaçou: "Bem, se você falar, tenha cuidado, porque vão ficar bravos. É um público tenso".

Sem medo de quebrar tabus, subi ao palco e rapidinho contei ao público o que Tânia tinha falado sobre eles – sem mencionar o nome dela, é claro. Senti na hora a tensão aumentando. Alguns riram de nervoso. Você talvez ache que eu estava me dirigindo a um grupo de freiras ou, pior ainda, de estudantes do ensino médio. Talvez até estes fossem mais capazes de lidar com esses tópicos do que aquele público constituído de pessoas entre 30 e 70 anos.

Pobre Tânia! Mal sabia ela que seu aviso me levaria a confrontar diretamente aquilo que ela estava tentando me fazer evitar. Passamos o resto da palestra desconstruindo os motivos de aquele público ser tão rígido no que diz respeito a sexo. E sabe o que aconteceu? As pessoas se abriram sobre suas origens repressivas, sua estrita educação católica e a vergonha que sentiam de seus corpos. Muitos delas disseram que estavam falando abertamente sobre sexo pela primeira vez na vida.

O ambiente começou a resplandecer. Todos ficaram confortáveis e a linguagem corporal de cada um mais relaxada. Histórias foram trocadas, lágrimas foram derramadas e emergiu uma nova narrativa em torno do sexo. Sem querer, Tânia foi a responsável por liderar naquela noite uma minirrevolução, algo que cada indivíduo na plateia levaria para sempre em seus corações.

Não foi a primeira vez que enfrentei um público desconfortável com o tema "sexo". Esse desconforto é um fenômeno universal. Não me surpreendo mais com o incômodo que homens e mulheres adultos enfrentam quando trago à tona o tema da sexualidade, quanto mais falar sobre vaginas, pênis e orgasmos. Posso ver rostos fazendo caretas, gente ficando vermelha e mãos se agitando nervosamente. Embora eu esteja me dirigindo a adultos, muitos agem como crianças, incapazes de tolerar qualquer conversa sobre esses tópicos. Eu não os julgo – tenho simpatia por eles e os compreendo. Sei como nosso condicionamento em torno do sexo nos oprime. É uma tragédia não podermos falar de modo transparente sobre os atos íntimos mais básicos.

É por meio do sexo que cada uma de nós veio ao mundo. É provavelmente um dos instintos mais básicos e primitivos que temos. Uma força sem freios entre todos os animais, sexo é o que faz o mundo girar. Embora seja natural, normal e saudável, a cultura dominou a expressão mais orgânica e autêntica do eu e conseguiu pervertê-la, transformando-a em algo do qual precisamos nos envergonhar. A cultura nos manipulou psicologicamente para acreditarmos que amar nossos corpos e os corpos uns dos outros é uma coisa ruim.

Temos sérios problemas em torno do pênis e da vagina, ainda que ambos sejam orgânicos, em nada diferentes do nosso nariz ou dos nossos dedos. É engraçado. Somos cheios de questões a respeito de quem enfia o pênis na vagina de quem. Não só isso, também temos histórias toda enroladas sobre masturbação e autoprazer. Como pode ser reprovável que nos toquemos na privacidade do nosso espaço? Quando damos um passo atrás e dissecamos de forma neutra a essência da repressão, decerto podemos ver como tudo isso é ridículo. Somos humanos e sexuais, então qual é de fato o problema?

Quando conduzido em um relacionamento baseado em respeito mútuo, o ato sexual tem o potencial de ser cheio de energia, vitalidade, poder e paixão. É a energia mais natural e incondicional que possuímos. No entanto, os tabus em torno dela fazem parecer que é a parte mais antinatural de nós. Regulamentar a sexualidade e inibir esse canal vital de conexão e prazer humano significa cortar a fonte vital da própria vida.

Você não acha que pode ter chegado a hora de perguntar: Qual é o problema com o sexo, afinal?

Bora falar de sexo, baby!

O sexo é o proverbial elefante na sala – nesse caso, no quarto. Quando fingimos que ele não é poderoso e, ainda assim, somos governadas por suas fortes marés, criamos um cisma interior. É como perder um ente querido para a morte e agir como se não sentíssemos dor. Para onde vão esses sentimentos poderosos? Quais são as repercussões de uma repressão assim, constante?

Uma cultura que censure as partes mais vitais de nossa essência pagará um alto preço. Quando as coisas são reprimidas sem percepção consciente, sendo empurradas para o submundo de nossa psique, elas não desaparecem, mas saem do esconderijo quando a gente menos espera e, como um incêndio florestal, queimam tudo em seu caminho.

São profundas as repercussões de nossa repressão sexual. Se não podemos nem falar sobre sexo e partes do nosso corpo, não podemos compartilhar. Se não podemos compartilhar, não podemos aprender. Se não podemos aprender, não podemos crescer. Se não podemos crescer, não podemos integrar. Se não podemos integrar, essas áreas de nossa vida permanecem separadas para sempre.

Sexo não é apenas algo sobre o qual não podemos falar – a ele sequer é permitido existir como parte de nossa consciência. Vamos fazer uma pausa por um momento para digerir quanta inautenticidade isso deve gerar em nós. Como uma tentativa de criar nossos filhos com um alto quociente socioemocional, falamos sobre ensiná-los a lidar com os sentimentos. Mas aqui estamos nós, adultas, afastadas de uma conversa essencial sobre uma das forças primordiais mais básicas de nossa vida. Não é de admirar que a maioria de nós esteja vivendo fortemente medicada e ansiosa.

Não são apenas as mulheres que sofrem com essa repressão – nossos filhos também. A Igreja Católica é um exemplo de como a repressão aguda leva à perversão aguda contra os fracos e vulneráveis. Todos sofrem quando é negada uma expressão sexual autêntica. Não estou relativizando os atos violentos e perversos que são feitos em nome da sexualidade, mas perguntando por que essas coisas acontecem. Por que tantos homens, e até certo ponto mulheres, se envolvem nesses atos de agressão sexual? Estou interessada em entender por que tantos têm participação nisso. O que os levou a esse ponto? O que estamos fazendo enquanto coletividade que permite que a agressão sexual ocorra?

Fui criada sob uma doutrinação cultural rígida, primitiva e rigorosa em torno da sexualidade feminina. Na minha cultura, desejar sexo – quanto mais pedir por ele ou se oferecer – é algo considerado devasso. Essas coisas simplesmente não existem. Eu levei essa repressão para os meus relacionamentos, acarretando muitas discussões e impasses. Como toda mulher sabe, se o ambiente emocional não for propício, sua sexualidade não atingirá seu ápice. Quando uma mulher reverencia a si mesma e se envolve em relacionamentos de reverência mútua, sua sexualidade não tem opção a não ser florescer. Somos seres sexuais reprimidas pela tirania cultural. Uma vez aberta a caixa, todo o resto flui.

Respeitando o animal em nós

Humanos são animais. Não *parte* do reino animal, mas animais e ponto. Como esse fato se relaciona com a nossa sexualidade? Ao negar que somos animais, nos colocamos em uma posição superior a eles. Nós enxergamos tanto eles quanto as coisas em que normalmente se envolvem como instintos sexuais primitivos, inferiores. É por isso que, quando nossos parceiros homens são sexualmente luxuriosos, muitas vezes dizemos que são "animais", como se isso fosse uma coisa ruim. A verdade é que estão sendo animais não porque isso seja uma coisa ruim, mas porque os humanos são animais. Quando adquirimos essa consciência, não existe vergonha pelos nossos instintos primitivos; em vez disso, há uma consciência expandida em torno deles.

As raízes da ideia de que somos melhores que os animais estão na Bíblia. Alguns podem se ofender com o que escrevo, mas, permitindo-se alguma abertura de espírito, podem enxergar um ponto válido. A história da criação perpetuada pelo livro de Gênesis é que Deus criou todo este Universo em sete dias. Além disso, ao criar o homem no sexto dia – o último, depois de ter criado as outras criaturas "inferiores" –, ela sugere que o homem era a joia da coroa de Deus, criado para governar o resto das espécies. Então, para completar toda a saga, afirma que Deus criou a mulher da costela do homem.

Essa história é um flagrante negativo do papel da evolução. Quando contamos aos nossos filhos uma história que nos tira da ordem natural do Universo, estamos fazendo mais do que os divertir. Na verdade, estamos incutindo na mente deles uma visão de mundo que os priva da compreensão de sua interconexão e unidade com todos os seres vivos. É de admirar, então, que agora enfrentemos uma crise climática sem precedentes? A razão pela qual podemos pilhar a Terra e destruir suas diversas criaturas é porque realmente não nos vemos como parte de seu ecossistema. Acreditamos que somos melhores. Essa atitude de superioridade tem pleno apoio no Gênesis.

Por não entendermos que somos animais, nos afastamos do nosso eu autêntico, rumo a um terreno de degeneração psicológica, cultural e espiritual. A fim de realizar por completo nosso potencial humano, precisamos parar de negar que somos animais. Somos animais humanos, animais em forma humana. Há uma grande beleza em pensar na gente como parte do reino natural. Repito, não viemos apenas de animais – somos animais. Sexualmente, essa sutil mudança de ênfase tem um enorme impacto psicológico sobre nós.

Querer fazer sexo não é coisa só para "animais". É uma parte vital, uma parcela de quem somos. Não somos subumanos por sermos aquilo que não podemos deixar de ser. Muitos gurus falam sobre transcender nossa sexualidade através da abstinência, como se transcendência fosse igual a austeridade e abnegação. Quanto mais "espiritual" você for, menos necessidade de sexo deve ter. Eles também perpetuam uma abordagem equivocada do sexo que serve apenas para reprimi-lo ainda mais.

Na minha experiência pessoal, isso não poderia estar mais longe da verdade. Descobri que, quanto mais "espiritualmente desperta" eu me torno, mais sexualmente desperta também fico. Quanto mais minha sabedoria floresce, mais minha sexualidade também floresce. Entrar em uma sincronia emocional mais integrada comigo mesma me leva diretamente a uma sincronia sexual. Sexo não é mais algo que eu faço ou realizo, e sim uma manifestação de quem sou, intrinsecamente. Quanto mais me sinto uma comigo e com o Universo, mais me sinto uma com minha sexualidade.

A abordagem consciente da nossa sexualidade a integra totalmente no dia a dia de nossa consciência e diálogos. Ela vê a sexualidade como natural e orgânica, removendo o dogma, o julgamento e a vergonha em torno dele. Ao infundirmos nossos desejos primitivos com uma consciência do momento presente, unimos, de fato, a bela e a fera. Ao permitir que nossa sexualidade seja parte de nossa percepção consciente, em vez de escondida e reprimida nas masmorras sombrias de nossa inconsciência, nós a trazemos para a consciência superior.

Nesse ponto, podemos falar livremente sobre nossos desejos e aprender a gerenciá-los com discernimento, compartilhando estratégias e ferramentas uns com os outros. Tirar a sexualidade do armário é um grande passo em direção a um relacionamento transformado com nossos desejos primitivos.

A cultura nos ensinou a tomar posse dos outros nos relacionamentos, particularmente por meio da fidelidade sexual. Uma vez que uma pessoa esteja em um relacionamento conosco, presumimos propriedade sexual sobre ela. Não queremos apenas a posse de seu coração, mas também de seus órgãos sexuais. O que esses órgãos fazem por aí é muito da nossa conta. Você pode temer que uma abordagem tão transparente e sincera em relação ao sexo possa resultar em orgias indiscriminadas e selvagens, nas quais doenças se espalham como fogo. Justificamos essa possessividade maníaca com histórias de controle de doenças. Mas sabemos que, no fundo, não se trata tanto de segurança, mas de "isso pertence a mim e está fora de alcance para qualquer outra pessoa". Propriedade, posse e controle são o cerne da questão.

Quando abrimos o tema da sexualidade e o trazemos à luz do dia, o sigilo desaparece, as mentiras e a duplicidade tornam-se desnecessárias e a capacidade de discernimento consciente aumenta. Falar sobre sexo de maneira aberta retira a mística em torno dele. Nós o tratamos como ele sempre deveria ter sido tratado, com alegria natural, deleite e muito prazer amoroso.

A sexualidade consciente não é uma ação indiscriminada ou impulsiva. Ela é totalmente consciente, perspicaz e presente de corpo inteiro na realidade. Atua com compaixão e responsabilidade, levando em consideração as necessidades de todos os envolvidos. Longe de ser exploradora ou egocêntrica, é altamente sintonizada com a evolução das outras pessoas, apaixonadamente comprometida com a melhoria de todos.

Nossa tarefa é nos libertar do dogma cultural que nos subjugou por eras. Estas páginas são uma ode à nossa intensa e imensa capacidade de conexão sexual e emocional, bem como um convite para quebrar nossos tabus.

Não sofrerás

Nosso corpo existe para que a gente o conheça. Ele constitui um portal para o momento presente, uma forma de transcender o pensamento. Ancorar-nos em nosso corpo, incluindo nossa sexualidade, permite que a gente desate nossos nós mentais, entrando no aqui e agora de forma corporificada.

Nossa principal oportunidade como humanas é conhecer a nós mesmas. Como em todos os outros aspectos do nosso ser, o autoconhecimento – ou, nesse caso, o conhecimento do sexo – é a chave para nos relacionarmos conscientemente com o mundo além de nós mesmas. Desconhecer-nos no nível do nosso corpo significa nunca conhecer completamente o mundo fora da gente. Nós nos infantilizamos quando escondemos nossa sexualidade de nós mesmas. Por não conhecermos o próprio caminho pelo mundo, entregamos o mapa a outra pessoa, reclamando quando ela não pode nos orientar na direção certa; com isso, acabamos perdidas.

De uma irmã para outra: se não podemos admitir que carregamos fortes tabus e vergonha em torno da sexualidade, nunca seremos capazes de sair desse armário. Pergunte a si mesma: Quais são meus verdadeiros sentimentos em relação à minha sexualidade? Quanto eu realmente conheço as dobras e fendas da minha vagina? Eu realmente me acho *sexy*? Quais são minhas fantasias, especialmente se não pagasse um preço por elas? Que partes da minha sexualidade estou reprimindo?

Para evoluirmos e nos elevarmos como espécie, devemos nos perguntar qual é de fato nosso medo sobre sexo. Por que temos tanto medo de duas (ou mais) pessoas desfrutarem de seus corpos e expressarem seus prazeres sexuais? Não ficamos mais amorosas e calmas durante o sexo? O ato em si é simples, não? Então a única coisa que parece estar errada é como olhamos para ele. É aqui que temos o poder de evoluir.

O sofrimento é um assunto que permeia grande parte das religiões, sendo consagrado em grande parte de nossa tradição cultural. Estamos condicionadas a acreditar que, quanto mais sofrermos, mais viveremos vidas castas, que nos deixarão como herança um lugar no outro mundo.

A maioria das religiões, especialmente as monoteístas, nos doutrina com a ideia de que devemos nos envergonhar do autoprazer. Esses ensinamentos têm um impacto psicológico ditatorial, bem definido nas mentes jovens. Quando condicionadas a pensar que somos defeituosas simplesmente por estarmos vivas, desenvolvemos uma psicologia do medo em torno de nosso poder autêntico e uma profunda vergonha em torno de nossa autopercepção de desrespeito. Sentimos como se não tivéssemos direito ao prazer, ou mesmo de estar aqui neste planeta. Somos feitas para nos dissociar de um acesso direto ao Universo, ao mundo e ao nosso corpo. Vivemos de uma maneira estranhamente desconectada e desengajada.

Quando a religião reivindicou o casamento, acabou também encurralando o sexo. Quando o casamento começou a ser considerado sagrado, o mesmo aconteceu com o sexo no casamento, enquanto fora dele tornou-se profano. A mensagem por detrás disso foi a de que o sexo era tão ruim que primeiro tinha que ser santificado por Deus. Só então poderia existir como algo "puro". O sexo deixou de ser algo natural e orgânico, e passou a fazer parte da história do "bem e do mal". Sempre que estamos prestes a nos divertir sexualmente, imaginamos um Deus com um olhar severo dizendo: "Não irás...".

A religião e muitos mestres espirituais nos fazem acreditar no poder do celibato. Trata-se de um enredo cultural destinado a nos manter em um estado de infantilismo, repressão e desconexão do poder do nosso corpo. Ao nos desconectar dos prazeres que ele nos proporciona, somos mantidas em um estado de repressão infantil. O fato é que se nós, mulheres, não formos sexualmente realizadas, talvez nunca possamos ser autorrealizadas.

Pela própria natureza, a sexualidade é o avesso do sofrimento. Ela é cheia de prazer, uma celebração do mais alto nível. Percebe como nossas naturezas religiosa e sexual se chocam? Não é de admirar que o sexo nos assuste. Ele exige que a gente abandone o sofrimento e adentre em nossa natureza primordial.

Condicionadas a acreditar que o sofrimento é nobre, faz sentido existir uma tendência a atribuir tanta culpa ao sexo.

A razão pela qual temos vergonha do sexo é que ele é o exemplo mais dramático de uma força vital universal sendo usada para nosso prazer pessoal. Seja nos dando prazer por meio da masturbação, seja de uma relação com outra pessoa, é uma declaração de sermos dignas da alegria. Fomos ensinadas que isso é egocentrismo, algo pelo qual nos sentimos culpadas. Usar a força vital universal de uma maneira altamente pessoal e prazerosa nos torna muito autoconscientes. É algo que desencadeia todo tipo de culpa. Deveríamos realmente nos divertir tanto assim?

Não é de admirar que o sexo seja tantas vezes desconectado, robótico e sem paixão. Não sabemos o que significa estar integradas ao nosso corpo e usá-lo para o prazer. Por um lado, o sexo é muitas vezes tímido, sem entusiasmo e bastante carente de paixão, enquanto, por outro, é abusivo ao enésimo grau. Os corpos podem estar entrelaçados, mas os corações não estão ali. Não sabemos amar com toda a liberdade do nosso ser, de modo aberto e, acima de tudo, consciente.

O sexo é controlado não devido à prevenção de doenças ou da gravidez, mas como prevenção da liberdade. Desprezar o sexo é uma maneira de impedir as pessoas de decretarem seu direito intrínseco a autonomia, alegria, privacidade e liberdade. Ao criar limites legais e restrições morais, a cultura interfere e controla a vida dos adultos que consentem com isso. Principalmente por vergonha, milhões de adultos suprimem sua energia sexual para se adequar e pertencer ao grupo. Se o sexo não fosse controlado e restrito, veríamos nossa natureza autêntica em jogo.

A maioria dos casais ficaria junta se ambos tivessem a opção de escolher outros parceiros sexuais? Os casais devem ficar juntos simplesmente porque se trata de exigência legal? Existem outras maneiras de manter o relacionamento intacto, mesmo se o sexo fracassar? O casamento deve impedir o sexo com outras pessoas? São questões vitais que precisam ser examinadas para se chegar a uma nova compreensão da intimidade e da sexualidade.

E como a emancipação sexual se encaixa nisso? Bem, qualquer tipo de emancipação é uma ameaça à ordem religiosa. E a emancipação carnal? É a maior ameaça de todas. Por causa de seu potencial de ser enlevada e deliciosa, ela é vista como muito sedutora e inebriante. O efeito entorpecente da doutrinação religiosa enfrenta a ameaça de ser substituído por uma droga muito mais potente. Por isso, a instituição garantiu que nos condicionaria desde cedo, buscando nos desconectar da nossa sexualidade.

A autonomia e a liberdade sexuais vão contra o ideal que a religião incutiu em nós – o de que devemos viver sob submissão, subserviência, sacrifício e vergonha. Viver em um prazer descarado, dionisíacas em nossa vontade de êxtases, vai diretamente de encontro ao ideal religioso de deferência a uma força externa a nós mesmas.

Desmantelando a monogamia

Andrea, uma das minhas clientes, começou a chorar no meio da sessão. Ela soluçou tanto que pensei que ia engasgar. Eu sabia que algo estava drasticamente errado. Era uma mulher que raramente demonstrava qualquer emoção. "Acho que George está tendo um caso. Eu vi mas mensagens no celular dele. O que eu vou fazer?" Ela estava casada havia quinze anos. Seus filhos tinham 12 e 7 anos. De fato: o que ela iria fazer?

Enquanto conversávamos, suas lágrimas deram lugar à raiva. "Estou furiosa com ele. Eu fico lá, trabalhando em casa, cuidando das crianças, cozinhando e lavando roupa, e é assim que ele me paga? Dormindo com alguma secretária, no escritório? O que eu sou, um lixo?" Andrea ficou magoada e se sentiu rejeitada. O que é compreensível; afinal, ela estava com medo. Como muitas mulheres, tinha largado o emprego ao dar à luz e agora dependia financeiramente do marido.

Andrea e eu trabalhamos durante um ano inteiro em cima de suas ideias sobre monogamia e infidelidade. Ela e o marido começaram a fazer terapia de casal com outro profissional e ainda estão resolvendo seus problemas. A razão pela qual recuperei a história dela neste momento é para destacar um dos problemas mais comuns enfrentados pelos casais: a infidelidade.

A infidelidade é uma das principais causas de separação e divórcio. Como a ideia de "casamento sagrado" traz a monogamia no pacote, fazer sexo com qualquer pessoa fora do casamento é considerado um sacrilégio, algo ilegal, às vezes até punível com a morte.

A monogamia implica que nosso desejo sexual deve ser confinado a apenas um corpo pelo resto de nossa vida. Um desvio é considerado o tipo mais sombrio de traição contra um companheiro, motivo de divórcio. É inimaginável o número de casamentos que terminaram devido à infidelidade, principalmente de homens. As mulheres foram totalmente condicionadas a acreditar que a monogamia é a única maneira de amar e ser amada. Os homens também querem acreditar nessa história, mas suas necessidades libidinais muitas vezes os levam a agir de forma oposta. Como no caso de Andrea, a mulher em tais casos suporta conflitos e sofrimentos absolutos.

O ônus recai sobre as mulheres porque, mais do que os homens, aceitamos totalmente o enredo da monogamia e sofremos mais por causa disso. Ainda que muitas traiam, fica evidente pelos dados que homens o fazem mais do que mulheres, no namoro e no casamento. Seja no nível da fantasia, no consumo de pornografia ou em relações físicas de verdade, a maioria deles se expressou ou agiu de acordo com seus desejos sexuais fora de seu relacionamento primário. Esse fato levou muitas mulheres a se sentirem traídas, confusas e magoadas. Embora eu não esteja defendendo que um homem minta ou engane, eles são biologicamente programados para a variedade. Por serem imbuídos da ambição de espalhar sua semente, a maioria dos animais machos está ligada à promiscuidade. Por que você acha que alguns homens querem assistir a pornô durante o sexo, ou que sua mulher vista lingeries especiais? É porque buscar variedade faz parte de sua natureza. Embora esse comportamento possa ser objetificador em alguns casos, em outros pode ser apenas a maneira mais segura de satisfazer seu desejo de variedade e novidade. Como nós, mulheres, normalmente respondemos a essas demandas? Muitas vezes ficamos furiosas, indignadas, cheias de moralismos. Podemos imediatamente levar as coisas para o lado pessoal, sentindo-nos traídas. Ficamos inclinadas a retratar o homem e seu amor como seres inferiores, querendo acabar com o relacionamento.

E quanto aos homens? Eles muitas vezes ficam confusos com a nossa reação intensa. Para eles, o sexo é muitas vezes "apenas" sexo, só um alívio biológico. Para as mulheres, sexo tem mais a ver com amor, lealdade e ética. É onde homens e mulheres mais diferem, mais lutam e mais perdem.

A sexualidade dos homens está intrinsecamente relacionada à biologia. A feminina está mais relacionada à psicologia. Isso significa que, muito mais do que os homens, as mulheres aderiram aos enredos da cultura sobre sexo. Se a gente não se dispuser a tomar o controle de nossas emoções relativas ao sexo, nunca estaremos em compasso com os homens, ficando, assim, para sempre machucadas, sem uma boa razão. Se aprendêssemos a ser abertas quanto ao sexo e compreendêssemos a natureza da libido masculina, separaríamos o alívio sexual do amor e mudaríamos nossa narrativa em torno da monogamia.

Quando estamos mais conscientes das diferenças sexuais inerentes entre homens e mulheres, nos abrimos para novas realidades. Se nossos parceiros quisessem assistir a pornografia ou introduzir outra pessoa na díade sexual, não nos descabelaríamos. Os homens sentiriam segurança para falar conosco sobre seus mais íntimos desejos e necessidades, acabando assim com as mentiras, agindo pelas nossas costas. Nós pararíamos de brincar de ser a mamãe deles (ou da consciência deles) e, em vez disso, formaríamos com eles uma verdadeira parceria de adultos.

Devo esclarecer novamente: não sou a favor da pornografia ou da não monogamia em si. Também não sou contra elas. Estou simplesmente discutindo a nossa falta de escolha em torno disso, a crítica que fazemos e o medo que temos dessas coisas.

Claro, a indústria pornográfica tem enormes falhas, como a exploração e a degradação das mulheres, e precisa ser reconstruída por inteiro; eu sou totalmente contra as mulheres serem objetificadas e tratadas como escravas sexuais. No entanto, muitos homens são atraídos para *sites* pornográficos apenas pelos vídeos e pelo prazer masturbatório. Em vez de difamá-los por essas compulsões, precisamos entendê-los. Deixando de criar uma ponte em direção a eles, criaremos um abismo ainda maior entre os sexos.

Inúmeras mulheres vêm para a terapia reclamar que seus parceiros precisam assistir a pornografia durante o sexo, fazendo-as se sentirem inseguras e inferiores. Quando explico a essas mulheres que foram doutrinadas para ter esses sentimentos, elas muitas vezes suspiram de alívio. Quando explico que seus companheiros estão programados para esse tipo de estimulação extra, que não se trata de algo pessoal, elas relaxam. Ao abrirmos a cabeça para esse assunto difícil, dispensando o calor da crítica e da emoção, percorremos um longo caminho na direção dos nossos companheiros.

Em uma discussão sobre sexo entre homens e mulheres, eles são muito mais capazes de ser sinceros e abertos. A maioria das mulheres não consegue nem articular quais são suas necessidades sexuais, muito menos os modos de satisfazê-las. A não ser que se mude essa barreira mental em torno da sexualidade, os homens não poderão falar abertamente sobre sua sexualidade e perderemos a conexão profunda que poderíamos ter. Se alguém escolhe ser sexualmente mais ativo, criativo ou polígamo, indo além de seu relacionamento primário em busca de gratificação sexual, isso significa que eles são automaticamente maus?

Antes do imperialismo ocidental, 83% das sociedades indígenas eram polígamas, contra 16% monogâmicas e 1% poliândricas (quando a mulher tem mais de um marido). A natureza nos criou para a conexão e a sexualidade, sem os dogmas e as prescrições encontradas na religião. Ela nos deu as ferramentas para uma intimidade sexual e um prazer sem regras e convenções, rituais ou cerimônias. Como todos os outros animais mais sintonizados com sua natureza, a conexão e as relações sexuais foram ordenadas sob os auspícios de um coletivo, de uma tribo que, de alguma forma, encontrou um equilíbrio na poligamia.

Meu desafio não é abandonar a monogamia, mas entender que ela, como a maioria das instituições, é construída pela cultura. A monogamia não é um caminho natural, e por causa disso deve ser uma escolha.

Se quisermos ter um diálogo sincero sobre sexualidade, devemos acabar com o casamento implícito entre moralidade e monogamia. As religiões propagam a ideia de que a monogamia é o único caminho "puro". Como tal, nós a associamos com "ser boa". Quando alguma pessoa se desvia, nós a consideramos "má". Quer saber? "Má" é pouco: nós as associamos ao próprio diabo. E é aqui, nesse casamento entre religião, moral e monogamia, que inculcamos visões arcaicas sobre sexualidade, causadoras de sofrimento imensurável, desnecessário. Nossa sexualidade é uma expressão da parte mais selvagem e indomável de nossa essência. É uma tragédia roubar de nós essa parte, condicionando-a com o peso do medo e da vergonha. É como se nosso poder tivesse sido castrado, negando-nos acesso à alegria e à felicidade – é o ápice do controle de massa.

A natureza deu às mulheres a capacidade de gerar seus filhos e participar de relacionamentos, mas não nos pediu para ser a única coisa da vida de um homem, nem a um homem para ser a única coisa na vida de uma mulher. A natureza não fala em termos de almas gêmeas. Ela não é etérea ou romântica, mas prática. Ela opera sob a experiência real e a prática da vida, não sob hipóteses. Pergunte a homens e mulheres em uma díade monogâmica sobre a compatibilidade sexual entre eles, e garanto que suas respostas serão uma enxurrada de reclamações. Em meus relacionamentos anteriores, discutíamos constantemente sobre nossas diferentes necessidades sexuais. Enquanto meu parceiro masculino, independentemente de quem fosse na época, conseguia fazer sexo uma vez ou mais a cada vinte e quatro horas, eu estava satisfeita com uma periodicidade semanal. Como resultado, ou ele ou eu ficava infeliz de alguma forma.

A natureza sabe que, como os machos de todas as espécies geralmente querem mais sexo do que as fêmeas, a poligamia, e a não monogamia, é a opção. Se não permitirmos isso e, pelo contrário, forçarmos o homem a ficar com uma mesma mulher para sua gratificação sexual primária, provavelmente haverá um alto grau de frustração sexual. Essa dissonância não se deve apenas a desequilíbrios na libido, mas também aos longos períodos de disponibilidade sexual feminina reduzida – ou seja, menstruação, último trimestre de gravidez, períodos pós-parto e pós-menopausa.

Em vez de entendermos que as próprias regras da monogamia são falsas, nós nos torturamos e nos consideramos indignas e defeituosas por ter qualquer desejo de exploração sexual fora de nosso relacionamento principal. Acreditamos que há algo de errado conosco ou com nosso companheiro, descartando completamente o relacionamento, difamando a outra pessoa ou nos contorcendo para parecer mais desejáveis, acreditando que isso impedirá que ela se desvie.

Do lado do homem, ele é frequentemente castigado e difamado em público por seguir as necessidades de sua libido. A humilhação e a culpa que infligimos uns aos outros pela infidelidade subverteram nossa compreensão de seus fundamentos biológicos. A pessoa é escrachada por suas ações, bem como por mentir, e depois mandada para a forca sem nunca ter a chance de informar, ou se informar, o porquê de ter agido dessa maneira e o que pode fazer para aproveitar sua energia sexual. Claro que isso também pode ser verdade para as mulheres, mas aqui me concentro nos homens porque os casos de infidelidade são mais preponderantes entre eles.

O cerne da questão não é quem inicia a infidelidade, mas sim algo muito mais básico: como podemos ser sinceros sobre nossos desejos e preferências sexuais dentro e fora do casamento? Mal se pode explorar esses tópicos hipoteticamente. Às vezes, um companheiro está apenas tentando "sondar as coisas" para esclarecer as próprias confusões. Mesmo esse ato é considerado ruim. Claro, o ideal é que não se tenha nenhum desejo fora da díade. Mas isso é realista? Podemos esperar que cada díade esteja perfeitamente alinhada? E se alguém do casal precisar de espaço para explorar sua sexualidade de uma maneira diferente? A menos que esse espaço seja criado conscientemente, a confiança é corroída e os amantes acabam como inimigos.

Somos tão doutrinados a favor da monogamia que é difícil acreditar que podemos existir sem ela. Está embutida em nossa psique a ideia de que devemos nos unir ao sexo oposto em um relacionamento exclusivo pelo resto de nossa vida. No entanto, quando nos permitimos retroceder por um momento e entendemos que a monogamia é uma invenção cultural recente, contrária à nossa natureza biológica inata, podemos revisitar nossas ideias em torno dela e permitir uma consciência expandida.

Eu sei que isso é difícil para as mulheres. Antes do meu renascimento espiritual, teria sido difícil para mim também. Eu teria zombado e pensado com desdém: *Isso é um absurdo total. Os homens precisam crescer e parar de agir como adolescentes cheios de tesão!* Vemos a luxúria deles como algo imaturo e infantil. E, embora possamos estar certas sobre o fato de muitos homens exercerem sua sexualidade de maneira impulsiva, precisamos entender como a cultura e as mulheres, parte dessa cultura, ajudaram a cocriar essa ação inconsciente.

A maioria dos homens não sabe como lidar com sua programação sexual. Trata-se de um problema de monta para a maioria deles. A mente dos homens fica enevoada, e o foco se perde. A sexualidade deles impede um discernimento claro. Você pode achar que estou dando desculpas por eles. Longe disso – estou tentando entendê-los.

Mais uma vez, não estou falando de violência sexual ou patologias sexuais tóxicas, mas de uma sexualidade conscientemente despertada, que permite a sinceridade. Assim como ansiamos por compreensão para nossas necessidades emocionais, os homens anseiam por compreensão para suas necessidades sexuais. Nós, mulheres, primeiro precisamos nos sentir conectadas antes de fazer sexo, enquanto eles precisam fazer sexo para se sentirem conectados. Para nós, a conexão é o caminho para o sexo; para eles, é o oposto. Isso é só a maneira como cada um é programado.

Quando o casal desperta para o que é importante para eles e são capazes de comunicar isso de maneira sincera, superam-se as diferenças, em vez de se criar mais distância.

Não me entenda mal. As mulheres também têm a capacidade de não ser monogâmicas e devem se sentir absolutamente livres e seguras para explorar isso por si mesmas. E se uma mulher se sentir atraída por outro homem fora do casamento ou estiver descontente com a libido ou o desempenho sexual do marido? Ela deveria se sentir uma vadia, uma prostituta, se deseja se satisfazer com outro humano, homem ou mulher? As mulheres precisam se sentir empoderadas para falar de seus desejos e fantasias sexuais. Nenhuma mulher deve se sentir sexualmente encarcerada só porque é casada. Infelizmente para nós, os padrões sexuais atuais nos fazem sentir vergonha de querer buscar prazer sexual fora do nosso relacionamento. Isso precisa mudar. Tudo começa com o nosso despertar. Quanto mais cada uma de nós despertar internamente, mais teremos espaço para trocas sexuais iluminadas do lado de fora. Quanto mais liberadas formos em nossas visões, libertando-nos do domínio puritano da religião sobre nós, mais homens e mulheres podem se sentir livres da culpa e da vergonha de explorar sua sexualidade.

Redefinido a traição

Quando usamos o termo "traição", normalmente nos referimos a um homem. A razão para isso é que eles são mais propensos a trair do que as mulheres.

Quero que deixemos para trás a culpa e a vergonha para buscar o que se esconde nesse fenômeno quase universal. Para entender um homem, precisamos começar nossa busca fazendo a pergunta certa: Por que a cultura colocou os homens em uma caixa quando a natureza os dotou de vontade de sair dela? A caixa é a jaula da monogamia. Se a natureza tornou seus machos inerentemente polígamos, a imposição da monogamia pela cultura vai de encontro com a diretiva.

Eu sei que estas palavras causam reações pesadas em muitas mulheres que foram traídas. Se for o caso, convido você a fazer uma pausa e reconhecer que não estou diminuindo sua dor. O que estou tentando mostrar é que essa dor só existe porque fomos educadas para senti-la.

Não somos as únicas a sentir essa dor. Devido à reprovação social, homens que desejam agir de acordo com seus desejos sexuais fora de seu relacionamento principal sabem que não podem fazer isso. Eles sabem que só têm duas opções: reprimir suas necessidades ou se envolver em um comportamento ambíguo, sentindo vergonha por isso. Sempre que pergunto a homens que se envolveram em "traição" se foi uma vontade consciente, todos dizem que não. Uma queixa comum era de que eles sentiam não poder confiar em suas parceiras sobre seus desejos e necessidades, mas que queriam poder confiar. Todos admitiram que, se tivessem sido capazes de compartilhar seus sentimentos com suas companheiras de forma autêntica, talvez não sentissem a necessidade de pular a cerca.

Em vez de difamarmos os homens, podemos nos tornar conscientes de como a biologia deles os afeta. Ao permitirmos um diálogo aberto em torno da sexualidade, não deixamos mais que perversões cresçam ocultas em armários. Se os meninos fossem ensinados desde cedo a tratar a sexualidade com consciência, sem sofrer humilhação, não sentiriam mais tarde a necessidade de atacar corpos jovens ou mulheres vulneráveis. Eles seriam capazes de falar abertamente de seus anseios e conflitos internos e buscar a ajuda necessária para integrar suas experiências em seu repertório emocional.

Ao falarmos sobre os efeitos da monogamia na psique dos homens e, mais importante, sobre como lidam com o desejo sexual de uma mulher – que no geral, é consideravelmente menor do que o deles –, nós os ajudamos a lidar com suas fantasias sexuais e com a ação delas no cotidiano com uma parceira monogâmica.

Se criticarmos toda hora os nossos homens, como podemos mostrar que nos importamos com eles tanto quanto queremos que eles se importem conosco? Ao escancarar a porta para que os homens compartilhem suas necessidades, interesses, curiosidades e desejos sexuais de maneira aberta e sincera, podemos embarcar em uniões que vão além de transações, propriedade, posse e controle.

Falta um canal de diálogo esclarecido e aberto sobre a sexualidade masculina (e a feminina). Quando damos espaço para a existência desse canal, permitimos que os demônios sexuais masculinos saiam do armário. Ao aproveitar a energia de sua libido de forma mais consciente, eles se afastam do papel costumeiro de agressivos predadores sexuais para amantes compassivos – aqueles que respeitam e honram os limites tanto quanto desejam sexualmente as mulheres.

Quando foi a última vez que você ouviu um homem dizer à esposa: "Eu queria fazer sexo com sua amiga"? Ou: "Tenho uma fantasia sexual sobre uma mulher do trabalho. Preciso falar sobre isso com você"? Provavelmente nunca. Haveria duras consequências para uma conversa assim. Nem precisamos ser ensinadas a manter distância desses assuntos. Nós sabemos intuitivamente que não são matéria para um bate-papo durante o jantar.

"Mas ele jurou fidelidade. É um mentiroso!", muitas mulheres lamentam. A religião nos obriga a fazer votos de fidelidade eterna no momento do casamento. Quando quebramos esses votos, sentimos uma culpa terrível. Sentimos culpa por sermos pecadoras e mentirosas. A verdade é que, para começo de conversa, todo esse conceito de "fazer votos" é problemático. Conforme discutimos antes, como pode um jovem, ainda em grande parte inconsciente, ser responsabilizado pelo resto de sua vida por uma promessa?

Não posso dizer quantas pessoas conheci que sentem atração sexual por outras, fora de seu relacionamento principal, e não têm como elaborar seus sentimentos. O custo de dizer a verdade é muito alto. A pessoa que paga o preço faz parte dessa dinâmica. A segurança em um relacionamento é criada por ambas as partes e nunca é um trabalho unilateral. Quando criamos clima para a autenticidade transparente, na verdade nos tornamos mais íntimas do que jamais pensamos ser possível. A maior intimidade e conexão surge quando somos sinceras – primeiro conosco, depois uns com os outros.

Em direção a um novo território sexual

Não percebemos como as formas estabelecidas por nossa cultura sufocam nossa voz autêntica. Quando entendemos como a natureza pretendia que fôssemos e comparamos isso com os condicionamentos da cultura, nós nos libertamos. Até lá, estaremos presas por correntes invisíveis.

A verdade é que relacionamentos conscientes podem existir de tudo que é jeito. Cabe a nós decidir qual formação funciona melhor para nossas necessidades emocionais e sexuais. A cultura, por meio da religião, criou um caminho supostamente "certo" para que pudesse controlar nossa liberdade de escolher o que melhor nos convém. Ao industrializar nossa sexualidade, nos colocou em uma linha de montagem e nos organizou sob padrões robóticos. Dessa forma, não poderíamos criar nosso modo de vida. Ao arregimentar nossa sexualidade por meio do medo e do controle, a cultura domou nossa sexualidade selvagem e a domesticou aos poucos, criando uma versão insípida de sua forma original.

A consciência e a intimidade despertas implicam ir além do paradigma do medo e da separação, rumo a uma dimensão nova, de transparência e cooperação. Não somos donas de ninguém e ninguém nos possui. A consciência exige que a gente se envolva em diálogos difíceis, mas cruciais, que permitem a cada um no relacionamento ser profundo e transparente sobre suas necessidades e desejos. Somente por meio desse tipo de compartilhamento aberto é que os parceiros podem atingir seu maior potencial. Para que isso aconteça, precisamos criar espaço para fazer as perguntas que a maioria dos casais evita:

* Somos sexual e emocionalmente compatíveis?
* Quais são nossas fantasias e desejos sexuais?

* Como podemos melhorar sexualmente para atender às necessidades uns dos outros?
* Estamos trazendo nosso verdadeiro eu à tona ou escondendo partes de nós?
* Estamos criando uma atmosfera de segurança para que a transparência, a diversidade e a verdade possam ser compartilhadas sem julgamentos ou vergonha?

Quando criamos espaço para perguntas sinceras, sinalizamos à outra pessoa que estamos compromissadas com sua exploração interior. Permitimos uma transparência que, de outra forma, não existiria. Vamos pegar um cenário estereotipado. Um homem em um relacionamento começa a se sentir sexualmente insatisfeito. Enquanto sua esposa está no trabalho, ele passa a ver pornografia para satisfazer seus desejos. Logo começa a visitar clubes de *striptease* com seus amigos. Um dia, conhece outra mulher e o envolvimento acaba em sexo. Você sabe o inferno que vai virar a casa dele? A esposa nunca entenderá a natureza sexual de seu marido. Ela se sentirá destruída e possivelmente terminará o relacionamento. É claro que as mulheres também não estão isentas desse tipo de padrão. Esse tipo de comportamento é abundante em ambos os sexos e em todos os tipos de relacionamento.

Perguntas conscientes: Que necessidade essa pessoa está tentando atender? Se eu não puder atender a essa necessidade, como podemos providenciar para que ela seja atendida por outros meios? Estou me impondo de um modo que permita a essa pessoa se desenvolver? Eu me importo o suficiente para mudar a dinâmica, de modo que eu possa atender às necessidades dessa pessoa?

Percebe como a abordagem consciente e desperta é diferente da abordagem tradicional? Se o casal decidir que o futuro é insustentável, eles podem concordar em se separar. Quando as coisas são vistas pela perspectiva da cocriação, ninguém se sente o vilão, e certamente ninguém é tratado como um pária.

Um exemplo de como isso funciona na vida cotidiana: Carolina, uma das minhas clientes, me procurou depois que seu caso de seis meses foi descoberto por seu marido, Derek. Seu casamento de vinte e quatro anos estava sendo ameaçado por essa infidelidade. Mais do que Derek, porém, foi Carolina quem ficou mais ferida e traumatizada por seu flerte sexual.

Carolina me procurou para se curar, como ela mesma disse. Atormentada e desequilibrada, estava cheia de culpa e vergonha. "Eu não imaginava que seria eu a 'pessoa ruim'. Nunca pensei que eu pudesse descer tão baixo. Sou uma pessoa horrível!" A única maneira de eu ajudá-la a superar sua infidelidade – e isso levou muito tempo – era auxiliá-la a perceber que nada daquilo tinha a ver com moralidade. Aos poucos, eu a fiz enxergar que ela não tinha traído ninguém, e, se alguma coisa nesse sentido tinha acontecido, era ela ter traído a si própria com relação à satisfação no casamento.

Carolina e Derek decidiram investir no casamento. Eles começaram a enxergar que cada um tinha necessidades sexuais e emocionais diferentes do outro, e um caso não era necessariamente o fim do relacionamento, mas um indicador de que algo precisava de cura. Carolina começou a se expressar de forma mais autêntica e permitiu que o marido fizesse o mesmo. Ambos começaram o árduo trabalho de compartilhar seus sentimentos de uma maneira que nunca tinham feito antes. Dessa forma, a verdadeira união entre eles finalmente começou.

O que teria acontecido se ambos tivessem permitido que as convenções da cultura liderassem o processo? Eles não teriam dado um ao outro a chance de descobrir algo mais profundo e perspicaz. Trata-se de um exemplo claro de como nossas ideias sobre traição podem atrapalhar uma conexão mais profunda.

Muitas de nós estamos nos traindo, não? Estamos vivendo em constante inautenticidade, fingindo uma *persona* para o mundo ao nosso redor. Quando não nos mostramos verdadeiramente para nós mesmas ou para os outros, estamos, em essência, nos traindo. Não é um mal menor do que a traição sexual. Deve ter o mesmo peso, se não mais. Ao percebermos que não nos posicionamos no relacionamento com o nosso verdadeiro eu, podemos nos dispor a admitir que o comportamento dos outros não está muito longe do nosso. Isso nos permite mudar para uma nova maneira de nos relacionarmos conosco e com os outros. Em vez de sermos destruídas por esse comportamento, podemos crescer e evoluir por meio dele.

É hora de nos afastarmos de nossa compreensão convencional sobre relacionamentos em direção a algo mais liberado, em que nos libertamos de códigos de conduta impossíveis. Com isso, descobriremos quem somos sem medo de sermos humilhadas ou abandonadas.

Rumo a uma intimidade transcendente

Verdade seja dita, *intimidade* geralmente é um eufemismo para sexo. Temos tanta vergonha de discutir sobre esse assunto que coloquialmente nos referimos a ele como intimidade. Na realidade, muito do sexo que a gente faz é apenas cópula. Quase nunca é íntimo, e é precisamente por isso que tantas esposas se queixam bastante de ter que fazer sexo com o marido. Elas enxergam isso como um fardo – porque, de muitas maneiras, é.

Enquanto o sexo se concentra na forma de nossos corpos durante ação copulatória, a intimidade infunde a experiência sexual com as qualidades do transcendente – uma conexão sem forma, uma união emocional. Muitos casais pensam que são íntimos quando, na verdade, estão apenas se envolvendo no ato da cópula. É grande a diferença.

A sexualidade consciente não começa no nosso quadril, mas em nossa mente e no coração, que é onde nasce o sexo de verdade. Quando duas pessoas são fisicamente atraídas, há uma energia ardente bastante sedutora. No entanto, é raro que isso dure além da "lua de mel" do relacionamento. O que permanece é a conexão mental e emocional do casal. Se ela não for forte, não importa quão bom seja o sexo, a intimidade desaparecerá.

O sexo de verdade tem pouco a ver com o que acontece debaixo dos lençóis e tudo a ver com o que acontece quando estamos fora da cama. A conexão sexual duradoura e o entusiasmo emergem de um profundo vínculo emocional e espiritual. A química sexual é apenas uma faceta da intimidade mais profunda que os casais compartilham, não implicando sensualidade e conexão. Ser sensual e conectado significa ver o outro como um espelho, um eco da melhor versão de si mesma, em que as partes de um se encontram no outro. A ressonância entre os dois é tão profunda que se dissolve a separação que existe entre suas formas. Por ter profunda conexão, tudo o que fazem é sensual.

Nesses termos, a verdadeira intimidade vai muito além do sexo. "Fazer amor" acontece de maneiras e em lugares inesperados – no modo como duas pessoas jantam juntas, fazem compras, dão as mãos em uma caminhada ou cuidam dos filhos. A intimidade penetra todos os aspectos de nossa vida. É um reflexo de quem somos em nossos momentos mais mundanos. Quanto mais conectadas estivermos com nossos companheiros na vida cotidiana, mais sexuais a gente se torna na cama. Tudo começa com a forma como isso se dá durante o dia.

A verdadeira química sexual não tem nada a ver com a aparência da pessoa ou quanto dinheiro ela tem. Nem é algo que podemos criar apenas ingerindo produtos químicos. A química real ocorre dentro de nós. Quando nos sentimos conectadas ao outro de uma forma verdadeiramente íntima, nosso corpo cria os próprios estimulantes internos, seus psi. Ao experimentarmos isso, entramos em contato com nosso potencial inato de ser sexualmente transcendente. Uma profunda conexão emocional e espiritual é o verdadeiro afrodisíaco.

Em um estado desperto, ter intimidade significa estar *presente*, ser *para* o companheiro. Reflete uma conexão profunda e contínua no momento presente, na união com o outro. Em inglês, a própria palavra *intimacy* – intimidade – pode ser decomposta em *into-me-see* ("em-me-vejo"), em que o *me* é a parte de nós mesmas que enxergamos refletida no espelho do relacionamento. Intimidade tem a ver com como nos integramos e dependemos uns dos outros, respeitando aquele que nos respeita e enxergando a outra pessoa dentro de nós. A verdadeira intimidade forja um vínculo de unidade e dissolve os limites da separação, agregando coletivamente as partes de cada um e as fundindo em um reconhecimento consciente do companheiro como o eu.

Quando estamos realmente engajadas na intimidade, fazer sexo não é um verbo nem uma ação que começa e termina com um objetivo, mas sim quem intrinsecamente somos. É por meio de toques durante o dia, de diálogo, memórias compartilhadas e risos espontâneos que compartilhamos experiências um com o outro, com entrega e transparência. Todas essas atitudes se traduzem em quem somos quando estamos na cama.

Se um casal vai além das definições sobre sexo estabelecidas pela cultura, abre seu relacionamento para todos os tipos de brincadeira e espontaneidade. Eles podem trazer outros parceiros, se quiserem, ou não. O fato é que ultrapassaram as restrições formais do sexo tradicional e se abriram para a conexão emocional que sentem entre si e com o Universo em geral. Não estão mais confinados ou constrangidos; são uma unidade de amor, que é o próprio amor, sem separações entre si ou com o Universo.

Não há fronteiras, formas ou tempo para a verdadeira intimidade entre dois adultos livres e integrais. Essa intimidade não se concentra nas formas humanas ou no contexto, conectando-se à essência do(s) outro(s) sem julgamentos, sem condições. Quando há intimidade real, nos misturamos à consciência de que não existe um tempo de *des*-intimidade. Estamos presentes com nosso companheiro, em todos os momentos. O tempo real do relógio então se dissolve, e não há passado, apenas o agora. Os mestres de Kama Sutra entenderam isso, e alguns praticantes ainda entendem. Conforme me aprofundei espiritualmente, descobri por mim mesma essa intimidade elevada, algo que tem sido catártico e terapêutico para minha alma.

Nenhuma intimidade verdadeira pode ocorrer sem intimidade consigo mesma. Só quando temos uma profunda união interior é que podemos promover uma união com o outro. Quando podemos desfrutar, aceitar e celebrar nosso corpo através do prazer masturbatório, podemos começar a nos unir ao outro de uma maneira bela e amorosa. Como podemos desfrutar do corpo de outra pessoa, consagrando-o com presença, quando nunca fizemos isso conosco?

Nossa energia sexual tem uma vitalidade incomparável e infatigável. Se está livre das caixas e rótulos de gênero, de casamento, monogamia ou orientação sexual, é livre – livre para *ser*.

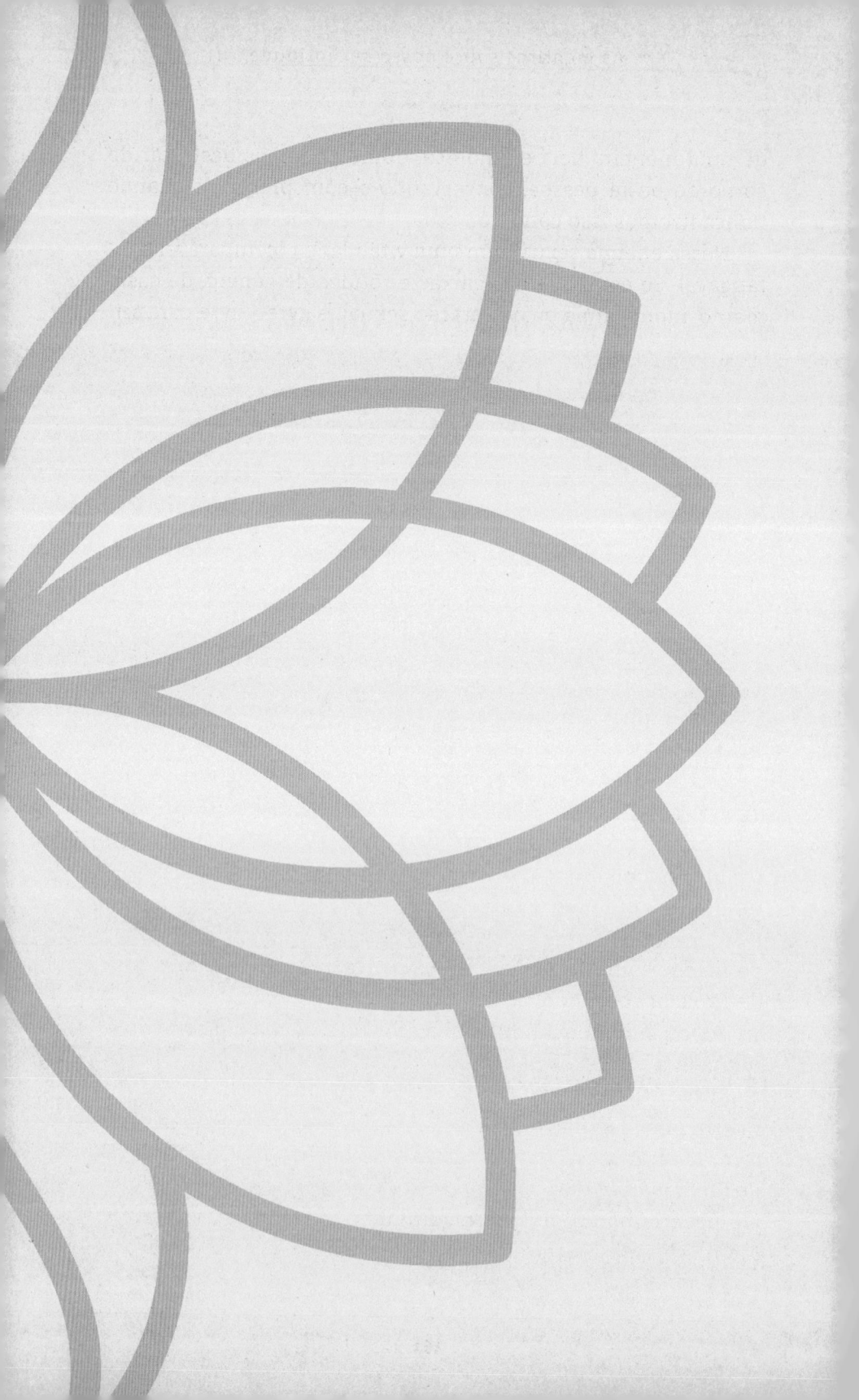

16

As mentiras sobre a maternidade

Seus filhos são o auge das conquistas,
Medalhas de glória e orgulho.
Por eles, ela finalmente se sente digna,
Com propósito, alegre e viva.
Sem eles, ela se sente à deriva, vazia e perdida.

Entre mulheres jovens, você conhece algum desejo mais frequente do que a maternidade? Mais do que se tornar uma esposa, o desejo de ser mãe pode superar todos os outros na vida de muitas delas. Desde quando brincávamos com nossas bonecas em casinhas de faz de conta, a maioria de nós sonha em ter filhos, a quem o ato de se tornar mãe parece uma segunda natureza. É um item na lista de afazeres de muitas garotas, um que elas acreditam que "deveriam" ticar a todo custo. Se optar por não ter filhos, a mulher vai pagar o preço: até se cansar, terá de explicar suas motivações a uma cultura implacável.

Ainda lembro quando minha amiga Tricia me ligou em apuros, com a voz estava tensa e sombria: "Ele não quer ter filhos!", ela disse. "Como pode não querer ser pai? Achei que íamos começar uma família." Tricia estava muito confusa e trazia um tom de reprovação na voz, como se o desejo de não ter filhos de Stan, marido dela, significasse que era egoísta. Expliquei que ele poderia não estar pronto, ou que a paternidade não era a praia dele, mas Tricia não estava convencida disso. Como para a minha amiga a maternidade parecia muito natural, ela simplesmente não conseguia entender por que não era assim com ele, interpretando isso como um sinal de que Stan não tinha compromisso. Por mais que eu tentasse explicar que os homens eram diferentes, ela era categórica: "Isso é um divisor de águas, é para acabar! Se ele não quer ter filhos, estou fora".

Para diversas mulheres como Tricia, a maternidade é um fator decisivo, um dos propósitos mais importantes a se alcançar na vida. É o sonho que elas ninam, a fantasia que ficam sedentas para realizar. É só por meio da realização desse objetivo que muitas delas se sentem completas.

Uma das primeiras mentiras da cultura em torno da maternidade é que ela é um "dever", e que somos de alguma forma inferiores se optarmos por não sermos mães. Embora nossos corpos estejam preparados para conceber e nutrir filhos, muitas de nós somos inférteis ou não quisermos ter filhos. Quando isso acontece, é imperativo que percebamos que a cultura impôs vergonha em torno das "não mães", sendo uma das mentiras que continuam a espalhar por aí.

Como eu disse antes, para *maternar* não é preciso ter um filho biológico. Todas as mulheres – todos os humanos, na verdade – têm a capacidade de encarnar e desempenhar a função materna. Acreditar que a criança deve vir de nosso útero é endossar uma visão limitada da maternidade. Somos todas mães. Ao abraçarmos essa realidade, podemos nos manter firmes em nossas escolhas, dando ou não à luz uma criança.

Se uma mulher optar por dar à luz ou adotar uma criança, precisa entender que está prestes a embarcar em uma das jornadas mais profundas da vida. Não há transformação mais épica para si do que adentrar a maternidade, período em que as alterações psicológicas são, de fato, nada menos que monumentais. Pergunte a qualquer mãe e ela dirá quão gigantesca foi a mudança de consciência antes e depois da maternidade. Muitas mulheres descrevem essa transformação como uma espécie de morte, em que as camadas antigas dela se desprendem para revelar uma nova entidade interior. Para muitas, é um encontro com partes de si que nem sabiam existir – especialmente suas partes compassivas, amorosas, doadoras, dispostas ao autossacrifício e cuidadoras.

Assim que uma mulher se torna mãe, ela é irrevogavelmente transformada. Muitas descreveram a sensação de sentir o coração bater no corpo do filho. Por várias vezes, mães colocam os filhos e o bem-estar deles na frente do próprio. Quando antes poderiam ter sido zelosas guardiãs de seu espaço e tempo, agora sabem que nenhum dos dois pertence a elas da mesma maneira. Entendem intuitivamente que agora são um reservatório humilde, mas disposto, no qual seus filhos podem se alimentar e dormir, sabendo que, para sempre, poderão voltar. A partir desse momento, não são mais mulheres por direito próprio, mas sempre e irrevogavelmente mães de alguém.

Espelho, espelho meu

"Eu sabia que seria difícil, mas não tão difícil", Zara soluçou. "Sei que estou sendo infantil. É bobagem, porque é uma coisa boa, mas não dá para aguentar." Três semanas antes, seu filho mais novo, Clint, tinha se mudado para cursar faculdade, e ela estava achando a adaptação extremamente complicada. "Estou tão acostumada a ser mãe que agora não sei o que fazer comigo mesma. Clint era meu bebê e sei que preciso deixar que ele seja adulto, mas estou com muito medo. Para mim, ele ainda é uma criança."

Zara, como um milhão de mães que experimentam a "síndrome do ninho vazio", estava tendo muita dificuldade em se adaptar à nova realidade. Pela primeira vez, talvez, precisava se perguntar: "Quem sou eu agora?". Ao longo de todos os anos em que criamos nossos filhos, nos identificamos como "mães". Quando esse papel desaparece, ficamos confusas sobre quem devemos ser.

"Clint, até agora, está muito infeliz", Zara opinou. "Me liga todos os dias e diz que quer voltar para casa. Eu gostaria que ele fizesse novos amigos e seguisse sua nova vida. Só quero que ele seja feliz. Se estiver feliz, eu vou seguir em frente." Minha tarefa era ajudá-la a perceber que ela tinha colocado muita expectativa na adaptação de Clint à faculdade, estando comprometida demais com a felicidade do filho. Agora, com ele tendo dificuldades nas primeiras semanas, Zara estava enfrentando uma enorme crise interna.

A maioria das mães confirmará que seu bem-estar e percepção de valor próprio estão ligados à felicidade de seus filhos, um nó impossível de desatar. A maternidade acarreta o diagnóstico de uma codependência extrema, às vezes obsessiva. Como é dito no filme *As golpistas*: "A maternidade é uma doença mental". Essa incapacidade de se desapegar é uma faca de dois gumes: se, por um lado, o apego traz uma maravilhosa capacidade de criar laços duradouros e profundos, por outro, caso a mãe não seja cuidadosa, essa habilidade se transformará em um emaranhado doentio. Muitas desistem de suas carreiras para criar os filhos, e essa perda de uma visão independente de si mesmas tem o potencial de criar um buraco interno, que elas procuram preencher com os filhos.

Quando uma mulher se identifica com o papel de mãe e o enxerga como sua próxima carreira, acha que o que seus filhos alcançam e como progridem é como o próprio "doutorado" ou uma promoção no emprego. O perigo desse emaranhado é que ela projeta em seus filhos muitos dos próprios anseios não realizados, usando-os para satisfazer suas fantasias não satisfeitas. Sem sua percepção consciente, começa a "criar e bombar" seus filhos como faria com um currículo que refletisse sua visão de si mesma, mais do que a visão deles.

É importante que as mulheres entendam como são poderosas nossas projeções sobre nossos filhos. É aí que entra meu trabalho a respeito de parentalidade consciente, cuja principal premissa é desafiar os pais a perceber que muitas de suas ações têm raízes em seus anseios, desejos e feridas antigas, e menos a ver com o comportamento real de seus filhos.

O paradigma tradicional da parentalidade é que esta tem a ver com a criança. Quando ela é o foco, os pais se sentem livres para impor todo tipo de demandas e expectativas sobre ela, sem qualquer consciência de própria intenção ou motivação. O paradigma da parentalidade consciente vira isso de ponta-cabeça, vinculando a parentalidade aos pais, que são, portanto, desafiados a voltar os holofotes para si mesmos, questionando como suas experiências de infância e na vida impactam o modo como criam os filhos.

Conforme despertamos para nossos processos internos, começamos a perceber como usamos nossos filhos para curar e completar partes de nós mesmas que deixamos para trás na infância. É só quando nos dispomos a olhar no espelho que é possível enxergar como nosso relacionamento com nossos filhos reflete a necessidade de crescer por dentro. Nossa jornada de maternidade agora passa por uma mudança importante.

A cultura estabeleceu um padrão arquetípico de como as crianças "deveriam" ser – obedientes, complacentes, agradáveis, felizes e bem-sucedidas. Se assim não forem, não serão boas o bastante. Então, de quem é essa responsabilidade? Dos pais – e, na maioria dos casos, da mãe. Se ela acreditou na ideia imposta pela cultura de que nunca foi boa o bastante, a maternidade desencadeará repetidamente essa dor. A verdade é que esse padrão não é apenas inatingível: é falso. Se não despertarmos para sua falsidade, começaremos a vincular nosso valor a padrões inalcançáveis e a perpetuar nosso profundo e doloroso sentimento de indignidade.

Nossos filhos não deveriam se conformar a um padrão de excelência baseado em nossas ideias. Eles nascem para decretar o próprio destino, de acordo com seu espírito individual. Claro, no caminho para isso, é natural desejar que cresçam e se tornem gentis e bem-educados, mas como exatamente vão viver é coisa que depende deles.

À medida que despertamos para nossa vida e começamos a libertar nosso eu autêntico, criamos as condições para que aqueles com quem compartilhamos a existência façam o mesmo. Antes poderíamos estar inconscientes dos modos pelos quais controlávamos o comportamento e o humor de nossos filhos para nos sentirmos bem conosco; agora, porém, estamos mais conscientes, fazendo um esforço para separar o nosso caminho do dos nossos filhos. Começamos a passar pelo processo de individuação em nossa vida, momento em que nos diferenciamos psicologicamente do nosso papel de mãe. Vemos as duas coisas como conectadas, mas separadas, e é assim que acabamos agindo com nossos filhos.

Essa separação não é uma coisa ruim. Pelo contrário, ela é extremamente vital para o nosso desenvolvimento psicológico e o de nossos filhos. É o processo pelo qual diferenciamos quem somos e os papéis que desempenhamos. Conforme amadurecemos nesse processo, começamos a fazer o que deveríamos ter feito o tempo todo: enxergar nossos filhos como pessoas profundamente interconectadas conosco, mas ao mesmo tempo individualizadas e diferenciadas de nós. Não nos enredamos com eles. Tudo isso só acontece se deixarmos de fundir nossa essência com o papel de mãe. À medida que deixamos de se vincular ao papel de mãe, adentramos os aspectos mais profundos da jornada materna, quando não maternamos com base nos roteiros e expectativas da nossa mente, e sim em nosso coração, onde estamos comprometidas por inteiro com uma coisa apenas: o desenvolvimento autêntico de nós mesmas e de nossos filhos.

O filho de ouro

Se há uma área de nossa vida em que a doença do perfeccionismo tende a sair do controle é no nosso papel de mães. A maternidade tem o potencial de levar nossa obsessão por ser boas a um nível totalmente novo. Nós tendemos a nos tornar perfeccionistas anabolizadas, projetando sobre nossos inocentes filhos a maldição de ser uma "mulher de ouro", esperando que carreguem nosso fardo para que se tornem "filhos de ouro". Não é mais suficiente sermos bonitas e realizadas – agora nossos filhos também precisam ser assim. Quando eles brilham, nós brilhamos. Vão bem na escola? Se a resposta for negativa, isso deve significar que *nós* somos um fracasso como mães. Amam a avó ou o pai mais do que a nós? Bem, se for o caso, isso deve significar que *nós* não somos muito amáveis. Estão deprimidos ou ansiosos? Se assim for, isso deve significar que *nós* somos as culpadas.

Sutilmente (e nem tanto), a cultura pôs sobre as mulheres uma pressão desordenada para serem mães que dão tudo de si. A "mãe superprotetora" recebeu esse título porque fica em cima das crianças, fornecendo a elas tudo de que precisam: de entretenimento a atenção, educação e, claro, alimentação perfeita. Ao aderir a ideias da cultura sobre como é a maternidade perfeita, permitimos que nos incitem o esforço de sermos mães perfeitas. Se falharmos, acreditamos que somos mães "ruins" e nos culpamos por essa falha. A maternidade torna-se então uma tirania tanto para a mãe quanto para os filhos. Nós intimidamos a nós mesmas melhor do que a cultura jamais conseguiria, e também intimidamos outras mulheres com a mesma humilhação que sentimos.

Enquanto muitas mulheres optam por não participar da disputa pelo troféu de Melhor Mãe, existem milhões que estão dispostas a isso, embora em um nível subconsciente. Entramos em formas sutis de competição contra outras mães, mesmo sem necessariamente saber que estamos fazendo isso. Cada vez que deixamos nossos filhos na escola bem-vestidos, postamos fotos de seus perfeitos sanduíches orgânicos ou falamos sobre suas excelentes notas, nos envolvemos em um ato sutil de *bullying*. Toda vez que falamos sobre ficarmos até tarde da noite costurando à mão uma fantasia de Halloween para eles, ou como preparamos as festas de aniversário mais emperiquitadas, com convites feitos de cetim, alimentamos comparações e competições. Podemos compartilhar esses "triunfos" sem querer e inocentemente, mas o fato de exibirmos nossas realizações para estranhos levanta as questões: Por quê? Qual é a motivação subjacente? Qual é a necessidade?

Por que postamos nossas perfeições nas redes sociais? Por que exibimos os troféus de nossos filhos, suas conquistas? Claro, estamos orgulhosas, mas as perguntas ficam: Por que precisamos exibir isso para os outros? Existe uma parte de nós que deseja ser vista sob certa luz? Temos um sentimento de orgulho ao nos gabar de nossos filhos, de nossos pertences, de nossas posses? Como alguém que vê postagens de "mamãe perfeita", sinto uma pressão sutil, mas direta, me incentivando a fazer mais e melhor. Em vez de nos unirmos como mães que entendem as pressões culturais que enfrentamos, nos colocamos umas contra as outras. Em vez de postarmos nossas doideiras, fraquezas e gafes, tentamos parecer perfeitas. Não percebemos o quanto isso é prejudicial não apenas para os outros como também para nós mesmas. Todas sofremos quando exibimos uma falsa ideia de maternidade.

Enquanto desejarmos profundamente proporcionar aos nossos filhos uma vida classe A, ancorando nossas identidades a partir disso, estaremos preparando tanto nós quanto eles para o fracasso. Não só vamos nos comparar a todo momento com outras mães e ficar aquém, como projetaremos essa falha em nossos filhos, obrigando-os a se tornarem os portadores de um valor que nunca sentimos merecer.

Assim, percebemos que nossos filhos estão neste mundo para manifestar o próprio ser, e que só até certo ponto podem ser manipulados. Antes que a gente perceba, o temperamento incipiente deles nos mostra que temos que abrir mão do controle sobre eles. Não podemos protegê-los de seus fracassos, rompimentos, tragédias ou rejeições. Não importa o quanto os amamos ou como os criamos, eles enfrentarão dores às vezes terríveis. Assim que aceitamos isso, podemos voltar ao nosso caminho e criar nossos filhos, aceitando seus limites evidentes e sem entrelaçar nosso percurso com o deles.

O Santo Graal da parentalidade

Como se fala por aí, "nossa felicidade nunca é maior que a do nosso filho menos feliz".[8] A maioria dos pais lembra disso para explicar seu mal-estar e desconforto em torno das lutas parentais. Afinal, se o filho menos feliz é realmente infeliz, o que os pais devem fazer?

Você pode ficar chocada ao ler minhas palavras, mas esse ditado é um lixo, pois traz questões problemáticas, como a ideia de que é correto se enredar com a felicidade deles. Também sugere que nossa felicidade pode ser profundamente afetada pela felicidade de outra pessoa (ou pela falta dessa felicidade). A sociedade considera um sinal de amor e cuidado quando compartilhamos os mesmos sentimentos que nossos filhos.

Mais uma vez, a cultura endossou ideias falsas que nos influenciam profundamente. Somente quando começarmos a desconstruí-las é que libertaremos a nós e aos nossos filhos e nos pouparemos de muita ansiedade. A cultura há muito endossa dois objetivos brilhosos para os pais: a felicidade e o sucesso de nossos filhos. Pergunte a qualquer pai quais são seus dois principais objetivos e eles concordarão quase unanimamente: "Quero que meu filho seja feliz e bem-sucedido". Vamos desconstruir cada uma desses propósitos, começando pela felicidade.

Zara, a minha cliente que estava passando pela síndrome do ninho vazio, foi direta: "Até Clint ser mais feliz, eu estarei mal. Sempre fomos próximos. Tudo o que eu sinto, ele sente, e vice-versa. Agora que ele está fora, não consigo nem dormir sabendo que está mal. Isso está me matando".

Os pais realmente acreditam estar sendo amorosos e atenciosos ao espelhar os sentimentos dos filhos, o que não poderia estar mais longe da verdade. Isso não é se importar, mas se emaranhar. Quando expliquei a Zara que ela estava em um relacionamento codependente com o filho, sua reação foi de surpresa.

---

8. Ditado da língua inglesa que não tem um correspondente em português. No original: "*You are only as happy as your least happy child*". (N. E.)

Nem sequer uma vez tinha pensado que seu vínculo com Clint era disfuncional. Enquanto eu a ensinava sobre codependência e sobre como ela tinha misturado a própria identidade com a dele, tudo começou a se encaixar. Zara finalmente enxergou como a própria incapacidade de lidar com "sentimentos intensos" a impediu durante toda a vida de processar o que sentia. Naquela nova transição, estava fazendo isso mais uma vez. Em vez de ir para dentro de si, dialogando com as emoções que a nova fase da vida estava trazendo, Zara estava indo para fora, se concentrando na felicidade de Clint. Em vez de permitir que ele tivesse o próprio relacionamento independente com sua transição, dando espaço ao filho para que processasse seus sentimentos, ela o pressionava para que se sentisse feliz; assim, não precisaria lidar com a ansiedade de ter que confrontar quem ela era quando não era mãe.

Mais do que isso, ensinei a Zara que o objetivo de ter filhos "felizes" é completamente irreal, irracional e, em última análise, impossível. Na verdade, é pedir para que o oposto aconteça. Quanto mais nos concentrarmos na felicidade, mais seremos infelizes. Deixe-me explicar.

Transformamos a felicidade em um objetivo quando ela, na verdade, é apenas uma emoção – e uma emoção passageira. Ficamos tão apegadas à ideia de ser feliz que, bobinhas, desejamos que ela seja um objetivo permanente. Nisso, esperamos subconscientemente que a vida continue produzindo estados de felicidade. Quando a vida obedece, nos sentimos sortudas, abençoadas, afortunadas. Quando a vida não segue esse rumo, nos sentimos oprimidas e miseráveis. Culpamos a vida, mas, em vez disso, deveríamos culpar nossas expectativas abobadas.

A felicidade é um sentimento transitório; vai e vem, como todos os sentimentos. Não é algo ao qual apegar. Quando nos apegamos a ela, ficamos ansiosas por nosso próximo "estado" feliz. Subconscientemente, resistimos e rejeitamos as experiências de vida que nos causam qualquer grau de tristeza, raiva ou dor. Pergunte a si mesma: É realista desejar uma vida toda cor-de-rosa?

A dura verdade da parentalidade é que nossos filhos vão sentir dor e não há nada que possamos fazer a respeito. Eles vão lutar, se debater e fracassar; vão cometer grandes erros e entrar em relacionamentos disfuncionais. Podem até prejudicar a si mesmos e a suas vidas, e podem morrer antes de nós. Todas essas possibilidades trarão à tona nossa sensação de desamparo, fazendo a gente se sentir fora de controle. Às vezes, podemos acreditar que somos fracassos completos.

Quanto mais cedo aceitarmos que não controlamos as experiências de nossos filhos e seus sentimentos a respeito delas, mais cedo poderemos abrir mão da fantasia irreal de que eles devem ter apenas sentimentos felizes. Nossos filhos são seres soberanos, com o direito de experimentar a vida da maneira que desejarem. Se quiserem ficar tristes em plena praia, a escolha é deles. Quem somos nós para dizer como têm que se sentir? Ainda me lembro quando o fotógrafo na festa de aniversário de 2 anos da minha filha me disse: "Eu tentei muito fazê-la sorrir, mas, olha, foi muito difícil". Lembro-me imediatamente de sentir como se houvesse algo de errado com ela ou comigo. Por que Maia não podia sorrir e ser feliz como as outras crianças? Foi só depois de refletir que vi como nós, pais e mães, somos muitas vezes uma espécie de polícia da felicidade, gritando ordens para nossos filhos: "Sorria! Seja feliz! Não chore!". Ao dar essas ordens, pedimos que ignorem seus sentimentos autênticos e que apenas sintam o que queremos que eles sintam, porque só assim vamos nos sentir bem conosco.

Nossos filhos não são nossos fantoches, ou uma tela para pintarmos nossos desejos e expectativas. Eles são seres autônomos, com as próprias necessidades e temperamentos. Se escolherem ficar de mau humor em um parque de diversões, é um direito deles, pois são donos de seus sentimentos. Contanto que não prejudiquem mais ninguém, nossos filhos e todos os humanos têm direito aos próprios sentimentos. Quando liberamos a nós mesmas e aos outros da necessidade de ser felizes, transmitimos uma aceitação intrínseca da vida. Percebemos que querer apenas experiências de vida felizes é uma maneira infantil de se viver.

A vida não tende para um sentimento em específico. A vida simplesmente é. Às vezes é assim, às vezes é assado. Ela não determina como nos sentimos a respeito disso ou daquilo. Isso depende de nós. A chuva pode deixar uma pessoa feliz, enquanto deixa outra infeliz. A chuva simplesmente é. Ela não pretende incitar uma reação em nós. A reação é toda nossa. Em nossa inconsciência, acreditamos que nossas reações são regidas pela vida. Conforme despertamos, percebemos que nossas reações não têm nada a ver com o mundo externo, mas sim com nosso eu interior.

E se substituíssemos a noção de felicidade por algo mais duradouro e alcançável? E se a substituíssemos por *presença*? Presença implica abarcar *todas* as nossas experiências, as que causam felicidade *e também* as que provocam dor. Quando abordamos a vida com a consciência de que a felicidade e a tristeza são uma parte inextricável da vida, paramos de julgar a vida como "boa" ou "ruim". A vida simplesmente é. Estarmos abertas aos nossos ensinamentos, não importam quais emoções eles criem dentro de nós, é estar presente. A presença é uma qualidade eterna que cultivamos quando aceitamos a vida como ela se apresenta, em todas as suas amplas possibilidades. Quando nos entregamos à vida, permitimos que nós e nossos filhos passemos por altos e baixos com calma e alegria. Não julgamos a vida de acordo com o que ela nos faz sentir, mas a aceitamos pelos ensinamentos que nos dá. Essa perspectiva nos permite liberar nossas ansiedades em torno de nossas experiências e também as de nossos filhos. Dessa forma, nós e eles nos libertamos para se engajar na vida como ela é, sem trepidações ou resistência.

Vamos agora desconstruir o que significa sucesso. Quando falamos dele, queremos dizer grandes honras, grandes realizações, *status* elevado e uma gorda conta bancária. É assim que a cultura definiu o sucesso, e é assim que a maioria de nós o enxerga. É por isso que planejamos toda a infância de nossos filhos para atender a esses padrões. A capacidade de os filhos competirem pelas universidades mais prestigiadas torna-se o foco de todos os pais. Quando nossos filhos não conseguem dar conta disso, nós enxergamos a eles e a nós como fracassos. O resultado é que, na tentativa de afastar a possibilidade dessa potencial desgraça, vivemos sob alto estresse e ansiedade.

Quando começamos a permitir que nossos filhos experimentem a dignidade com base em um senso intrínseco de bem-estar, e não em padrões extrínsecos culturalmente prescritos, endossamos o que *somos*, e não o que *fazemos*. Ser algo começa a importar mais do que produzir algo. Afinal, somos *seres* humanos, não *produtos* humanos.

Despertar significa cancelar a definição cultural de sucesso e criar novos caminhos de autodescoberta autêntica, nos quais são estabelecidas as próprias marcas de conquista e progresso. Se agirmos assim, perceberemos que já somos totalmente dignas, sem ansiar por aquilo que a cultura nos disse que iria nos preencher.

Quando cuidamos de nossos filhos a partir de uma ideia de plenitude, não podemos deixar de projetar uma sensação de completude neles. Paramos de enxergá-los como inferiores, incompletos ou defeituosos, mas sim perfeitos como eles são, com todas as suas imperfeições. Não vemos suas notas baixas como se significassem algo mais do que isso nem impomos os padrões de realização da cultura, permitindo que floresçam no próprio ritmo e de acordo com seus padrões.

A cultura diz que a vida é uma competição, uma luta. Embora a gente entenda que às vezes a vida pode ser difícil, não aceitamos esse modelo de escassez. Conforme crescemos em abundância interior, permitimos que nossos filhos também cresçam desse modo. Ensinamos a eles que existem infinitas maneiras de viver a vida, e que o caminho deles é tão válido quanto o de qualquer outra pessoa.

Os filhos não devem ser miniversões dos pais, nem fantoches ou troféus. Eles estão no mundo para se tornar os espíritos únicos que já são, e para manifestar seu destino da maneira que funciona mais autenticamente para eles.

Redefinindo a maternidade

Quando começamos a enxergar nossos filhos como professores do nosso crescimento interior, a maternidade passa por uma reformulação drástica. A menos que curemos nossas feridas de infância, projetaremos nosso vazio interior em nossos filhos. Ao admitir isso, podemos usar a jornada da maternidade como um portal para nossa evolução. A maternidade passa a ter menos a ver com a felicidade e o sucesso de nossos filhos, e mais com nossa cura interior. Vamos além do papel de mãe e abrimos mão do ego que vem atrelado a ele; em vez disso, adentramos algo mais profundo: nossa essência maternal. Agora, a maternidade não tem mais a ver com as crianças que geramos ou criamos, e sim com a inautenticidade das quais abrimos mão.

Olhar para dentro significa perguntar a nós mesmas: De onde vem essa necessidade de ser onipotente na vida do meu filho? Por que preciso que ele seja feliz e bem-sucedido? Ambas as respostas revelarão nossa desesperada sensação de desamparo e falta de valor. Passamos a enxergar como projetamos nosso vazio interno em nossos filhos e que, baseadas nessa projeção, procuramos corrigir, consertar e preencher neles esse vazio interior, pouco percebendo que não há neles nenhum vazio, mas sim dentro da gente. Até que percebamos que fazemos isso com nossos filhos, e também nos demais relacionamentos íntimos, continuaremos parasitando a dignidade dos outros, esperando que algumas migalhas deles curem nossas feridas internas.

Despertar envolve quebrar os arquétipos culturais de felicidade e sucesso. Quando percebemos que não é nosso trabalho gerar felicidade ou sucesso para nossos filhos, não apenas libertamos a eles, mas também a nós.

Libertar-se do emaranhado com nossos filhos é uma das tarefas espirituais mais difíceis para qualquer mãe. Fazer isso significa que obtemos um senso de valor a partir de nosso ser, separado do de nossos filhos. Fazemos o próprio trabalho interno e liberamos nossos filhos do fardo de carregar o peso de nossas expectativas. Nosso propósito muda de querer o melhor para eles (um modo de nos sentirmos bem conosco) para querer o melhor para nós mesmas, de modo a não usarmos nossos filhos para nos sentirmos dignas.

Quando nosso propósito como mães muda de um estilo parental egoico e inconsciente para um mais evoluído e consciente, paramos de pensar em nós mesmas como líderes e comandantes de nossos filhos, sendo seus guias e companheiras. Percebemos que nosso maior propósito é enxergá-los como nossos professores, aqueles que nos despertam, aprendendo com as lições que eles nos ensinam. Devemos sair do nosso lugar de primeiras da fila para andar ao lado deles, se eles assim permitirem, ou atrás, se não quiserem. Agora nos enxergamos como condutoras, porteiras e companheiras de viagem com nossos filhos nesta jornada chamada vida.

Quando nós, mães, esquecemos nossa verdadeira natureza e nos distraímos com a cacofonia da cultura, traímos nosso núcleo espiritual. A cultura nos diz para sermos ansiosas e controladoras, desejosas e guerreiras. Acreditamos que é assim que devemos ser, por isso ficamos impacientes e frustradas, histriônicas e exigentes. Nossos filhos sentem isso e dão no pé.

Quando batemos em nossos filhos, gritamos com eles ou os humilhamos de alguma forma, estamos indo contra nossa verdadeira natureza. Não é isso que somos, embora possa ser quem fomos ensinadas a ser, primeiro em relação a nós mesmas e depois em relação aos nossos filhos, os quais, como resultado, perdem a conexão com seu eu autêntico e aderem a um modo de ser tóxico e disfuncional.

Precisamos mudar o paradigma da maternidade. Nosso propósito como mãe é criar nossos filhos até a idade adulta de forma saudável, ponto-final. Quando nos concentramos nisso, somos calorosas, carinhosas e tranquilas. A cultura poluiu nosso propósito autêntico e adicionou a ele todos os tipos de ingrediente artificial, como garantir que as crianças sejam felizes, magras, populares e bem-sucedidas. Vítimas desses ditames culturais, saímos de nosso ambiente natural de mãe e vamos contra nosso coração. Acabamos ansiosas, irritáveis, furiosas e ressentidas.

Ao abandonar o dogma e os ditames da cultura, mais uma vez entramos no coração e na alma da maternidade, que é nutrir e apoiar nossos filhos rumo à independência. O futuro precisa de nós, mães, para resistir ao rapto que a cultura comete contra quem realmente somos. Quando agimos assim, não apenas nos libertamos para sermos autênticas como também permitimos isso aos nossos filhos. Simplesmente não há poder maior para mudar o mundo do que o de uma mãe.

17

As mentiras sobre beleza e juventude

*Acreditamos que nossa juventude deve ser preservada
como uma compota.
Nossa pele deve continuar lisa como um creme.
Nossos corpos, sempre flexíveis como o de uma acrobata;
Nosso cabelo, brilhante como a melhor seda drapeada;
Apegadas ao padrão de beleza, deixamos de viver na beleza.*

Acho que nunca conheci uma mulher que tenha declarado de forma verdadeira: "Estou muito feliz com minha aparência e não mudaria nada nela". Isso não é revelador? Quase trágico? É tão comum ficarmos deprimidas com nosso aspecto físico que nem questionamos a onipresença disso. Embora eu tenha certeza de que existam homens que não estão completamente felizes com a própria aparência, não é algo do qual eles normalmente reclamam. E as mulheres? Reclamar é o padrão.

As pressões externas surgem de várias fontes, mas nenhuma é tão severa para as mulheres quanto as da indústria da beleza. Sucumbindo diretamente a ela ou não, estamos todas mergulhadas em algum grau. A cultura nos fez basear nosso valor na perfeição da nossa pele, no tamanho de nossas roupas e em nossa eterna juventude. Presas em um padrão tóxico de infinita competição com outras mulheres, acabamos esquecidas na masmorra da comparação. Na academia, ao lado de outras mulheres treinando, no supermercado, enquanto folheamos revistas, e no cinema, ao vermos as atrizes que iluminam as telas, nos perguntamos sem parar: Como comparar meu corpo aos seios, nariz, sorriso, pernas, nádegas e olhos dela?

De forma aberta ou com silenciosa impiedade, a maioria de nós é dura consigo mesma quando se trata de aparência. Ao nos olharmos no espelho, primeiro notamos todas as nossas falhas – a protuberância da barriga, as rugas, as estrias ou a celulite – e só depois enxergamos nossa beleza. Nosso crítico interior é implacável.

Escravas do espelho

Desde que consigo lembrar, todos os dias ao acordar eu me olhava no espelho e encontrava falhas no meu rosto e no meu corpo. Meus olhos se concentravam em rugas e celulite. Era tudo o que eu via: rugas e celulite. A única diferença entre o meu novo e meu antigo eu é que agora, na maioria das vezes, não entro na espiral de autoagressões, escapando do escárnio e do desprezo.

No passado, entrei em um implacável criticismo interior: eu jamais seria boa o bastante. Minha mente ficava obcecada com todas as coisas que estavam erradas no meu rosto e no meu corpo – tudo aquilo que a cultura disse que está errado, como meu cabelo ondulado, e *não* liso, minha cor mais escura, e *não* branca, minhas curvas, e *não* um corpo magro, minha pele cheia de celulite, e *não* lisa, minhas coxas grudadas, e *não* com um espaço entre elas, minhas pernas curtas, e *não* longas.

Eu me odiava a tal ponto que desenvolvi um distúrbio alimentar. Sabe com quem descobri bulimia? Com a minha melhor amiga. Mal tínhamos 16 anos. E com quem ela havia aprendido? Com um grupo de jovens adolescentes, bulímicas já havia algum tempo. Era como se todas aquelas jovens tivessem uma sabedoria que eu não tinha. Elas eram de uma atitude tranquila ao falar: "Ah, eu só como o que quero e depois vomito; assim, não engordo". Fiquei espantada. Eu nunca tinha ouvido falar de uma coisa dessas. Pensei comigo mesma: *Uau, bem que eu poderia tentar*.

Felizmente para mim, nunca fui boa na técnica nem me sentia bem com todo o processo. Eu tinha aversão, tanto física quanto psicológica. Sabia que havia algo errado com essa ideia, que não dava para ser saudável machucando meu corpo desse modo tão insensível. Acabei parando depois de alguns meses, mas não porque eu tinha entrado em uma autoaceitação saudável. Simplesmente não me agradava o processo de comer e vomitar. Gostaria de ter parado por causa de um crescente amor-próprio. Posso dizer com sinceridade que, se houvesse outra forma mais prazerosa de tirar a comida do meu corpo, eu a teria adotado.

Por que os transtornos alimentares são mais comuns entre mulheres? A razão é que somos avaliadas por nossa beleza externa em primeiro lugar, e só depois por nossas qualidades internas. Somos tão objetificadas que internalizamos essa opressão, logo nos tornando nossas maiores objetificadoras e opressoras. Antes de nos darmos conta, agimos como se nosso corpo estivesse exposto em um açougue. E criticamos pedaços dele: o lóbulo da orelha, a parte interna da coxa, a falta de tríceps, os tornozelos gordos. Queremos então ter o melhor de cada pedaço: os melhores lábios, cílios, maçãs do rosto e linha da mandíbula. Desmontamos nosso rosto e não o vemos mais como um todo. Esquecemos que somos uma composição, que deve ser apreciada em sua totalidade. Você sabe o tanto que isso é tóxico para o nosso bem-estar?

Foi só com meus 30 anos, depois de dar à luz minha filha, que percebi que algo tinha que mudar dentro de mim – ou eu passaria para ela essa tirania interior. A menos que aprendesse a aceitar e celebrar meu corpo como ele era, eu certamente transmitiria a mensagem de que o valor de uma mulher está ligado à sua aparência. Comecei a fazer um trabalho interior sério, desconstruindo cada sistema de crenças em torno de minha aparência e também o que a cultura dizia sobre o assunto.

Levou um bom tempo. Comecei a perceber que não era o meu corpo que era falho, mas sim a forma de a cultura enxergar o corpo da mulher. Eu tinha assimilado a perspectiva distorcida da cultura e a virei contra mim mesma. Não existe corpo defeituoso, apenas corpo saudável ou corpo doente. Assim que percebi isso, passei a me libertar da doutrinação da cultura. Embora ainda sofra de tirania interna intermitente, cheguei a um ponto em que agora posso aceitar melhor e de maneira mais profunda o corpo e o rosto com os quais nasci.

Não importa o que a cultura diga, o fato de acreditarmos nela e perpetuarmos nossa difamação é um sinal de que, em um nível subconsciente, aceitamos o que ela diz. É uma verdade difícil de engolir. Nós endossamos o que a cultura decide ser bonito. Com isso, depreciamos nosso valor e nossa linhagem genética.

Por gerações, mulheres de todo o mundo traíram a si próprias mais do que a cultura jamais conseguiu. A gente se entregou como algo sem importância, insignificante e irrelevante. E você sabe para quem? Para um fantasma do "outro", o que quer dizer todo mundo "lá fora". À indústria cosmética e de cirurgia plástica, às marcas de roupa, à cultura, à mídia, ao patriarcado e a quem pagar mais. Eles passam a ter sobre nós um controle maior do que nós mesmas. Meu objetivo não é aniquilar completamente nossa submissão à cultura. Ainda podemos optar por depilar o buço e as axilas e modelar as sobrancelhas. O objetivo desta exposição é que façamos o máximo de escolhas conscientes que pudermos para não cairmos automaticamente, sem discernimento, nos engodos da cultura.

A colonização da beleza

Há um padrão de beleza que colonizou a maior parte do mundo. Ele se concentra em pele branca, corpos jovens e magros, olhos claros e cabelos loiros. O formato de corpo preferido passou por muitas modificações ao longo do tempo: em algumas décadas, deu-se preferência a corpos ossudos, de peito pequeno; em outras, as tendências apontavam para corpos rechonchudos e curvilíneos. Independentemente disso, a pele precisa ser branca. Quanto mais branca, melhor – e quanto mais jovem, melhor.

Esse padrão de beleza tem atormentado mulheres jovens e velhas, crucificando-as sob seus parâmetros implacáveis.

Quando o termo "beleza americana" é usado, normalmente é associado a uma mulher branca, magra, loira, jovem e de olhos azuis. Até a década de 1940, não era permitido que mulheres negras concorressem ao concurso Miss América. Até então, as competidoras precisavam ser de "boa saúde e da raça branca". Ainda hoje, a maioria das capas de revistas e *outdoors* exibem rostos pálidos, cabelos loiros e corpos brancos. Uma jovem negra precisará garimpar as capas para encontrar o próprio tipo físico.

A maioria das mulheres negras, em suas diversas tonalidades, atestarão que cresceram com uma sensação angustiante de nunca serem bonitas o suficiente. Desde alisar o cabelo, descolorir a pele ou apertar o corpo com roupas justas, as mulheres têm implorado para se encaixar nesse padrão branco de beleza. Até que as mulheres negras e pardas enxerguem que "preto é lindo" será um processo bem devagar.

Nossos padrões de beleza atuais demonstram a preponderância implícita do racismo e do etarismo. Ao estratificar o conceito de beleza em definições rígidas e estreitas, nossa cultura afligiu a autoestima de milhões de meninas ao redor do mundo. Como mulheres, é nossa responsabilidade desafiar o *status quo* atual em torno da beleza, redefinindo o que ela significa para cada uma de nós. É a única maneira de abraçar uma consciência expandida sobre nossa dignidade, consciência esta que está separada do atual paradigma de beleza.

A natureza nos deu um tempo de beleza juvenil, mas nunca pretendeu que a conservássemos para sempre. Olhe para toda a natureza – tudo envelhece e morre; não há resistência envolvida. E com quem aprendemos que precisamos lutar contra a natureza e resistir à passagem do tempo? Com a cultura. Fomos hipnotizadas para acreditar em algo que a natureza não planejou para nós.

A ação do tempo vai enrugar nossa testa e aumentar nossa papada, e não há nada que possamos fazer. A cultura nos diz que o envelhecimento é um horror e que deve ser evitado a todo custo. Com isso, mulheres experimentam uma enorme divisão interna, que procuram resolver por meios artificiais. Pode ser que elas não desejem preenchimentos ou botox, mas se veem cedendo a uma cacofonia crítica interna herdada da cultura, punindo-se implacavelmente por sofrer as ações normais do tempo.

Os homens não vinculam seu senso de valor à aparência, como fazem as mulheres. Isso é evidente. Cada vez que subo ao palco em um evento com mais palestrantes, estou ciente de como as mulheres são vítimas de diferentes padrões de beleza. Os homens normalmente sobem ao palco com roupas simples e sapatos normais, sem muito espalhafato. E as mulheres? Há para elas maquiadores, cabeleireiros e saltos altos desconfortáveis. É claro que nem todas são obcecadas pela aparência, mas é seguro supor que a maioria o seja. Foi assim que a cultura nos doutrinou. Por causa disso, atribuímos nosso senso intrínseco de valor à nossa aparência externa, e sofremos muito.

Ao atacar a beleza com a qual nascemos, rebaixando-a, desprezando-a e desculpando-se por ela, todos os dias entregamos nosso poder ao patriarcado "branqueado". Ao aderir ao padrão, subjugando nossos corpos sob horas de tortura diária, dizimamos nosso valor e sentimos um complexo de inferioridade que não é natural. A todo momento, tentamos mascarar, adornar, modificar e disfarçar nossa beleza natural. Vestimos apenas roupas pretas, por exemplo, ou grandes e largas. Usamos maquiagem e iluminação especiais, ou pintamos nosso cabelo e o submetemos a todo tipo de processo químico, gastando milhares de dólares em sapatos e roupas com etiquetas extravagantes, ou todo tipo de perucas, cílios, preenchimentos e implantes para esconder quem somos. É a nossa maneira de fingir que quem somos ao natural não deveria ser do jeito que é.

Como começar a criar um novo padrão de beleza? Entendendo o que estamos enfrentando. Quando assim fizermos, abraçaremos conscientemente nosso corpo, em todas as suas idades, jeitos e formatos. Conforme entramos em uma união mais profunda conosco, adquirimos consciência para educar nossas filhas e as gerações mais jovens rumo à aceitação. Nós as ensinamos sobre como a cultura pode ou não aceitar sua aparência e como elas podem combater os efeitos psicológicos disso. Ao trazer essa questão à tona por meio do diálogo consciente, podemos ajudá-las a criar consciência corporal e autoimagem melhores.

Indo além da beleza

O que estou prestes a dizer agora é uma enorme mudança de paradigma do que é considerado politicamente correto. A noção popular entre as feministas da nova era é nos considerarmos bonitas e achar cada parte de nós deslumbrante. "Bonita" não é apenas um adjetivo; implica um julgamento de "bondade". Existem algumas descrições que vão além de meros qualificadores do reino do bem *versus* mal. *Bonita* é um desses termos, como *linda* ou *feia*.

Comecei a mudar meu paradigma interno quando me afastei do meu desejo de chamar as coisas de belas e comecei a chamá-las como são. Se uma parte do meu corpo está flácida, vou chamá-la de flácida. Não preciso julgá-la boa ou ruim. É só *flácida*. Qual é o problema de ser flácida? Se outra parte do meu corpo é gordinha, vou chamá-la de gordinha. Não há nada de bom ou ruim nisso. É só *gordinha*. Se eu tenho pés de galinha ao redor dos olhos, é assim que eles são.

Não preciso dizer: "Tenho pés de galinha e eles são lindos". Precisar dizer isso implica algo de insegurança. A verdadeira aceitação de nossos corpos permitiria que eles fossem notados como são, sem os rótulos de bom ou ruim. Por sermos tão contra as palavras *gordura*, *celulite* e *rugas*, as entendemos como insultos. Isso é uma projeção cultural. E se elas simplesmente *forem* assim?

Quando ouvimos nossas filhas ou mulheres dizerem "Estou tão gorda", nosso instinto é dizer: "Não, você não está. Você está bem magra. Eu gostaria de ser magra como você". Ou se elas dissessem: "Eu odeio ser tão feia", nós imediatamente responderíamos: "Você não é feia, você é bonita. Olhe para o seu lindo sorriso e seu lindo nariz arrebitado". Sem perceber, nos empenhamos em adular nossos filhos, especialmente nossas meninas, no esforço de lhes proporcionar um sentimento de pertencimento, algo que talvez nunca tivemos. Mal percebemos que estamos de fato perpetuando o autodesrespeito.

Quando elogiamos as crianças por sua aparência e descartamos seu sentimento de aversão, inadvertidamente endossamos suas inseguranças e as magnificamos. Mas o que deveríamos fazer então? A solução não é mudar o jogo, mas parar de jogar. Quando uma filha ou uma jovem diz que é gorda, não a refutemos, porque fazer isso é entrar em um falso diálogo. Em vez disso, podemos falar algo como: "Você é quem você é. Não se rotule. Não se julgue. Aceite-se como você é e ame-se por isso. Em vez de olhar para si mesma com ódio, olhe com apreço. Ame o que quer que você esteja julgando. Esqueça as comparações e a negatividade. Ao contrário, comemore que é assim que seu corpo a protege, é assim que sua forma a presenteia e é assim que seu rosto reflete você. Não tente ser outra pessoa. Seja você. Para que isso aconteça, você precisa aceitar cada parte de si mesma. Assim que você se aceita como é, pode escolher mudar algo se lhe parecer autêntico".

Ainda me lembro quando minha filha contou sobre como as pelancas do meu braço balançavam de um lado para o outro. Ela ficou encantada com isso. "Mamãe, faz balançar as asas do seu helicóptero", dizia. Meu instinto era escondê-las ou dizer que eram bonitas ou fortes. Depois de um tempo, percebi que não precisava dizer nada. Poderia apenas mostrar a ela que eu abraçava meu corpo por meio da aceitação. Não há necessidade de rótulos, adjetivos, diálogos, resistências ou afirmações de beleza ou força. Se eu realmente me aceitei como sou, o que havia para resistir, protestar ou discutir? Cada vez que ela queria ver minhas "asas de helicóptero", eu ria de prazer e começava a "voar" ao redor da sala, garantindo que a gordura balançasse para todo lado. Maia quase desmaiava de prazer. Eu gostava também de lembrá-la que seus braços poderiam não balançar tanto, e que ela não deveria se sentir mal por não poder voar, porque o corpo de todos é diferente, com poderes distintos.

Assim como palavras podem curar, elas podem envergonhar. Em última análise, as palavras que dizemos a nós mesmas são as únicas que importam. Sempre haverá aqueles que usam palavras para nos humilhar. Quando isso acontece, embora seja difícil, precisamos dar um passo atrás e perceber que eles fazem isso pela própria insegurança. Dito isso, às vezes, se alguém diz que somos gordas, precisamos fazer uma pausa antes de reagir como se fosse algo pejorativo e vergonhoso. E se formos de fato gordas? Por exemplo, se alguém me dissesse que tenho celulite nas coxas, eu consideraria isso uma vergonha ou uma verdade? O fato é que eu tenho celulite. E agora? Fico chateada e me sinto envergonhada, ou vejo isso como um fato neutro e sigo em frente? Você entende meu ponto? A cultura faz a gente se sentir mal com a celulite ou com nossa gordura, como se fossem coisas ruins, quando na verdade é tudo perfeitamente natural. A cultura faz isso com quase todas as partes do nosso corpo que não se encaixam no padrão de beleza ocidentalizado e branco.

Na maioria das vezes, as palavras são apenas indicadores. Quando usadas para envergonhar os outros, passam de meras ferramentas de comunicação para armas de destruição emocional. Pegue a palavra *obeso*. É uma referência a uma doença médica: a de ter um Índice de Massa Corporal (IMC) acima de determinado valor. É uma questão relacionada à saúde, não um detrator moral. No entanto, se alguém chamasse outro de obeso, isso poderia ser entendido como *fat-shaming* – humilhação por causa do peso –, em vez de ser usado como um descritor médico. Claro, muitos usam esses termos para importunar e agredir. Sempre haverá aqueles que fazem isso para sentir um domínio egoico. Mais uma vez, o poder de reagir a essas palavras está dentro de nós. Quando internalizamos a vergonha, na verdade, entregamos de bandeja nossa autoridade.

A questão não é o que os outros falam, mas aquilo que internalizamos. Quando não somos capazes de aceitar plenamente nosso corpo imperfeito, não podemos esperar isso dos outros. Isso não quer dizer que não vamos exercitar o corpo ou fazer *babyliss* no cabelo para uma festa, ou mesmo que não vamos aplicar botox se assim escolhermos. Significa que primeiro chegamos a um ponto de reconhecimento sincero do nosso ego e então fazemos as escolhas de acordo. Nós discernimos, pesamos e equilibramos, em vez de sermos vítimas robóticas da cultura ou da nossa insegurança.

Quando nos afastamos daquilo que a cultura estabeleceu, começamos a parar de ver as imperfeições e de chamar partes do nosso corpo de "defeituosas". E, se fizermos isso, imediatamente questionamos: Defeituosos de acordo com o quê? Percebemos que nossos julgamentos são falhos, decorrentes de falsos arquétipos, pois, se estes são falsos, então os julgamentos também devem ser. É bem possível, então, que não haja nenhum problema com o nosso corpo. Por meio desse questionamento constante das doutrinações automáticas, deixamos a objetificação e partimos para a inteireza.

A cocriação da objetificação

O que estou prestes a dizer vai ser um gatilho para algumas de vocês. Por quê? Estou pedindo às mulheres que assumam certa responsabilidade por sua infelicidade. Isso nunca é uma coisa confortável de se fazer, mas só quando nos apropriarmos, consciente ou inconscientemente, das maneiras pelas quais participamos de nossa realidade é que capacitaremos a nós mesmas, a nossas irmãs e a nossas filhas.

Pergunte a um casal qual dos dois compra mais roupas, mais produtos de beleza e leva mais tempo para se preparar para grandes eventos – provavelmente será a mulher. Uma das primeiras coisas que nos perguntamos quando nos preparamos para um evento é: O que vou vestir? Que sapatos vou usar com essa roupa?

Pergunte a qualquer mulher por que se veste daquele jeito e ela responderá de pronto: "Porque eu me sinto bem! Eu me visto para mim!". Embora isso seja verdade, não é toda a verdade. A outra parte da verdade é algo que não preferimos admitir: desejamos muito ser desejadas. Muito por nossa programação, mas também pelo fato de os machos nos caçarem e nos desejarem. Mesmo que digamos que não, buscamos esse desejo e inconscientemente adaptamos nossa existência em função dele. Podemos fingir que gostamos de nos enfeitar, de nos embelezar e nos maquiar porque isso nos deixa felizes, mas essa não é toda a verdade.

Como sei que é assim? Eu observo como agimos quando estamos sozinhas. Sem maquiagem, sem acessórios, peitos sem sutiã, a mesma camiseta velha, calça de moletom suja. Então, se quando sozinhas ficamos bem mesmo desse jeito, mas depois nos vestimos com esmero se precisamos sair, é ilógico dizer que não estamos fazendo isso em grande parte pelos outros. Nem mesmo nossos companheiros recebem o tratamento que estranhos recebem.

Toda vez que desafio minhas amigas e digo "Você adora receber elogios, não é?", elas se recusam a admitir, retrucando: "Eu não! Eu faço isso por mim". É difícil para nós admitir que podemos ter uma motivação subconsciente para nos embelezarmos. Na verdade, não há do que se envergonhar. De fato, como eu disse, faz parte da nossa programação querer se sentir desejada. Então por que não admitir? Por que ter vergonha disso?

Na verdade, eu diria que outra motivação subconsciente que temos é usar a beleza a nosso favor. Curvamos nossos corpos de certa maneira nas fotos, usando "nosso melhor lado". Colocamos uma perna na frente da outra quando estamos de pé para dar a aparência de serem mais longas. Retocamos o rosto com pó, usamos perfume e damos volume para o cabelo. Nós nos certificamos de dedicar alguns minutos a mais à nossa aparência para uma entrevista. Nós subconscientemente sabemos que temos essa "coisa" chamada beleza do nosso lado, e certamente damos nosso melhor para ter isso ao nosso favor. Novamente, não gostamos de admitir essas coisas, porque é uma faca de dois gumes. Parte de nós "usa" nossa beleza e outra parte abomina o fato de sentirmos necessidade de agir assim.

Esse é o primeiro ponto em que começa nossa coparticipação na objetificação que a cultura nos impõe. Embora isso seja um fardo, aderimos a ele, de um jeito ou de outro. A menos que a gente tome conhecimento disso, não vamos superá-la de forma consciente e nada vai mudar de verdade.

Em última análise, a verdade é que ninguém pode determinar nossa aparência ou nos dizer como nos sentimos sobre ela. Isso é algo que depende inteiramente de nós. Cada vez que nos olhamos no espelho e nos criticamos por não correspondermos a determinado padrão, estamos cocriando nossa objetificação e submissão. Poderíamos muito bem olhar no espelho e dizer: "Eu não dou a mínima para como os outros me veem ou à minha aparência. Eu sou quem sou e tenho a aparência que tenho, e acabou!".

Imagine as repercussões psicológicas que ocorreriam se adotássemos essa postura. Por um lado, sentiríamos uma dissolução imediata de todas as pressões e ansiedades nutridas pelo nosso desejo de nos encaixar nos padrões. De uma hora para outra, deixaríamos de lado o tormento psicológico pelo qual normalmente passamos na preparação de um evento ou quando acreditamos que não estamos com uma aparência condizente. Não só nossa ansiedade desapareceria como nossa autoestima aumentaria. Assumir com ousadia quem somos torna irrelevante a opinião da cultura e de outras pessoas.

Quando brotam os primeiros cabelos brancos de uma mulher, ela corre para tingi-los de modo a não ser considerada velha. Quando um homem fica grisalho, ele é considerado bonitão e cosmopolita. Se uma mulher tem uma barriguinha, ela é considerada pouco atraente, mas poucos notam quando se trata de um homem. Se ficar careca, uma mulher correrá para disfarçar a calvície com uma peruca ou um lenço. Se um homem ficar careca, está tudo bem. Se for a uma festa vestida de forma desinteressante, a mulher será julgada mil vezes. Se um homem fizer o mesmo, ele será desculpado: "Homens...". Nós, mulheres, temos nosso código, e os homens têm o deles.

Não nos importamos tanto se nossos filhos estiverem amarrotados ou se comerem um pãozinho a mais no café da manhã, mas não somos tão indiferentes com nossas meninas. Queremos que elas cuidem do peso e prestem atenção à aparência do cabelo e da pele. De maneiras sutis e nem tanto assim, passamos para a frente os mesmos padrões pelos quais fomos sufocadas, os quais são muito diferentes para homens e mulheres.

A primeira cobrança vem da nossa negação. Afirmar que lutamos por todo esse embelezamento extra "porque ele nos faz feliz" é negação. O embelezamento não nos faz felizes. Os elogios ou a sensação que temos quando os outros nos apreciam, sim. É uma grande diferença. Se admitíssemos que gostamos de elogios e atenção, faríamos um favor a nós mesmas. Veríamos como escolhemos sucumbir a essa necessidade, em vez de fingir que ela não existe.

Dominar-se traz empoderamento. O que há de errado em dizer: "Adoro elogios. Adoro que me digam que estou bonita. Eu amo que os outros vejam meu corpo e falem sobre ele"? Percebe o que eu quero dizer? Nós fazemos um jogo duplo. Usamos nossas roupas mais chamativas, mas depois reclamamos de toda a atenção que recebemos. Além disso, vale lembrar, se a atenção viesse de um desconhecido lindão como um ator de Hollywood, não nos importaríamos tanto quanto se fosse de um desconhecido comum andando na rua. Estamos plenas de ambiguidade nesse assunto.

A segunda cobrança decorre de nossa participação no aumento do nível de beleza. Quando nos submetemos a padrões insanos de beleza ao encher nossos corpos com implantes ou "melhorarmos" nossa imagem a ponto de ficarmos irreconhecíveis, somos cúmplices da perda de poder das mulheres. Ao buscar constantemente a última moda em estética, endossamos a ideia de que há sempre algo mais para consertar e melhorar, enviando essa mensagem para outras mulheres. Sem perceber, ajustando e consertando constantemente nosso corpo para adequá-lo ao padrão, continuamos aumentando o nível de beleza.

Ser vítima da última moda nos torna incapaz de acompanhar esse mercado. De novo, precisamos estar cientes de que estamos sendo vítimas. Ninguém está necessariamente nos obrigando a isso. Ao seguir a moda das celebridades, fazemos as pessoas ao nosso redor sentirem que também deveriam segui-la. Você sabe como é. Se três em cada dez mulheres se vestem bem, as outras sete acabam se sentindo desconfortáveis, porque parecem que acabaram de cair da cama. Quando três mulheres fazem implantes de nádegas, elas fazem as outras sete com bundas medianas parecerem exatamente isto: medianas. De repente, o que antes era visto como "normal" é agora considerado algo do que se envergonhar.

Ao colocarmos cílios postiços, é como se estabelecêssemos um ponto, elevando o nível de beleza e influenciando a cultura estética ao nosso redor. A mesma coisa é quando passamos batom vermelho, usamos sutiã com bojo e aplicamos filtros corretivos em nossas fotos de mídia social. Desses modos aparentemente inócuos, endossamos aquilo que a cultura diz ser atraente, mas agora podemos perceber que essas não são escolhas inofensivas. Elas podem ser tudo, menos isso. São escolhas letais, que cocriam a cultura da beleza que lamentamos diariamente.

Pense no simples ato de usar extensões de cabelo e perucas. Nós as usamos para dar aos outros a impressão de que nosso cabelo é mais brilhante, mais sedoso ou mais volumoso do que realmente é. Gostamos dos elogios que recebemos. A gente se sente bem. Se pelo menos a coisa parasse por aí... Agora, definimos um padrão para o cabelo mais alto do que se as mulheres estivessem com o cabelo ao natural. É um efeito dominó. Uma mulher vê a outra, que usa extensões de cabelo, e cobiça aquele visual. Ela percebe como essa mulher atrai atenção e elogios, e deseja isso para si. Quando vê, já está vasculhando a internet em busca de algo semelhante. O triste é que ela costumava gostar do próprio cabelo. Tinha aceitado ser quem era. Mas, vendo como outras mulheres mexem nos cabelos e como isso gera atenção positiva, agora, de repente, se sente insegura.

Tudo isso pode estar acontecendo em um nível subconsciente, mas é como as mulheres, sem querer, pavimentam o caminho da própria miséria. Mal percebemos que, sob o esforço constante de parecermos mais bonitas e nos sentirmos mais seguras e respeitadas, na verdade patrocinamos o patriarcado que cria esses padrões. É por isso que é tão fundamental despertarmos para nossa submissão e objetificação.

No fim das contas, autoaceitação é o que importa. Quando somos capazes de entrar nesse estado por conta própria, não degradamos nem exaltamos outras mulheres. Simplesmente apreciamos a beleza em cada uma – de todas as formas e idades. Reconhecemos nossa diversidade e nos permitimos diferir das normas que a cultura nos impõe. Quando nos sentimos "boas o suficiente", paramos de nos esforçar e de desejar sermos melhores que as melhores. A libertação emocional vem de sairmos das garras das imposições externas. Isso não poderia ser mais verdadeiro do que no caso de definir a beleza de acordo com nosso padrão e nossa visão.

18

As mentiras sobre ser boazinha

Seja boazinha, educada, gentil.
Seja doce, fique quieta, não se zangue.
Treinadas para sermos mudas, aprendemos a nos agrilhoar
Em uma camisa de força conformista.
Permitimos o roubo do nosso poder.

"É tão simples, mãe. É só uma palavra; três letras. N.Ã.O." Minha filha, Maia, estava me apresentando um tutorial rápido de como dizer não. Ela me disse: "Mãe, sabe o que você é? Um tapete bem grosso e macio, no qual todo mundo adora pisar!". É a sabedoria das crianças. Ela estava certa. Se tinha uma questão central na minha vida, meu maior calcanhar de aquiles, era minha incapacidade de dizer não.

Você sabe por que é tão difícil para mim dizer não? É simples. Fui criada para dizer sim. Fui criada para ser "boazinha", e garotas boazinhas dizem sim para tudo. Elas dizem sim mesmo quando na verdade queriam dizer não. Elas dizem sim, porque foram treinadas para se importar mais com os sentimentos dos outros do que com os próprios. Afinal, garotas gentis são boazinhas com todo mundo. Elas não dão barracos, criam comoção ou fazem drama. Eles são tranquilonas e bem simples.

Eu sei que minha criação não foi incomum. Sei que existem milhões de mulheres criadas para ser soldadinhas de brinquedo no exército de seus pais. Bons soldados seguem instruções, não fazem muitas perguntas, decerto não protestam a toda voz e obedecem prontamente. Quanto mais agimos assim, mais os outros ficam felizes conosco e recebemos a validação que fomos treinadas para desejar desesperadamente.

Se jogaram uma maldição sobre as mulheres, é a maldição de sermos boazinhas. Os meninos podem ser eles mesmos: turbulentos, espalhafatosos e barulhentos. E as meninas? Elas devem ser boazinhas. Isso significa simplesmente que devemos agradar aqueles ao nosso redor, permitindo que façam o que quiserem. Custe o que custar, devemos dar atenção aos sentimentos dos outros.

Reflita um minuto sobre essas ordens. Por um lado, dar atenção aos sentimentos dos outros é um ingrediente básico nas idas e vindas diárias de um relacionamento. Não queremos ser totalmente desagradáveis e rudes. Mas, por outro lado, essa é uma ordem impossível de se cumprir. Podemos realmente cuidar dos sentimentos dos outros? Isso só é possível se estivermos dispostas a matar qualquer individualidade dentro de nós, torcendo, retorcendo e contorcendo a nós mesmas para torná-los felizes. É um completo suicídio da alma.

Você sabe quanto tempo as mulheres perderam tentando se encaixar no papel da garota "boazinha"? Para que gostem da gente e nos chamem de meninas "doces" e "educadas"? Quantas vezes quisemos dizer não, mas a palavra ficava presa na garganta? Quantas vezes a gente evitou o conflito, paralisadas de medo do confronto? Quantos aumentos nunca pedimos aos nossos chefes? De quantos avanços sexuais não nos protegemos? Ou de quantos relacionamentos disfuncionais não saímos, tudo porque estávamos tentando ser "boazinhas"?

Pense em um marido que quer que sua esposa faça sexo com ele de certo modo ou com certa frequência. Se ela se recusar, ele fica chateado. Isso significa que ela não é boazinha? Ou considere a mãe que quer que sua filha ligue para ela todos os dias; caso contrário, fica mal. Quando a filha não faz isso, quer dizer que não se importa com a mãe? E aí tem aquela amiga que quer que você fique só com ela em uma festa, senão se sente toda insegura.

Qual é a fronteira entre ser boazinha com os outros e ser autêntica? Como podemos cuidar dos sentimentos dos outros sem trair a nós mesmas? Como podemos ser fiéis aos nossos sentimentos e limites enquanto também cuidamos dos outros?

São perguntas fundamentais que precisamos fazer se quisermos despertar para nosso verdadeiro eu, que anseia pela liberdade de ser autêntico. Para que essa liberdade seja concedida, temos que nos afastar da necessidade de ser "boazinha", fazendo uma afirmação de quem realmente somos, guiadas pelo imperativo de sermos autênticas.

Quando a feminilidade fica tóxica

Emudecida pela necessidade de ser boazinha e conciliadora, toda garota recebe o recado de que sua vontade, autonomia e voz não são tão importantes quanto as dos outros. Ela aprende a ceder, a obedecer e a se moldar de todas as formas, a depender do que os outros precisam. Rendendo-se com frequência diante dos outros, logo esquece que existe.

Quando Mandy veio fazer terapia, ela estava mais de cinquenta quilos acima do peso. Havia uma mulher deslumbrante sob ele. Mandy se descreveu como "a clássica empata codependente". Era como se a codependência fosse um vício sobre o qual não tinha controle; não era uma escolha feita de propósito. Casada com o mesmo homem há mais de trinta anos, sabia que ele a traía repetidamente. Mandy relatou sentir-se apática e sem paixão no casamento, mas optou por não terminá-lo. "Não sei por que eu não termino", admitiu, "eu simplesmente não me mexo." Emocionalmente paralisada, afirmou que não podia ir embora. Seu papel na família era cuidar das pessoas ao seu redor e atender às necessidades delas. Largar o marido parecia um sacrilégio.

Apesar do peso, Mandy era uma pessoa invisível para si própria. Ela brincou: "Sei que não pareço invisível, mas sou". Em seu desejo de ser uma esposa e mãe amorosa, sacrificou por completo sua identidade. Mandy me olhou com perplexidade quando expliquei como ela tinha desenvolvido uma feminilidade tóxica. Todos nós já ouvimos falar de masculinidade tóxica, mas "feminilidade tóxica"?

Quando uma mulher está firmemente enraizada na dimensão feminina, está em contato com seus sentimentos e com sua capacidade de abertura, sendo capaz de receber e nutrir, conectar e compartilhar com facilidade e graça. Ela é infinitamente flexível, cooperativa, comunicadora e construtora de comunidades, ficando à vontade tanto com jovens quanto com velhos, com os fracos ou com os fortes. O princípio feminino é vivificante, defensor da vida; vibra com uma energia desperta de interdependência e uma tolerância reverente à diversidade. É o nosso caminho natural, o nosso caminho de doação.

Mas, então, o que é feminilidade tóxica? É o princípio feminino em sua forma mais extrema. Geralmente, começa quando uma jovem tem uma criação muito inconsciente, na qual aprendeu que o instinto de ficar em silêncio é uma estratégia inteligente de sobrevivência. Trata-se de uma ocorrência típica de quando a jovem cresce com pais:

* Controladores e superprotetores.
* Que sofrem com os próprios traumas.
* Negligentes e/ou agressivamente ameaçadores.

Nesse caso, eles estão mais preocupados consigo do que com a autoexpressão da menina. Não há espaço emocional o bastante para ela voar livremente.

Uma criança precisa de um lar infinitamente flexível para que seu temperamento particular floresça. Quando o ambiente em que vivem está repleto com a inconsciência de uma geração mais velha, as crianças são manipuladas para se encaixarem no sistema. Em vez de o sistema se transformar para acomodar as necessidades particulares das crianças, ele exige que elas desistam de si para se encaixarem nele. Se os pais estão enredados com os próprios apegos, seja com seus sistemas de crenças, seja com suas feridas de infância, as crianças se sentem como se fossem parte daquela estrutura, desaparecendo para se encaixar; caso contrário, a casa cai.

As crianças, especialmente as sensíveis, sentem a fragilidade emocional dos pais e do lar. Elas imediatamente partem para o resgate, fazendo sua parte para remendar as coisas da melhor maneira possível. Em vez de usarem sua energia para desenvolver sua mente e suas crenças, gastam todos os recursos tentando controlar uma situação incontrolável.

Uma menina que cresce em um lar assim detecta desde cedo como todos são frágeis, percebendo que sua voz, seus sentimentos e seus medos vão pesar demais nas costas dos outros. E aí, o que ela faz? Reprime os sentimentos. Em vez de se sintonizar consigo, se torna uma mestre em ler a energia das outras pessoas. Sua sobrevivência é baseada nessa capacidade de ler os outros. Dessa forma, seu foco é apenas evitar conflitos e permitir que outros passem por cima de sua vontade. É uma quase morte. Ela se torna tão passiva e dependente que deixa de exercitar sua liberdade de espírito. Tem tanto medo de assumir a própria direção e poder que não amadurece, permanecendo infantil. As poderosas qualidades do feminino se extremam, acabando como uma perversão. É assim que a feminilidade tóxica aproveita o modelo original da mulher e o quebra, de modo a não se parecer com nada do que deveria ser.

Quando rastreei a situação de Mandy da atualidade até a infância, os nós do trauma se tornaram mais aparentes. Mandy perdeu duas irmãs mais velhas e a mãe em um incêndio em casa. Ela estava no jardim de infância quando isso aconteceu. Depois, viveu com o pai, que se tornou um alcoólatra agressivo. Mandy teve muitas babás, que entravam e saíam da vida dela, mas nenhuma a quem realmente recorrer na hora da dor. Desde o segundo ano, na maioria das noites assistia a seu pai desmaiar de bêbado. Ela se lembra de acordar e cuidar sozinha da sua lição de casa. Mandy aprendeu cedo que não havia espaço para ela existir. Psicologicamente, imaginava a si própria como tendo morrido com as irmãs e a mãe naquele incêndio. Agora, era apenas uma relíquia viva daqueles tempos.

Mandy cresceu viciada em comida. Ela já era obesa aos 7 anos e nunca conseguiu perder peso. "Eu uso a comida para abafar meus sentimentos", admitiu. "O ato de mastigar me acalma. É meu único conforto. Acho que, como quando criança não tinha ninguém para me ajudar com meus sentimentos, então comida e TV eram tudo que eu tinha. Não parei de comer ou de me entorpecer com a TV desde então."

Mandy quase se perdeu para sempre. Mas se perguntássemos para a família ou amigos dela sobre seus traumas, aposto que não conheceriam essa parte dela. Na verdade, ficariam chocados. Poderiam dizer algo como: "Mas ela é sempre tão feliz e descontraída. Nunca fica chateada ou com raiva!".

Isso é o que faz a clássica garota "boazinha", tão desconectada da sua autêntica voz interior que simplesmente segue o que os outros lhe dizem para fazer. Isso é muito mais fácil de fazer do que o trabalho interior necessário para se tornar integral. Quanto mais boazinha for, mais recebe validação e elogios. Isso, por sua vez, valida ainda mais seu silêncio.

Nosso modelo original de cuidado e amor é destruído por completo, sendo colocado em seu lugar um substituto tóxico. Aqui estão algumas das maneiras pelas quais isso acontece:

* A adaptabilidade se transforma em inautenticidade.
* A cooperação se transforma em servilismo.
* A sensibilidade se transforma em fragilidade.
* A conectividade se transforma em dependência.
* A paciência se transforma em paralisia.
* A harmonia se transforma em aversão ao conflito.

A feminilidade tóxica pode tudo, menos aniquilar o eu. Ela tem tanta influência sobre nossa alma autêntica que nos coloca sob uma névoa completa. Faz tanto tempo que não sentimos nosso poder que nem nos lembramos do nosso verdadeiro eu. Quando percebemos que trocamos ser autêntica por ser boazinha, primeiro ficamos desorientadas. Por muito tempo, só soubemos ser assim: boazinhas. É um choque entender como a necessidade de ser legal minou nossa autenticidade.

Quando Mandy começou a despertar, percebeu que ser gentil não servia só para evitar conflitos mas também a transparência no próprio ser. Ela estava, de fato, vivendo uma mentira. Isso é o que acontece quando direcionamos nossa vida para focar os relacionamentos externos. Ao atender constantemente aos humores e às necessidades dos outros, paramos de prestar atenção aos nossos. Dessa forma, evitamos a luta gerada pela descoberta de nossos sentimentos autênticos. Ao nos desviarmos dessa luta interior, pensamos estar em paz e em equilíbrio. Isso não poderia estar mais longe da verdade. Na verdade, estamos bastante fora de controle. É por isso que garotas "boazinhas" geralmente têm problemas de dependência. Embora tipicamente vício em comida, ele pode ser em qualquer coisa: de álcool a opioides, analgésicos prescritos, vício em trabalho – basicamente qualquer coisa que lhes permita sufocar sua voz interior e reprimir sua verdade. A única maneira de compensar essa negação total de nossa voz autêntica é confiar demais em outra coisa. Criamos um sistema de substitutos falsos e muitas vezes letais, que, em algum momento, devora até o último fragmento de quem somos.

Para que as mulheres atingidas pela maldição de ser "boazinhas" despertem, é preciso que incutam na psique uma força recém-descoberta. Para se lançarem no empoderamento ativo, devem injetar doses saudáveis de masculinidade. Somente quando forem capazes de equilibrar suas psiques com a energia masculina é que transcenderão seu sofrimento.

O poder da masculinidade

Quando vivemos de forma inautêntica, nosso relacionamento com o mundo é falso. Como seria diferente? Se mentimos para nós mesmas, mentimos para os outros. Portanto, a *persona* que enxergam em nós é uma ilusão. Assim como não sabemos quem somos, os outros também não nos conhecem. Eles se relacionam com alguém que sequer existe – um relacionamento com nosso ego. Se estamos sob o nosso ego, em um estado de inautenticidade ao lidar com os outros, o mesmo vale para eles. É assim que a falta de consciência de alguém mantém as outras pessoas presas sob o mesmo medo e a mesma desonestidade. Adentrar a verdadeira intimidade requer, antes de tudo, uma intimidade sincera e verdadeira consigo.

Quando renegamos nossa voz, na verdade permitimos que as outras pessoas – e os homens, em particular – se comportem muito mal. Nós adestramos nossos companheiros e filhos a ficarem insensíveis às nossas necessidades e desejos. Mal percebemos que, ao *não* falar por nós mesmas, na verdade não estamos protegendo a alma de ninguém, apenas seu ego. Mais do que isso, estamos protegendo nossos padrões passados de servilismo.

Não estamos sendo amorosas quando "cuidamos" dos outros, atropelando a capacidade deles de enfrentar o desafio de se tornarem humanos melhores. Você leu bem. Não estamos amando. Na verdade, estamos sendo completamente egoístas. Somos ladras roubando dos outros o direito de confrontar essa verdade. Não respeitamos o potencial dos outros quando nos curvamos a todas as suas necessidades. Ao tratá-los como se não pudessem lidar com nossa verdade autêntica, ou com o fim de sua dependência, na verdade comunicamos nosso desrespeito por eles. Não acreditamos que eles possam dar conta dessas realidades. Ao não os desafiar, nós os mantemos infantilizados e paralisados.

Pergunte a qualquer mulher se ela teve dificuldade para impor limites. Garanto que a maioria vai dizer que sim. Para muitas de nós, é difícil dizer não, especialmente se isso acarreta conflito e discordância. Ficamos mal com o conflito. Ele pode nos deixar doentes, de tão aterrorizadas que nos sentimos. O trauma de crescer com pais inconscientes, que não conseguiam regular ou processar os próprios sentimentos intensos, deixou uma cicatriz tão profunda na gente que agora fugimos ao menor sinal de intensidade emocional.

Ficamos assim, tão condicionadas a evitar qualquer tipo de conflito, porque os associamos à raiva, que, bem como outras emoções intensas, nos marcou tanto quando crianças, que aprendemos a evitá-la a todo custo. Estar ao alcance da raiva, seja a nossa ou a de outra pessoa, é muitas vezes paralisante, porque isso vai contra a essência da "boazinha". Fomos treinadas para nos esquivar da raiva agradando o outro. Como resultado, a gente a aniquila e reprime até que se transforme em apatia, indiferença e depressão. Quando negamos uma emoção humana básica como a raiva, nossa contextura interna se altera. Começamos a nos desligar, a nos contrair e a murchar.

O que a gente não percebe ao reprimir nossa raiva é que destruímos o direito vital de reivindicarmos nossos limites e de sermos donas do nosso espaço. Em resumo, quando temos medo da raiva, declaramos ter medo do nosso poder. Dessa forma modesta, mas profunda, permitimos que nosso espaço e corpo sejam violados.

A raiva é um mensageiro poderoso que nos alerta para quando algo está errado e precisa ser corrigido. A chave para isso é responder, e não reagir. A raiva tem um lugar em nossa vida, mas precisamos entender como aproveitar com sabedoria seu poder, considerando como *usar* nossa cabeça em vez de *perdê-la*.

A raiva é uma resposta natural a este mundo antinatural em que vivemos. Com tanto ultraje e indignidade sendo infligidos à humanidade, como poderíamos não sentir raiva? A chave não é resistir a esse sentimento, mas, em vez disso, canalizá-lo para uma ação construtiva. A raiva nos estimula a agir. Quando permitimos que esse combustível seja utilizado, ele pode criar uma mudança concreta em nossa vida.

Precisamos criar um novo relacionamento com a nossa raiva. Ao assumir e reivindicar seu poder, nossas mulheres se afastam de sua suave energia feminina para exercer uma energia masculina, mais forte e dominante. Nós fomos condicionadas a pensar que ser masculina é ruim, mas isso não é verdade. A energia masculina, especialmente para garotas "boazinhas", é um elemento necessário para se erguerem, altivas e fortes, desde o centro de seus sentimentos.

Uma masculinidade saudável entende o poder do não e o usa sempre que necessário. Mulheres que integram o feminino com o masculino são capazes de permanecer, poderosas, na energia do "não" sem comprometerem a si mesmas, usando esse poder para conter os homens, impedindo-os de exercer a masculinidade tóxica. Além disso, nunca se permitem ser manipuladas, exploradas, dominadas, controladas ou tiranizadas. Homens incapazes de lidar com seu poder não são do tipo iluminado, aquele que elas precisa do lado delas. Quanto mais perceberem isso, mais os relacionamentos tóxicos em sua vida desaparecerão.

Ambos os nossos lados – o feminino e o masculino – são aspectos fundamentais do eu que precisam florescer. Tradicionalmente, somos desprezadas se formos mais masculinas, sendo rotuladas de "machonas", enquanto os homens são rotulados de "maricas" se forem mais femininos. Graças ao movimento #MeToo, tem surgido uma nova forma de se relacionar. Temos agora mais liberdade de exercer o nosso lado masculino, conforme os homens também reivindicam seu lado feminino.

Masculinidade saudável não tem nada a ver com dominação de uma pessoa sobre a outra; na verdade, acarreta um alinhamento assertivo com o próprio direito de se desenvolver. Conforme integramos nosso lado masculino, começamos a valorizar quem somos sem ser uma versão diluída de nós mesmas. Abraçamos nossos sonhos com ousadia, sem pedir licença, e perseguimos nosso destino com audácia.

Abraçar nossa energia masculina não tem a ver com abandonar nossa gentileza, nossa empatia, nossa sensibilidade ou nossa capacidade de nos doar. Isso é o que faz da gente mulheres. Queremos manter nossa essência, nosso coração e nossa compaixão, sentindo, chorando e nos doando. Nosso amor pela comunidade e pela interdependência é fundamental.

Criando coletivamente um novo mundo

Quando despertamos, damos aos homens uma chance de também fazer o mesmo. Se a gente permite que fiquem impunes a comportamentos abusivos, violentos e predatórios, falhamos com eles e com nossos filhos. Quando nos recusamos a permitir que continuem trilhando seus caminhos tirânicos, percebem que não podem mais se safar de comportamentos tóxicos. Como mães, irmãs e filhas, temos o poder de interromper o movimento da masculinidade tóxica.

As características da masculinidade tóxica não são exclusividade dos homens. Muitas de nós também podem demonstrá-las, coisa que precisa ser reconhecida. Diversas mulheres em relacionamentos lésbicos passam por isso com suas companheiras, embora elas sejam mulheres. Existem inúmeras razões para desenvolver uma masculinidade tóxica, desde as tendências inatas das pessoas até condicionamento na infância e doutrinação cultural. Não importa onde ou como ela surja, a masculinidade tóxica deve ser reconhecida e sofrer resistência, e o mesmo vale para a feminilidade tóxica.

O caminho a seguir é o do levante de um coletivo de mulheres despertas. Quando nos unirmos, impediremos que homens inconscientes sejam os próprios (e piores) inimigos. Vamos intensificar esse coletivo, criando uma barragem contra a toxicidade que já existe. Estando confiantes em nós mesmas, e não hesitantes, concessivas e evasivas, ensinamos aos homens inconscientes a respeitar nossa vasta inteligência e nosso potencial de liderança. Eles podem resistir, mas, no fim das contas, a revolta valerá a pena.

A primeira coisa que precisa acontecer é a restrição da inconsciência desenfreada e da violência que os homens, principalmente os brancos, praticam como grupo. Embora eles devam responsabilizar seus irmãos por suas ações, isso é igualmente responsabilidade daquelas de nós que foram oprimidas, que fazem a hierarquia enfraquecer quando se fortalecem. O domínio à custa da submissão dos outros nunca é um verdadeiro poder, mas um sinal de covardia oculta.

Em um nível profundo de intuição, os homens possivelmente sabem que perderam a mão, notando que nossos filhos estão ansiosos e que só cresce a separação criada por instituições divisoras. Se as mulheres parassem de competir umas com as outras e, em vez disso, crescessem juntas, como um coletivo, poderíamos virar o mundo do avesso. A chave está em nossa ascensão coletiva. Quando nos levantarmos em apoio umas às outras e contra o patriarcado, seremos capazes de colocar os homens em seu devido lugar: ao nosso lado, e não à nossa frente.

O poder de unir o planeta pertence às mulheres, conectoras intuitivas por natureza. O princípio feminino sabe criar e fazer florescer intuitivamente, permitindo que a mãe que existe na maioria de nós cresça, se liberte e se entregue. Dessa forma, espelhamos profunda e perfeitamente a Mãe Terra – vivificante, regeneradora e restauradora.

Por possuir um coração maternal, a mulher tem uma reverência inata pela vida, protegendo-a intuitivamente. Ela pode não ter a força física de um homem, mas supera suas limitações com a expansividade do coração e da mente, exalando uma sabedoria e uma compaixão que pulsam com o mesmo ritmo emocional da Terra. Quando equilibra esse incrível coração amoroso com uma masculinidade poderosa, não apenas cria vida como também destrói qualquer coisa que impeça a vida de florescer. Sua masculinidade permite expandir o cuidado, de modo a incluir limites protetores. Ela ama, mas não tem medo de frustrar aqueles que destilam ódio tóxico.

Quando nos erguermos a partir do nosso poder individual e nos unirmos a todas as nossas irmãs vivificadas, projetaremos um novo amanhã, em que não haverá hierarquia, mas, em vez disso, um círculo de irmãs e irmãos que conhecem seu lugar no *continuum* da vida. Cada um estará ciente de seu poder único e respeitará a contribuição que o outro dá ao todo global.

Temos um mundo e somos uma espécie. Em última análise, somos um ser pulsante, interconectado e interdependente. O que afeta um afeta a todos. Separações baseadas em religião, cor, educação, renda, *status* e beleza são uma ilusão. As despertas sabem disso. Agora é a vez delas de falar e ser ouvidas.

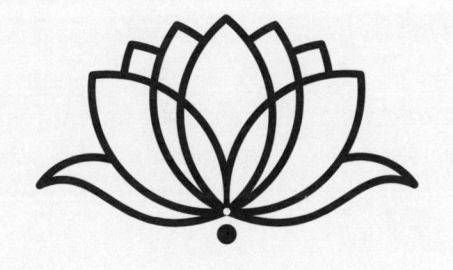

Parte cinco

Despertando da Matrix

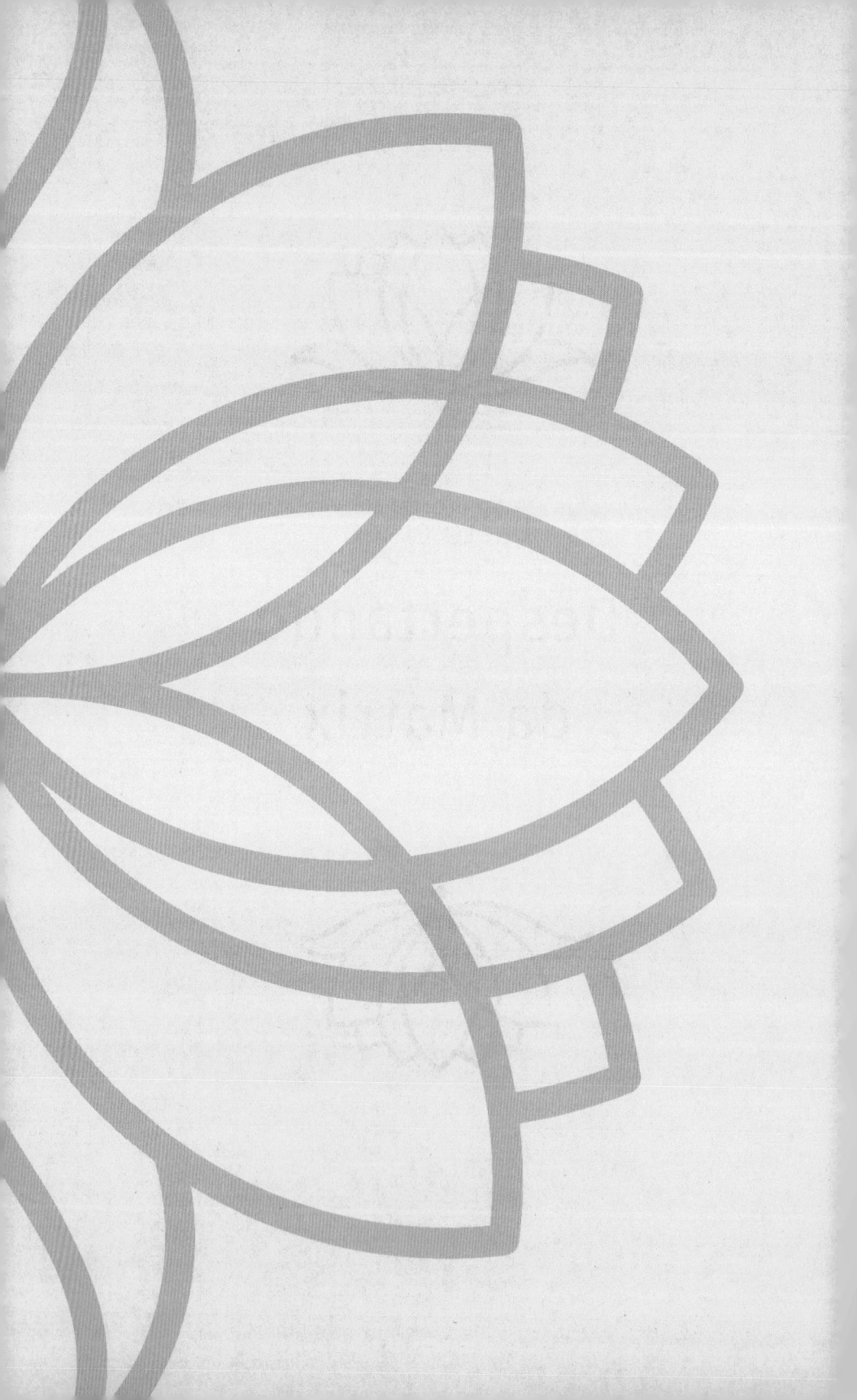

19

Abraçando limites sem temor

Ela finalmente tirou de seus olhos o véu de teias de aranha
E destruiu os escombros geracionais, obstáculos em seu caminho.
E saiu das sombras dos medos paternos.
E adentrou o brilhante amanhecer de seu amanhã.
Trepidante no início; depois corajosa e generosamente.

À nossa maneira, somos todas viciadas. Viciadas por apego, seja pelos papéis que desempenhamos, por nossos relacionamentos, padrões emocionais, posses ou crenças. Como alcoólatras, nós também somos totalmente escravizadas por esses apegos. Peça a uma pessoa religiosa que deixe de lado seu apego e você verá a resistência. Da mesma forma, peça a qualquer um que desista de seu ponto de vista em algum conflito e você verá o grau de apego que ele mantém. Temos sido escravizadas por nossos apegos há tanto tempo que nem percebemos seu domínio sobre nós.

O primeiro passo para nos livrarmos de nossas fachadas é perceber que passamos a maior parte da vida no modo de sobrevivência. Enquanto nossos apegos nos dominarem, estaremos presas a eles. A armadilha é tão poderosa que não nos damos conta por completo de seu poder sobre nós. Reagimos contra eles a todo momento, sem nem perceber que estamos fazendo isso. Robóticas, feito zumbis, repetimos e repetimos os mesmos padrões.

Como se libertar e tomar posse de uma nova forma de existir? Como as mulheres, em especial, podem adentrar um novo território emocional e mudar sua individualidade, do servilismo ao poder? O que significa viver em um corpo feminino? O que quer dizer estarmos conectadas e engajadas com nossa liderança, poder e governo? Permitimos ignorar nossa verdade interior por tanto tempo que parece estranho e arriscado segui-la, mas é exatamente isso que precisamos fazer se quisermos abraçar de verdade nosso poder.

Sair do modo de sobrevivência para o modo desperto requer coragem para que a gente se atreva a fazer a mudança do foco externo para o interno. Isso significa que precisamos despertar para o nosso conhecimento interior. É preciso prática.

Sempre que confrontamos uma realidade externa, em vez de, como de costume, sermos atraídas para ela, fazemos algo radical: paramos e nos voltamos para dentro. Em vez de reagirmos cegamente de acordo com padrões condicionados, perguntamos: Por que estou reagindo dessa maneira? O que realmente sinto neste momento e como posso expressar essa verdade interior? Por meio desse despertar interior, começamos a cultivar nossa voz autêntica, que, quando soa cada vez mais perceptível, faz a gente assumir a direção da nossa realidade. Por fim inauguramos um novo tipo de poder – um poder ciente de que, não importa o que aconteça no mundo externo, existem infinitas maneiras de dar uma resposta. Essas escolhas nos liberam e nos libertam para criar novos caminhos e destinos.

A maior providência que tomei, uma que mudou minhas interações cotidianas, foi aprender a fazer uma pausa e ouvir meu eu interior. Eu fiz disso uma prática. Quando comecei a despertar, percebendo o quanto era movida por forças externas, soube que não podia mais confiar em meus padrões. Eu precisava transformá-los. A única maneira de fazer isso era colocar um novo padrão em seu lugar; então fiz da meditação uma prática diária.

Por meio da meditação, aprendi a levar minha consciência para dentro, pensando antes de falar e verificando como eu me sentia. Isso se tornou uma segunda natureza – tanto que agora, se estou desalinhada com meu eu interior, ouço na hora um alarme tocando. Sinto que entro em um estado de pânico, que me diz que algo está errado, e percebo que, ao desempenhar um papel que não está alinhado com o meu verdadeiro, caio em um antigo padrão. Cada vez que entro num estado de falta, escassez e medo, sinto meu corpo inteiro ficar tenso. Agora sei que isso são sinais de velhos padrões em ação. Se antes eu teria sucumbido ao desejo de reagir a partir desses padrões, agora posso fazer uma pausa e dizer a mim mesma: "Ah, aqui está aquele padrão, mais uma vez", observando-o com meu olhar interior. Não ser governada por nossos velhos padrões emocionais é, por si só, a maior libertação que podemos nos dar.

Susie, uma cliente minha, me vem à mente. Ela ainda se lembra da primeira vez em que, durante um conflito, não reagiu da maneira típica. Em terapia comigo havia mais de um ano, aquela foi a primeira vez em que havia mudado de padrão. Foi em um conflito com sua namorada de muitos anos. Durante um desentendimento, as coisas pegaram fogo e sua namorada fez várias acusações contra ela. Normalmente, Susie teria reagido de forma igualmente agressiva; no entanto, pela primeira vez, fez outra escolha: ficou em silêncio. Não disse uma palavra. "Finalmente entendi, Dra. Shefali! Finalmente entendi o que você tem me falado sobre minha autoestima! Ela não depende de ninguém além de mim!". Susie ficou exultante com o primeiro gosto de sua autoria interior, realmente um momento de epifania.

Foi um avanço para Susie – seu primeiro vislumbre da liberdade. Ela foi capaz de se libertar da validação dos outros, apoiando-se na própria, e rapidamente começou a fazer mudanças em outras áreas da vida. Finalmente, tinha vestido a própria pele. Esse é o poder que cada uma de nós tem de romper com velhos padrões, criando para nós mesmas novos caminhos.

Estou ciente de que tudo isso pode parecer assustador. Em alguns níveis, não há outro jeito, porque aprender qualquer nova habilidade requer prática e consciência. É um esforço para toda a vida, com certeza. Ao chegar a esta página, você já está dando os pequenos passos necessários em direção ao seu eu florescente. Os próximos capítulos continuarão a iluminar o caminho à frente.

À medida que começamos a nos avaliar mais vezes, sem reagir cegamente ao mundo externo, exploramos mais o silêncio.

Aquele que conhecemos no passado veio da submissão e da vergonha; agora, uma nova forma dele surge em nossa vida: o que vem com o despertar. Esse novo silêncio pede para nos ancorarmos em nosso poder interior. Nasce de um sábio discernimento, não do medo de perder o amor dos outros. Esses dois tipos de silêncio marcam a diferença entre nosso despertar e nossa sonolência.

Quando paramos para escutar nossa voz interior, criamos para a gente um novo território, em que o exterior começa a se combinar ao interior. Em vez de permitirmos que o exterior nos governe, agora colocamos nosso eu interior na frente e ao centro. É a ele quem primeiro buscamos conselho, a quem obedecemos. Nós o escutamos como se fosse a coisa mais importante deste mundo, porque de fato é. Se considerarmos nosso eu interior válido e digno, só nos inclinaremos na direção de situações que ressoem com nossa essência. Tudo o que não ressoa aos poucos desaparece. Não toleramos mais ambientes que destroem nosso eu interior. Dessa forma, nossa contextura externa começa a mudar.

Manter-se digna de validação e respeito muda os fundamentos da vida. Assumir o primeiro lugar na existência não é uma atitude a ser tomada com arrogância, mas com humildade, pois por fim é possível perceber o seguinte: só um eu que se ama em primeiro lugar pode realmente oferecer um abraço amoroso a todos.

A sabedoria do discernimento

Uma grande parte do respeito próprio está relacionada a discernimento. Se houve uma lição que me passou batida, foi discernir quando se trata de pessoas e situações. Tudo o que aprendi foi ser boazinha, gentil e amorosa. Ninguém me ensinou a discernir. Se ao menos alguém tivesse me mostrado que, não importa a preciosidade de um coração amoroso, ele será atropelado se não houver nele discernimento...

Exercer discernimento é estabelecer limites, mas isso é um processo que tem início muito antes de qualquer limite ser criado. Começa com a nossa compreensão do conceito de "quociente de consciência". O discernimento é a capacidade de compreender o nosso quociente de consciência e o dos outros.

Um dos elementos fundamentais de autoconsciência que me faltavam quando jovem era o de como é diferente o nível de consciência de cada pessoa. Presumi que, só por sermos todos receptivos e, de um jeito ou de outro, inteligentes, tínhamos um nível semelhante de consciência. Ah, como eu estava errada! Levei pelo menos toda a casa dos 30 anos para perceber isso. Não é verdade que o coração de todos está aberto em plenitude, nem que todos os indivíduos são amorosos e compassivos. O elemento crucial é o quociente de consciência da pessoa.

Em poucas palavras, ele mede quanta autoconsciência alguém tem. A autoconsciência é o fator-chave no despertar do ser humano. Se uma pessoa não é autoconsciente, não se pode esperar que tenha um relacionamento íntimo. Essa autoconsciência não surge do nada. É algo que cultivamos diariamente, um reflexo do tanto de trabalho interior que fazemos.

Com o tempo, percebi que empatia, compaixão, ativismo e interconectividade não são qualidades universais, mas exclusivas para aqueles com certo nível de consciência. É preciso inteligência, disposição e um alto grau de integração emocional para ter essas qualidades. Se a pessoa não quiser buscá-las, não terá um alto quociente de consciência.

Discernimento é a capacidade de identificar quocientes de consciência – o nosso e o de quem está ao nosso redor. Não há uma métrica objetiva, mas ele basicamente investiga o nível de autoconsciência de alguém. Assim que entendemos isso, não esperamos mais que os outros se comportem de determinada maneira só porque é algo que desejamos. Agora entendemos que eles podem simplesmente não ser capazes. Se o quociente de consciência deles é baixo, como podemos esperar que tenham a consciência que esperamos?

Apesar de muitas de nós ter crescido do ponto de vista da idade, nossos quocientes emocionais e de consciência continuam bastante baixos. A maioria de nós parece ser adulta, mas na verdade somos bebês andantes e falantes, fazendo uma birra depois da outra. Embora desanimador em algum nível, notar isso sobre nós mesmas e nossos entes queridos também pode ser libertador. O ato de perceber que estávamos esperando que os outros se comportassem como adultos, quando, na verdade, são umas criançonas por dentro, remove um pouco da personalização e da dor que sentimos. Ver os componentes infantis dentro de nós pode permitir que os admitamos, criando compaixão por nós e pelos outros. Dessa forma, muito desse sofrimento desnecessário pode ser mitigado.

Eu me lembro de uma história tradicional budista. Um monge que passeava com um aprendiz foi abordado por um mendigo, que lhe pediu dinheiro. Ele, então, imediatamente deu a esmola, sendo elogiado pelo aprendiz por sua compaixão e generosidade. No dia seguinte, outro mendigo se aproximou dele, também pedindo dinheiro, mas ouviu que era para parar de ser preguiçoso e encontrar um emprego. O aprendiz ficou intrigado e perguntou por que tratou o segundo mendigo de maneira diferente. O monge explicou que intuiu que o primeiro estava realmente precisando, enquanto o segundo pedia por preguiça. É a esse tipo de discernimento que me refiro.

Como nem todos estão no mesmo nível de consciência, não é prudente agir da mesma maneira com todo mundo. Cada pessoa exige uma resposta diferente, assim como os pais respondem de formas diferentes a cada um de seus filhos. Cada criança tem um temperamento, exigindo uma resposta exclusiva. Uma abordagem única nunca é sábia. O mesmo vale para os relacionamentos.

Discernimento é diferente de julgamento. Tipicamente, julgamento é uma crença mental de que os outros são inferiores e que deveriam ser diferentes de quem são; é o flagelo da humanidade, pois leva a guerra, violência e morte. É a base da supremacia branca e de todos os tipos de mal causados quando os seres humanos acreditam que somente o caminho deles é o correto. Baseada na divisão e no medo, a ação do julgamento busca dividir e conquistar.

O discernimento não procura dominar os outros. Ele simplesmente busca uma compreensão mais profunda do caráter emocional e espiritual deles, reconhecendo e respeitando que cada pessoa está na própria jornada. Não busca, portanto, mudar os outros, mas nos pede para escolher se continuaremos uma interação. Se optarmos por nos afastar, será com liberdade e alegria, não com rancor ou ressentimento.

Com discernimento, percebemos nosso poder de cocriar a vida, e não permitimos a ninguém que entre nela e nos influencie. Protegemos nosso território interior com ferocidade, com o zelo de uma leoa resguardando seus filhotes. Deixamos de ser receptoras passivas e passamos a um engajamento ativo. Nós examinamos, arrancamos, extraímos, coletamos e selecionamos criteriosamente com quem gastamos nossa energia. Isso é ser realista, não se trata de fazer julgamento. Pessoas e projetos precisam ser aprovados, alcançando a nota máxima que estabelecemos para as amizades. Nosso respeito próprio e nossa autoestima nos impedem de conceder acesso ao nosso terreno interior a qualquer um que não compartilhe uma consciência semelhante à nossa. Já estão distantes os dias de plácida concordância e complacência. Nossas experiências agora criam uma correspondência consciente com a forma como desejamos nos sentir.

Isso significa nos tornar arquitetas conscientes da nossa vida. Deixamos de ser espectadoras desvalidas, passando a arquitetas que selecionam meticulosamente os tijolos e a argamassa corretos para criar as fundações de nossa existência. Isso não quer dizer que a gente não estará sujeita a errar, mas que estaremos cientes de que os erros foram cometidos sob a melhor consciência que tínhamos à disposição naquele momento. Não há arrependimentos, apenas oportunidades de crescimento.

Tornar-se a mais forte defensora de si mesma não é algo fácil para as mulheres. Há muito tempo somos forçadas a acreditar que não somos boas, fortes ou dignas o suficiente. Fomos treinadas para precisar que os outros nos defendam. Nós nos sentimos muito confortáveis como passageiras da própria vida.

Parte cinco - Despertando da Matrix

Quando comecei a valorizar mais a mim do que aos outros, toda a minha vida mudou. Sei que parece extremamente egocêntrico falar nesses termos hiperfocados, mas na verdade é o oposto. O cuidado que eu estava dispensando aos outros antes de despertar vinha de um lugar de medo, hesitação e evasão. Não se baseava em abundância e generosidade genuínas. Originava-se de um estado interno de dependência, necessidade e carência. Eu não percebia que estava desempenhando o *papel* de doadora em vez de me doar genuinamente.

Quando comecei a despertar, enxergando os muitos papéis que desempenhava e as máscaras que usava, entendi que me doar era coisa que partia de um vazio interior. Estava saindo do meu ego, como uma estratégia para obter validação e aprovação dos outros. Ao quebrar esse padrão e a me doar aos outros apenas por alegria, em vez de obrigação ou medo, tudo começou a mudar. Sim, perdi muitos relacionamentos. No começo foi assustador, mas logo compreendi que eram baseados nos medos do meu falso eu, em oposição ao poder do meu verdadeiro eu.

Após meu despertar, passei muito tempo desfazendo minhas máscaras; com elas, meus relacionamentos falsos. Para mim, foi muito difícil criar limites e respeitar minha voz. Por meio de um alinhamento interno diário, fui aos poucos capaz de me afastar de relacionamentos que eram falsos. Comecei a farejá-los a um quilômetro de distância e pude evitar que se enraizassem em minha psique. Meu desejo de nunca me envolver superou minha vontade de fazer amizade. Se um relacionamento não se alinhava com a minha verdade, eu optava por ficar sozinha.

Quando chegamos a esse ponto de inegociabilidade, decidindo que nunca e nem por nada desistiremos de nossa verdade, alinhamos nosso mundo externo com nosso mundo interno. É quase como se exalássemos um cheiro captado pelos outros. Aqueles que não conseguem lidar com nossas verdades naturalmente ficam de longe. Apenas dão as caras os que estão no mesmo caminho. Só de tomar a decisão de fincar os pés em nosso valor o trabalho já está feito.

Assim que estabelecemos a intenção de respeitar nosso valor e nossa voz interior, colocamos a seguinte pergunta à frente de tudo o mais: Isso combina com como desejo me sentir? Vislumbramos uma imagem clara de quem desejamos ser e como queremos nos sentir. Nós nos afastamos de situações que não estão relacionadas a essa intenção, movendo-nos alegremente em direção àquelas que correspondem.

Agindo a partir de um lugar de abundância e sincronia interna, não há mais urgência ou escassez que nos faça agarrar a primeira oportunidade que apareça em nosso caminho. Esperamos, desaceleramos e permitimos que a situação se revele. Percebemos o cheiro, o toque e o som das pessoas e as situações, querendo que elas mostrem a cara antes de comprometermos nosso coração e nossa mente. Dessa forma, criamos o espaço para que ocorra um alinhamento total antes de firmarmos uma união com os outros.

A arte das fronteiras sagradas

Estabelecer limites em meus relacionamentos íntimos, dizer não para aqueles que talvez dependessem de mim e fugir de dinâmicas tóxicas são algumas das coisas que sempre evitei. Agora percebo que estava mentindo para mim mesma. Nunca poderia estar em um relacionamento de fato autêntico até que eu chegasse a um espaço de autoestima, respeito próprio e defesa de mim mesma. Não há como salvar mais ninguém se nossa gente estiver se afogando.

Criar limites significa dizer não, pura e simplesmente. É a nossa maneira de afirmar: "Isso não parece correto para mim e preciso parar de compactuar com isso". Ou dizemos não por meio de nossas palavras, ou por nossas ações. O "não" não é para a outra pessoa, mas para nós mesmas. Dizemos não aos papéis que desempenhamos de forma robótica e inconsciente no passado. Não se trata de pedir que o outro mude. É algo que exige apenas que interrompamos nossa participação na dinâmica.

Muitas de nós ficamos confusas com o que a palavra não significa. Achamos que dizer não significa que precisamos nos explicar, nos justificar ou nos envolver em conflitos. Ou, ainda, que significa que precisamos ajudar os outros a fazer as mudanças que achamos necessárias. Por essas razões, dizer não parece custoso, mas, na verdade, indica apenas que decidimos onde parar. Parar com o quê? Com a nossa participação. É ela que termina quando começamos a dizer não. Não tem nada a ver com os outros. Tudo o que isso significa é que estamos desligando nossas luzes, tirando-as da tomada. Nós nos desconectamos. O que quer que estejamos fazendo para manter a dinâmica, nós paramos com isso. Em essência, dizemos "não" para a garotinha dentro de nós que deseja aprovação, validação e elogios: "Você não precisa mais dessas migalhas das outras pessoas. Você já é inteira e completa por dentro. Não tenha medo de usar esse poder interior".

Na primeira parte de nossa jornada rumo ao despertar, podemos descobrir que precisamos dizer não o tempo todo. Quanto mais estivermos adormecidas em nossos relacionamentos, permitindo que a gente esteja cercada por disfunções, mais precisaremos eliminar isso de nossa vida. Quanto mais nos tornarmos conscientes, mais teremos que dizer "não".

Quanto mais *junk food* — alimentos não saudáveis — tivermos comido, mais precisaremos dizer "não" aos nossos sentidos até eles se desintoxicarem de suas compulsões habituais. Em quanto mais relacionamentos tóxicos tivermos nos envolvido, mais precisaremos fazer a mesma coisa aqui também. A princípio, teremos a noção de estarmos dizendo "não" toda hora para nós mesmas, e isso parecerá restritivo. Mas não é assim. Estamos nos amando pela primeira vez na vida. Quanto mais construímos uma barragem contra elementos tóxicos de nossa vida, mais abrimos os cursos d'água para uma alegre inundação de saúde e abundância.

Uma grande parte desses limites sagrados envolve ter clareza dos nossos limites. Quais são os nossos limites a respeito de palavras ditas para a gente? Quais palavras são aceitáveis e quais não são? E o tom da fala? E o comportamento? Nossas mães podem nunca ter nos ensinado a criar limites em torno de como as pessoas agem em relação a nós, o que pode ter nos levado a acreditar que eles não são necessários. Só quando as mulheres tiverem uma visão clara de como precisamos ser tratadas é que ensinaremos isso aos outros. Se não soubermos quais são esses limites, como os outros saberão?

Estabelecer limites não é o ato de egoísmo, mas de *altruísmo*. Quando deixamos claro para os outros nossos limites, não estamos apenas cuidando de nós, mas também deles. Todos precisam de um guia sobre quem somos e como gostaríamos de ser tratadas. Limites claros fornecem esse guia. "Eu não gosto que falem assim comigo, então, por favor, esteja ciente" não é uma coisa desagradável de se dizer, e sim gentil.

Parte de estabelecer limites sagrados, criando com base neles um alinhamento em nossas relações, significa ter a ousadia de os impor à nossa família. Essa é a fronteira final no reino da criação de limites sagrados. Embora alguém possa ser da família, pode não ser "da nossa galera". Fazer a distinção entre aqueles com os quais não dá para se relacionar com consciência e os que agora podemos incluir conscientemente em nossa vida é coisa que marca a emergência de uma mulher desperta. Se a gente se liberta dos tentáculos da família, é possível projetar uma nova vida na qual cada pessoa nos eleva em direção ao nosso maior potencial.

Quando não criamos limites contra os elementos tóxicos de nossa vida, damos consentimento a eles. Perceber que nosso silêncio é cumplicidade indireta é algo crucial para o nosso despertar. Não é suficiente apenas nos sentirmos mal, precisamos comunicar isso ao mundo externo, seja emocional ou fisicamente, ao abandonar uma situação. Isso exige transformar nossos sentimentos em ação. É a hora em que passamos do feminino para o masculino. Ao fazer isso, tornamos nosso ponto de vista conhecido e impulsionamos a nossa voz. Claro, um efeito cascata indesejado pode ser provocado, exatamente o que tememos, mas é inevitável fazer uma pergunta: O que eu temo?

A maioria de nós, mulheres, não cria limites porque imagina alguma terrível consequência futura, como ser rejeitada, abandonada, desrespeitada, prejudicada financeiramente ou humilhada de alguma forma. Imaginamos o pior, e essa projeção nos mantém silenciadas e retraídas. O que não notamos é que o que tememos já ocorreu de um jeito ou de outro.

Quando eu temia enfrentar o divórcio, imaginava ficar sozinha e desolada. Foi só quando me fechei em meu ser que entendi que já estava sozinha e desprovida de muitas maneiras. Já me faltava a intimidade que temia ficar sem no futuro. Meu medo sobre o futuro já havia se manifestado no momento presente. O que poderia ser pior do que o que já tinha acontecido?

Assim é com toda a nossa vida. Imaginamos um futuro terrível sem perceber que esse medo vem de eventos que estão acontecendo ou que aconteceram no passado. Na verdade, é do nosso passado que coletamos evidências para o futuro. Se ele não tivesse acontecido como aconteceu, não estaríamos sondando o futuro. A coisa mais bonita sobre o planejamento é que existem infinitas possibilidades. Não importa como planejamos, nunca podemos imaginar total e exatamente o que acontecerá.

Eu sempre pergunto às minhas clientes: "O seu *presente* é palatável? Se não for, não se preocupe com o futuro. Primeiro, aceite que o presente é insuportável". Devemos trabalhar para criar saúde e bem-estar no *agora*. Não faz sentido nos preocupar com o que o amanhã trará quando o hoje já é tóxico. É como querer esperar alguns dias para apagar o incêndio, mesmo que ele vá botar a casa abaixo aqui e agora.

As mulheres despertas têm muito a expressar – não porque desejamos ser barulhentas para ganhar atenção, mas por sermos cidadãs vivas e pulsantes deste mundo, afetadas pelos eventos ao nosso redor. Somos curiosas, engajadas e atenciosas. Não seremos mais uma presa fácil, tampouco silenciadas. Sabemos que nossa voz deve ser ouvida e não a expressaremos com timidez.

Nada importa mais do que nosso estado interior. Conforme ajustamos nossa sincronia interna, ficamos mais experientes para discernir elementos tóxicos no mundo ao nosso redor. Em pouco tempo, toda a nossa vida se transforma em uma manifestação quase perfeita dessa harmonia interior. Começamos a viver a vida de dentro para fora. Nós provamos o sabor de sermos empoderadas e livres.

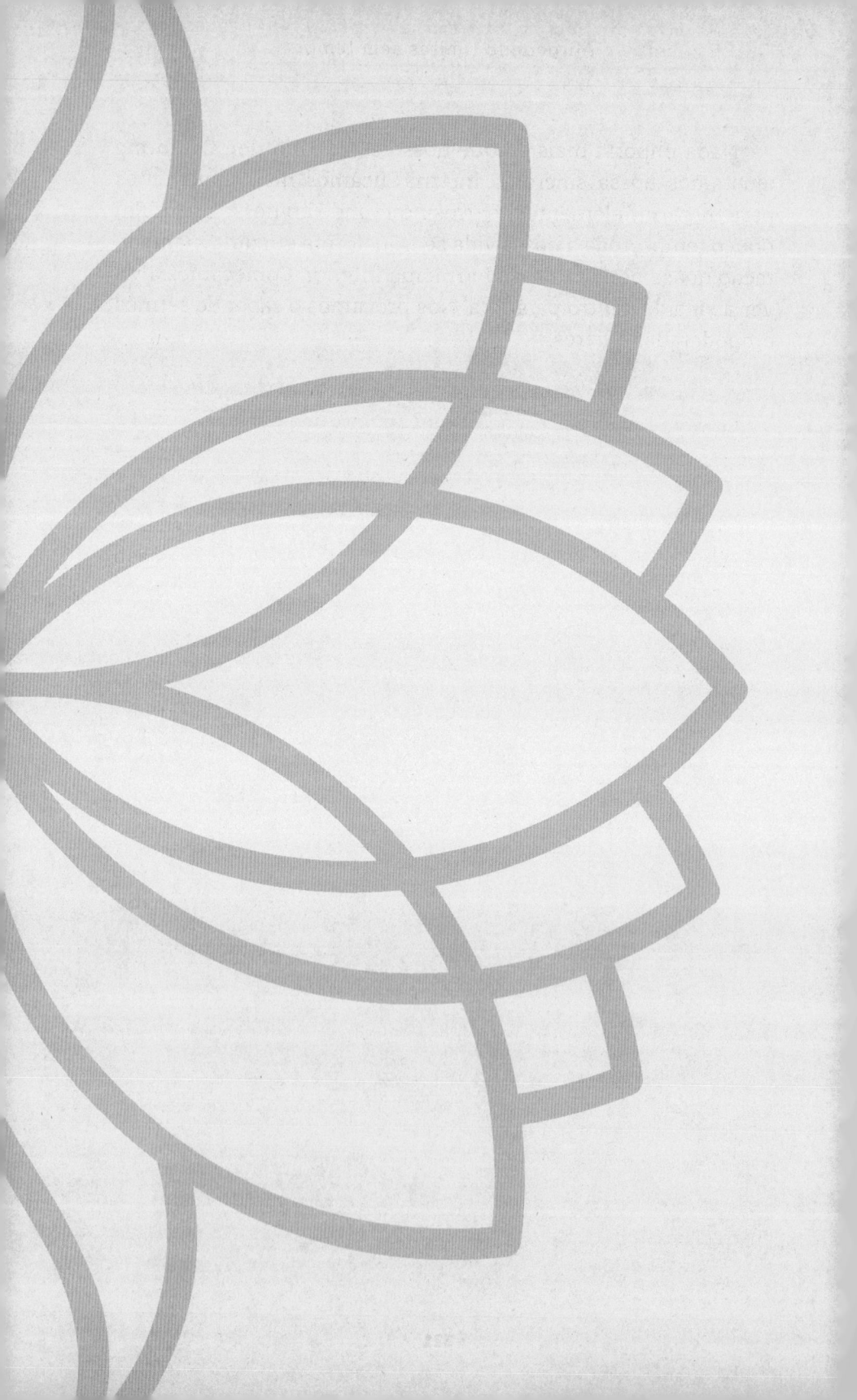

20

Abraçando a soberania

Por anos, ela viveu sob as sombras da covardia,
Com medo de pisar no calo dos outros, irritando-os.
Na ponta dos pés, ela aprendeu a andar
com discrição e silêncio,
Até que um dia algo mudou e ela não mais os temia,
Foi só assim que a empregada se transformou em rainha.

Se tem algo que a maioria das mulheres odeia, é ser chamada de "vaca". Eu odeio, óbvio. Ficava muito brava a cada vez que era chamada por esse nome. Sentia necessidade de me defender explodindo. Foi só quando percebi que a razão pela qual eu estava sendo chamada de vaca não tinha nada a ver comigo, mas sim com o fato de eu não estar cedendo diante de outras pessoas, que parei de resistir ao xingamento. Comecei a perceber como temos medo dessa palavra, enxergando-a como uma ofensa pessoal quando, na verdade, é um sinal de nosso poder.

Não estou defendendo que essa palavra vire algo normal – apenas quero que a gente entenda o que ela de fato implica. Meu ponto é: quando somos chamadas de vaca, não é algo que tenha a ver conosco, mas com o quão insubmissas e poderosas nós somos. Essa palavra é um reconhecimento da nossa autonomia soberana.

A revista feminista norte-americana BITCH[9] explica assim em seu *site*: "Quando está sendo usada como um insulto, 'vaca' é um

---

9. O nome da revista pode ser traduzido como "cadela", mas, aqui, optamos por "vaca", que é mais comumente usado para depreciar as mulheres. (N. E.)

epíteto lançado sobre mulheres que falam o que pensam, que têm opiniões fortes, que não se esquivam de expressá-las e que não ficam paradas, sorrindo desconfortavelmente se estiverem sendo incomodadas ou ofendidas. Se ser uma mulher sincera significa ser uma vaca, tomaremos isso como um elogio, obrigada".

Quanto mais respeitarmos nossas vozes e reivindicarmos nosso poder, mais seremos chamadas de *vaca*. A cultura não gosta de mulheres empoderadas, que falam por si mesmas. Chamar a gente de *vaca*, *vadia* ou *puta* é uma das maneiras pelas quais a cultura controla mulheres poderosas. Quando entendemos isso, paramos de levar para o pessoal. Compreendemos que irritamos os outros quando dominamos um território. Quando estão chateadas, as pessoas procuram silenciar os demais usando termos humilhantes. Afinal, como ousamos mudar as regras do jogo!? Todos estavam acostumados à nossa mansidão e silêncio. E agora? Como ousamos pensar que podemos começar a mudar as coisas?

No momento em que começarmos a estabelecer nossos limites e a agir de acordo com nossa voz interna, ouviremos todo tipo de reação. "Aonde foi parar aquela linda garota?", vão dizer. "Por que você está sendo uma vaca?" Essas palavras podem parecer como espinhos em nossos pés. Por toda a vida, nos esforçamos muito para ser adoráveis, nunca para ser uma "vaca", e agora eles sabem exatamente qual é o nosso calcanhar de aquiles.

Se ainda estamos apegadas à nossa imagem de "boazinha", sentimos uma enorme revolta interna quando somos invalidadas pelos outros. Nós caímos, nos debatemos e perdemos o controle. Não sabemos para que lado ir. Começamos a nos questionar: "Era melhor ter dito sim? Talvez eles ainda gostassem de mim". É aqui que se apresenta outra bifurcação: queremos ser autênticas ou amadas?

A chegada da rainha

Quando estamos apegadas a ser um poço de validação e amor dos outros, abandonamos nossa verdade para ficar do lado deles. Até curar esse vício de desejar o endosso alheio, nunca tomaremos posse de nossa verdadeira soberania. Grande parte dessa cura envolve tolerar a reprovação, o desdém e o desprezo dos demais. Quando paramos de nos importar com pessoas que não nos respeitam ou não celebram quem somos? Parece algo muito implacável, muito frio. Quais são as mudanças mentais que precisamos fazer para chegar a esse ponto?

Começaremos deixando para trás a energia de princesa indefesa e assumindo a de rainha empoderada. Precisamos passar de passivas para ativas, de dependentes para independentes, de fracas para empoderadas. Isso só vai acontecer quando começarmos a nos amar.

Deixe-me explicar o que "começar a nos amar" significa para mim. Quer dizer que o amor que recebemos de nós mesmas é *mais valioso* do que o que recebemos dos outros. Isso é fundamental. O sentimento que temos quando nos respeitamos precisa ser um tesouro mais precioso do que aquele que temos quando alguém nos respeita. Ao chegar ao ponto em que nossa autoaprovação e nossa autovalidação importam mais do que a dos outros, buscamos conselhos em nós mesmas do mesmo modo como antes pedíamos auxílio a algum líder sábio. Em vez de ligarmos para um amigo, ligamos para o nosso eu interior. Quando estamos tristes, acompanhamos a nós mesmas em uma jornada interior para descobrir os motivos. Se estamos felizes, celebramos a nós mesmas e sentimos orgulho sem precisar de aprovação externa.

Acostumar-se a ficar sozinha é grande parte do processo de despertar. Será natural preferir estar sozinha a estar com pessoas de uma consciência diferente. Antes nossa companhia pode ter nos aterrorizado, mas agora ela é bem-vinda. Tirar os outros da nossa prioridade nos permite parar de nos importar com o que eles pensam. Não é como se não quiséssemos o *feedback* deles; é só que não ajoelhamos cegamente diante dele. Paramos, olhamos para dentro e discernimos se a opinião alheia substitui o que pensamos. Quando esse é o caso, chegamos à nossa energia de rainha.

Quando falo de rainha, não quero evocar a tirana que corta a cabeça das pessoas. Falo da Rainha Desperta, aquela que trabalha tanto com seu coração quanto com sua mente, para receber e para doar. Ela está totalmente firme em seu valor e não deseja nada mais do que capacitar as outras a conhecer o delas também.

A rainha nunca perde o contato com seu coração. Na verdade, se baseia totalmente nisso, percebendo como as outras agem a partir da escassez e tendo compaixão por elas. Em vez de ser ameaçada ou influenciada pela ansiedade dos outros, permanece firme na própria sabedoria, construindo seu reino de mulheres cuidadosamente selecionadas que, como ela, já não vivem mais sob divisão ou medo.

A rainha é o arquétipo de uma mulher que não se desculpa mais por seu direito interior de dominar o território e manter a corte. Ela não é mais ambígua sobre sua capacidade de contribuir e fazer a diferença; não tem mais medo de brilhar. Está plena e irrevogavelmente ciente de seu valor e não se esconde mais nas sombras, com medo de se exibir com a ousadia que desejar.

A rainha não se enxerga mais como uma pessoa eternamente inferior, mas sim em pé de igualdade com quem estiver ao seu lado, sejam camponeses ou presidentes. Como enxergou além da ilusão dos rótulos, não se sente mais intimidada. Não precisa ser a mais requisitada, a mais glamorosa ou a mais rica para ocupar seu lugar. Ela o tem porque reconhece, plena e inteiramente, que é digna sendo quem é.

Não mais seduzida por trajes extravagantes e braceletes de diamantes, rompe as cegas ilusões da doutrinação cultural. Ela está para jogo – curiosa, de coração aberto e presente. Se os outros não valorizam isso, segue em frente sem rancor, sem nem mesmo se importar. Sabe que o oceano é vasto e que haverá muita gente como ela. Não busca mais aprovação ou validação, pois fazer isso seria rebaixar o próprio valor.

A rainha valoriza tanto sua voz que põe a si própria em uma posição de grande honra. Ninguém é mais importante. Já não é mais enfeitiçada pelo poder dos demais – ela quebrou esse feitiço –, só pelo próprio. Agora percebe com clareza que tem pode recorrer ao próprio poder, que tem a própria bússola interna para guiá-la e os próprios recursos com que contar. A princesa em perigo acordou e não é mais dependente de seu príncipe. A fantasia do príncipe está carbonizada, morta e enterrada.

Quando comecei a exercer minha energia de rainha, percebi de imediato uma reação entre meus parentes. A mais comum era: "Quem ela pensa que é?". Tenho certeza de que muitas mulheres já ouviram isso. O que essa pergunta significa é: Como você ousa se colocar à minha frente? Como você se atreve a pensar tão bem de si mesma a ponto de não se importar mais com minhas necessidades?

Quando nós, mulheres, ouvimos essa pergunta, sentimos uma advertência subconsciente, como se tivéssemos sido chamadas à sala da diretora para tomar uma bronca. Saímos da linha e vamos pagar por isso. Quanto mais dinâmicas de servidão às necessidades dos outros tivermos estabelecido no passado, mais teremos medo dessa reação. Temos medo de ousar, como se percebe. Associamos ousadia com maldade. "Só garotas más são assim, atrevidas." Essas dúvidas pretendem impedir a gente de ousar, nos mantendo em nosso lugar, silenciadas. Quando percebi que isso era uma tática de intimidação, parei de hesitar ao ouvir essas palavras e me treinei para olhar diretamente para a pessoa que as profere, encarando-a, sem medo.

Só quando fui capaz de assumir – *Quer saber? Vou me colocar em primeiro lugar e é melhor vocês acreditarem que tenho a mim mesma em muito alta estima* – é que eu fui capaz de deixar minha donzela indefesa para trás. Quando nós, mulheres, começamos a nos julgar como ousadas e majestosas, os outros não têm opção a não ser pensar a mesma coisa sobre a gente. Por que os outros deveriam pensar em nós como pessoas incríveis e dignas se estamos a todo momento fugindo dessa posição? Precisamos parar de nos encolher de medo, vergonha, e de esperar passivamente. Temos que acordar e acreditar que somos competentes, capazes e experientes para caramba. Cabeça erguida, espinha ereta, é assim que começamos a manifestar o poder que sempre tivemos dentro de nós.

Eu me lembro de um momento em que adentrei minha energia de rainha. Foi durante a minha conferência *Evolve*, em que uma das participantes falou comigo sobre como o evento tinha sido um desperdício de dinheiro. Quando ela me atacou, uma parte de mim queria se render e pedir desculpas. Eu queria devolver o dinheiro dela e aliviar sua dor. Felizmente, havia outra parte – minha parte rainha –, que estava tranquila com o desgosto e a negação dela, entendendo que aquilo não tinha a ver comigo. Por quê? Porque eu acreditava em mim e não precisava dela para validar quem eu era. Além disso, por meio das entrelinhas daquelas palavras, enxergava sua dor. Convidei-a a subir ao palco para trabalhar essas reações. Como esperado, uma vez que todos aqueles sentimentos vieram à tona, ficou evidente que eu era só um alvo para seus conflitos internos, e que todos aqueles "ataques" na verdade tinham a ver com seu estado interno desalinhado.

Quando recordamos o nosso verdadeiro valor ao canalizar nossa rainha interna, conseguimos separar quem somos das crenças que os outros têm sobre nós. "Assumir nosso valor" é um ingrediente-chave do crescimento. É algo que a rainha faz com facilidade.

A zona sem perdão

Se há uma pergunta que jurei apagar do meu repertório, é esta: Por que você está sendo tão ruim comigo? Prometi nunca perguntar "Por quê?" se a questão tem a ver com alguém me tratando mal. Por décadas, eu costumava me questionar sobre o motivo do comportamento de uma pessoa em relação a mim, como se houvesse alguma justificativa que o tornaria aceitável. Era como se, caso houvesse uma explicação, o mau comportamento fosse tolerável. O que isso realmente significava era que o estado de espírito e o coração dos outros eram mais importantes do que a mágoa e a dor que me causavam.

Foi só depois de despertar que percebi que, no fim das contas, não tem um "porquê" bom o suficiente, exceto: "Estou inconsciente e preciso trabalhar em mim mesmo". Todas as outras razões eram desculpas para me maltratarem e uma distração do fato de que eu precisava criar uma zona sem perdão para tal tratamento.

O resumo é que não há nenhuma razão aceitável para maus-tratos, seja contra mim ou contra outras pessoas. Demorou para entender esse fato. Cada vez que minha *persona* de empata punha a cabeça para fora, tentando salvar ou resgatar alguém, eu gentilmente a empurrava de volta para dentro, sem permitir que me questionasse. Eu valorizava seu lindo coração, mas sabia que, até criar novas condições para seu florescimento, ela tinha que ficar quieta. Não era a hora de o meu lado empático brilhar, mas de minha rainha se levantar.

Nós, mulheres, temos tanto medo de assumir nossos sentimentos que a todo momento pedimos permissão ao mundo exterior. É quase como se precisássemos de uma justificativa para seguir nossa intuição – como se nossos sentimentos nunca fossem suficientes. Precisamos primeiro saber os motivos dos outros. Se a razão dos outros é boa ou forte o suficiente, então estamos dispostas a calar a nossa.

Nesse ponto, mais uma vez percebemos nosso problema fundamental de mulheres cuidadosas e cuidadoras. Cuidamos das feridas e dos sentimentos dos outros muito mais do que dos nossos. Não me entenda mal – não há nada de errado em expressar nosso amor pelos outros. É a nossa qualidade mais maravilhosa. Mas pode ser algo tóxico quando colocamos essa qualidade acima do amor-próprio e do autocuidado.

Quando percebi que fazia isso não tanto porque cuidava dos outros, mas porque tinha medo de cuidar de mim, soube que algo estava errado. Não era certo pensar que eu não era tão importante quanto qualquer outra pessoa, nem acreditar que meus sentimentos não eram importantes por si só. Era hora de mudar essas crenças, e fiz isso assumindo minha rainha.

Comecei a criar uma zona sem desculpas ao meu redor. Parei de pedir desculpas para outras pessoas ou para mim. Parei de me explicar, e simplesmente comecei a dizer: "É assim que é". Sem porquês, sem motivos, sem perdão. Se o comportamento em relação a mim era inaceitável, eu parava de procurar o significado mais profundo, me permitindo o privilégio de simplesmente dizer: "Não vou ser tratada dessa maneira. E acabou".

A rainha guia-se tanto por sua verdade interior que seguir o próprio farol é a única preocupação dela. A questão norteadora é simples: Estou me sentindo bem? Se sim, dê mais um passo à frente. Se não, deixe para lá. Sentir-se merecedora de todas as coisas boas é difícil para as mulheres abnegadas, mas é isso que precisamos fazer se quisermos dominar por inteiro nossa soberania interior. A rainha entende que ela é merecedora de:

* Espaço para se colocar por inteiro.
* Respeito e celebração.
* Paciência e lealdade.
* Atenção e validação.
* Cuidados indulgentes.
* Verdade e honestidade.
* Riquezas e conforto material, caso tenha trabalhado por isso.
* Luxo e prazer, se isso lhe for destinado.
* Elogios generosos e adoração.
* Ser o centro das atenções, se isso lhe acontecer.
* Respeito e amor.
* Autocuidado e relaxamento.

A rainha não duvida que seja merecedora. Ela usa sua coroa e se senta em seu trono com um conhecimento interior de realeza. Uma verdadeira rainha se sente tão segura com seu poder interior que fica à vontade para permitir que outras também se elevem à sua natureza de rainha. Esse é o poder supremo da rainha, criando espaço para outras florescerem. De tão realizada na própria jornada em direção à integralidade, proporciona sem esforço um espaço para que outras se sintam seguras para começar a jornada delas. Ela nunca sente necessidade de competir ou de pisar no pé de ninguém, porque os dela estão envoltos em sapatos de ouro.

A rainha não está esperando virar outra pessoa para poder amar a si mesma. Sabe que, mesmo sendo um eterno trabalho em andamento, é totalmente digna de ser homenageada e celebrada como já é. Ao contrário da princesa, que continua esperando por um futuro melhor, a rainha se recusa a ficar de novo em modo de espera, percebendo que a vida é vivida no momento presente. Não importa que pareça confusa ou incompleta: é quem precisa ser neste momento.

A rainha não se esconde de suas falhas, e sim aposta nelas. Ela não finge estar toda pronta, como um presente perfeito, e sim expõe suas feridas para que todos vejam. Está em contato com sua energia sombria. Em vez de deixar suas imperfeições se esconderem atrás de teias de aranha, ela as domina.

O par correto

A rainha seleciona cuidadosamente as rainhas e os reis que a acompanham. Como conhece o valor do próprio tempo, simplesmente não o desperdiça com qualquer pessoa que deseje sua atenção. Está disposta a afastar aqueles que não corresponderem à sua consciência.

O que estou prestes a dizer é uma lição muito importante de ser ensinada a nossas filhas. Gostaria de ter sabido disso antes de embarcar na vida adulta. Quando uma mulher reivindica totalmente sua energia de rainha, para de procurar a atenção dos outros ao seu redor. Pelo contrário, espera que se adequem a ela e escolhe apenas os companheiros mais dignos de si. A rainha espera que seus pares cheguem; não vai buscá-los por desespero ou por causa de um vazio. Está segura, por saber que todas as coisas aparecem no momento certo. Não há pressa. Ela perdeu sua agitação, sua sede, sua fome. Tudo de que precisa está bem ali, dentro dela. Não há desejo ou ânsia de fazer ou ser outra coisa senão o que há ali, no momento presente.

Conforme mais mulheres assumirem a realeza interior, abriremos o caminho para que outras façam o mesmo. Começa com uma mulher. Por mais solitária que ela possa se sentir, é preciso apenas uma para iniciar a revolução.

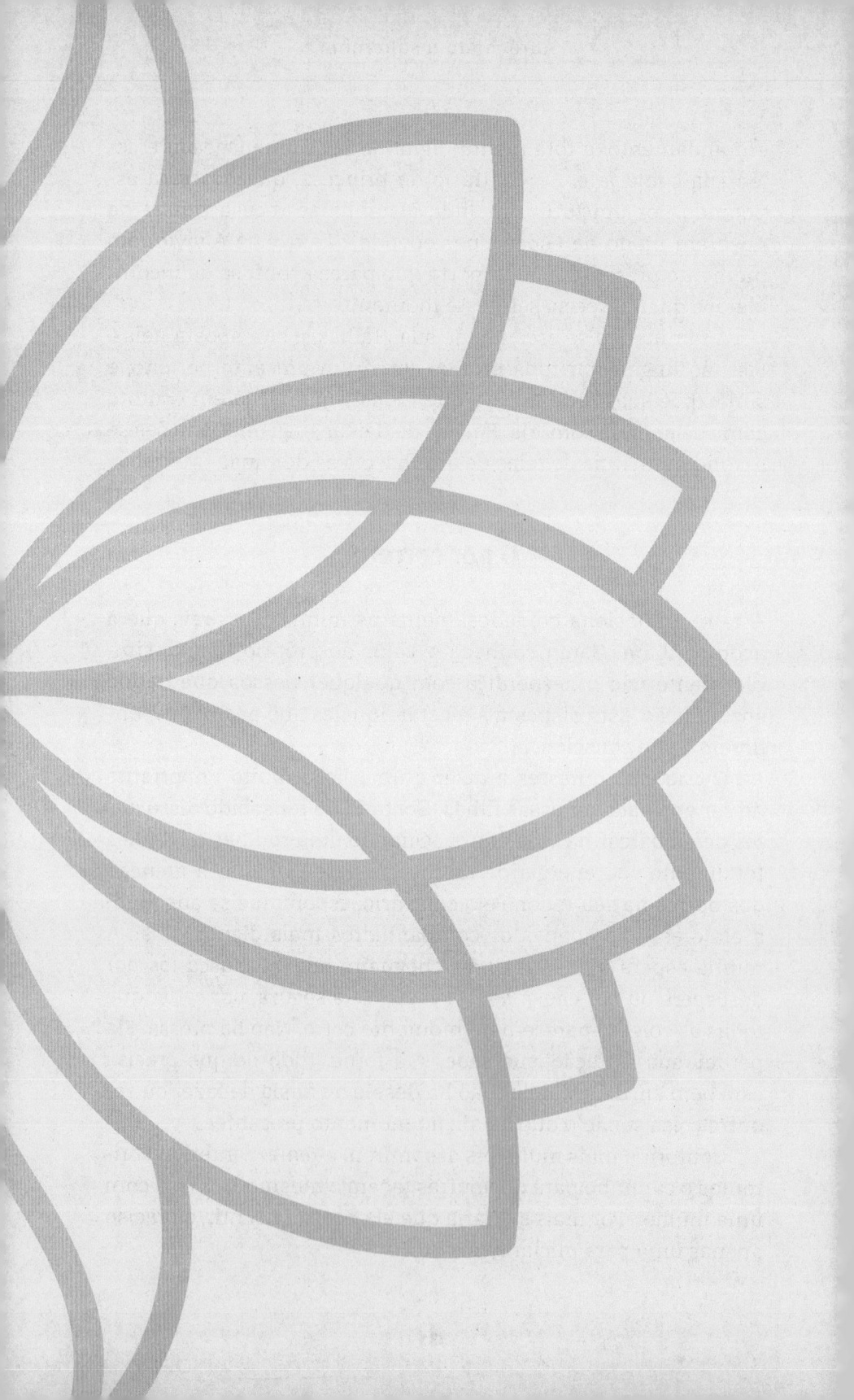

21

Abraçando a responsabilidade

Não serei mais vítima das minhas circunstâncias,
Nem desviada pelas marés da vida,
Nem destroçada pelos ventos das tempestades.
Não há ninguém para culpar, ninguém para esperar.
É hora de assumir o leme e conduzir o navio.

A responsabilidade é um aspecto-base do nosso despertar espiritual, significando que estamos prontas para sermos responsáveis por nós mesmas – e por completo. Nós paramos com o jogo da culpa, nos afastando de uma consciência vitimista, a partir da qual acreditamos que a vida está acontecendo *apesar* da gente. Assumir a responsabilidade por nós mesmas quer dizer adquirir a consciência de que a vida está acontecendo *com* a gente.

Eu costumo dizer: "Não peça desculpas se não for para ser responsável". Isso porque nossos filhos não precisam ouvir uma desculpa vazia seguida de uma justificativa. Tudo o que importa é a mudança real.

Estamos sempre "sob contrato". O que quero dizer com isso? Os nossos padrões emocionais estabelecem vínculos dentro da gente, aos quais aderimos como se fosse um contrato. Assinamos contratos de martírio, vitimização e ansiedade. Um dos principais que assumimos inconscientemente é o de evitar a responsabilidade, pois temos medo de quebrá-lo. Fazer isso significaria acabar com todas as táticas infantis que utilizamos. A pergunta que precisamos fazer a nós mesmas não é se estamos prontas para a alegria, mas sim se estamos prontas para quebrar nosso contrato de "evasão da responsabilidade".

Como seria isso na vida real? Para começar, exigiria que a gente fizesse as seguintes perguntas:

* Como eu contribuí para minha situação atual?
* Quais foram minhas ações e comportamentos?
* Que contrato emocional assinei, e por quê?
* Por que estou me tornando presa de velhos padrões?
* O que preciso mudar para garantir que esse padrão seja interrompido?
* Como posso garantir que fiz de fato essas mudanças?
* O que vou fazer em caso de recaída?

Assim como os alcoólatras precisam levar seus vícios a sério, também temos que fazer o mesmo com nossos vícios emocionais. Quando fazemos uma análise cuidadosa do que nos leva a ser vítimas de nossos contratos emocionais inconscientes, perguntamos: Quais causas eu mesma criei e os efeitos que isso teve? Quais são os meus principais gatilhos? Quais são as reações no meu corpo?

Observar momento a momento nossos jogos de causa e efeito ajuda a enxergar onde ocorreram nossas fissuras emocionais. Assim como um sismólogo faria ao registrar um terremoto, a gente cria um registro de nossos tremores internos. Dessa forma, começamos a ver exatamente como os mesmos padrões continuam se repetindo e podemos começar a quebrar nossos contratos disfuncionais.

Ao decidir assumir a responsabilidade, declaramos a nós e às outras pessoas que não esperamos mais que alguém cuide da gente. Isso não significa que não gostamos de ser cuidadas. Significa que não esperamos mais que um cavaleiro de armadura brilhante venha em nosso socorro. Abraçamos totalmente nosso poder de fazer as mudanças de que precisamos, começando a tomar as medidas necessárias para isso. Dessa forma, a criança não só começa a andar: ela começa a voar.

A sedução de justificativas injustas

"Comi os biscoitos porque passei o dia inteiro de mau humor!"
"Perdi a paciência porque meu filho não estava me ouvindo!"
"Eu até entendo por que ele me bate às vezes. Às vezes, eu sou uma pessoa difícil."
"Eu só queria que ele não fosse um *workaholic*. Minha vida seria tão diferente..."

Algo disso parece familiar para você? Somos mestres das justificativas. Condicionadas a fugir da vergonha e da punição, aprendemos a encontrar justificativas para nossas ações e também para as dos outros, o que se torna a principal maneira de permanecermos presas a padrões disfuncionais, sejam eles relacionamentos ou empregos prejudiciais. Mesmo sabendo que estamos infelizes, continuamos nessas situações. A principal razão é que ficamos dando explicações para permanecer.

Criar justificativas é o oposto de responsabilidade, pois elas são desculpas passivas para o motivo pelo qual nós ou os outros fizemos ou não alguma coisa. A responsabilidade cria ações para mudar a situação o mais rápido possível. Uma está repleta de energia estagnada; a outra, de resiliência adaptativa.

A culpa é um modo comum de criar justificativas. Apontamos o dedo para nós mesmas ou para os outros e encontramos motivos para punir ou julgar. Permanecemos sob a consciência vitimista, seja encolhidas de humilhação se nos culparmos, seja encolhidas de impotência se culparmos outra pessoa por nossa situação atual. A culpa cria vergonha e medo de retaliação.

Uma das outras maneiras de criar justificativas é por meio da *redução da dissonância cognitiva*. Cunhado pelo psicólogo Leon Festinger, esse termo descreve um processo psicológico pelo qual tentamos reduzir a discrepância entre duas crenças conflitantes. Se uma mulher está sendo abusada por seu companheiro, experimenta um conflito entre duas de suas crenças: seu parceiro a ama e abusos são inaceitáveis. O que ela vai fazer agora? Tenta reduzir a discrepância mudando uma de suas crenças. Ou ela muda a crença de que ele a ama ou muda sua definição de abuso. Dessa forma, cria uma nova realidade para si mesma, deixando-o ou mudando de tal forma sua visão sobre o que é um abuso a ponto de não o enxergar mais como inaceitável.

A culpa e a redução da dissonância cognitiva nos impedem de dar o enorme salto de que precisamos se quisermos virar adultas de fato, assumindo a responsabilidade por nossa vida.

As justificativas nos mantêm presas em um nível mental de esperanças frustradas, desejos não realizados, ideias incompletas e fantasias não realizadas. Responsabilidade significa que paramos de construir repetidamente enredos mentais e começamos a agir de verdade. Paramos de abdicar do nosso poder e começamos a dar passos mais positivos em direção à mudança.

Rumo à ação empoderada

A responsabilidade é uma das fronteiras finais para se tornar uma verdadeira adulta não só cronologicamente, mas também psicológica e emocionalmente. Tornar-se adulta envolve uma compreensão absoluta de que somos as criadoras de nossos estados mentais e realidades internas. Embora nem sempre possamos controlar nossa realidade externa, estamos no controle total do nosso mundo interno.

Aí vão algumas palavras minhas sobre responsabilidade. Elas ficam na parede do em meu escritório para lembrar a mim e a minhas clientes onde estão meus problemas e suas soluções:

Tudo o que vejo vem da minha mente.
Tudo o que eu sinto vem da minha mente.
Tudo o que eu sei sobre os outros vem da minha mente.
Quando estou despedaçada, interpreto como meu
o despedaçamento dos outros.
Quando estou inteira, interpreto como deles
o despedaçamento dos outros.

A realidade é sempre neutra, nem boa nem má, o que é difícil fazer entrar em nossa cabeça. Muitas vezes acreditamos que a realidade está nos implorando para interpretá-la de determinada maneira, mas isso é algo que vem do nosso condicionamento. A razão pela qual a maioria de nós não pode sequer explorar interpretações alternativas da realidade é que nossas reações são tão instintivas que não parecem ter emergido da gente, mas da realidade em si.

O próximo passo após a conscientização é a ação. Que medidas concretas preciso tomar para não ficar repetidamente na mesma espiral? Como posso ter certeza de que reconheço meus gatilhos quando eles surgem e crio um novo jeito de existir? É aqui que mostramos a nós mesmas e àqueles que magoamos que estamos dispostas a mudar na hora. Demonstramos, assim, que não estamos só falando palavras vazias.

A responsabilidade é um grande ato. Ela requer uma interrupção dos nossos pensamentos sobre a realidade. Esse tipo de desapego mental não vem assim tão fácil. Precisa ser cultivado. O modo pelo qual tento cultivar o desapego é a meditação, um momento em que me permito me afastar dos meus pensamentos rumo à posição de observadora. Dessa forma, crio um espaço interno que se interpõe entre o mundo exterior e o meu mundo interior. Esse espaço interior é um terceiro espaço, no qual já não apenas reajo. Agora tenho potencial para me manifestar.

A meditação é uma ferramenta poderosa, que emprego para aprender e praticar o desapego, e recomendo fortemente que você também comece a cultivá-la em sua vida. A razão pela qual acredito firmemente nisso é que ela nos ajuda a interromper nossa incessante "pensação", reorientando nossa mente ao momento presente. Mesmo que por cinco minutos por vez, recomendo que você use um dos muitos aplicativos gratuitos de meditação e comece sua prática ainda hoje.

Manifestação consciente

Estamos sempre manifestando algo. Nossa manifestação ainda não está sob nosso controle consciente e intencional. A maneira de entrar conscientemente em nosso potencial de manifestação é começar a investir por completo na observação e no despertar para nossa realidade interior.

Enquanto acreditarmos que a realidade externa tem poder sobre nossa realidade interna, continuaremos dependentes dela, sempre esperando que ela permaneça positiva de modo a também permanecermos positivas. Só quando entendermos que nossa realidade interna existe em uma dimensão muito bem separada da realidade externa é que finalmente cresceremos, tomando o controle do nosso destino.

Assumir nosso poder de manifestação consciente não significa que começamos a fazer pedidos às estrelas e a sonhar com todo tipo de fantasia. Não tem nada a ver com colar fotos de carrões de luxo ou praias paradisíacas na parede. O que isso realmente significa é que nos tornamos as curadoras conscientes do que pregamos em nossas paredes interiores. Que pensamentos vamos colocar lá? Que interpretações? Que sistemas de crenças e apegos? Em vez de trabalharmos de fora para dentro, trabalhamos de dentro para fora. Nós primeiro cuidamos do que está acontecendo por dentro e depois vemos como o mundo exterior pode ou não nos apoiar.

É preciso muito trabalho emocional e espiritual para perceber que nossa realidade interior pode liderar o caminho – influenciada pelo exterior, mas não agindo como um servo. Conseguimos nos ater à nossa verdade interior, simplesmente sem nos importar tanto com o que é ditado pela realidade exterior. Quando percebemos ter domínio sobre nosso mundo interior, saboreamos o que significa manifestar-se com consciência. Compreendemos o que é o desapego espiritual e passamos a nos desprender do emaranhado com o mundo exterior.

Conforme planejamos os quadros de nossas paredes internas, o primeiro grande desafio é jogar fora o que for velho.

Toda a papelada inútil precisa ser incinerada. Isso, por si só, já é um trabalhão. Por exemplo, se queremos manifestar conscientemente um corpo mais saudável, o primeiro passo é jogar fora toda a *junk food* da nossa dispensa.

A partir daí, nos aprofundamos e começamos a priorizar nosso mundo interior. Passamos por outro processo de discernimento. O que mais importa para nós? E então criamos uma escala de prioridades. Passo a passo, articulamos uma trajetória para a mudança.

A menos que a gente passe por esse cuidadoso processo de seleção, provavelmente ficaremos sobrecarregadas e não saberemos por onde começar. É como ir à casa de um acumulador e não saber como iniciar o processo de limpeza. É a mesma coisa com a nossa mente. Juntamos tanto lixo inconsciente por ali que são necessários muitos dias e muita paciência para atravessar os anos de acúmulo.

Em nossos relacionamentos adultos, a responsabilidade exige que nos desapeguemos da expectativa de que *qualquer uma* de nossas necessidades pessoais seja atendida pelos outros, *a menos que se prove o contrário*. Sei que isso parece frio e derrotista, mas não é. Na verdade, é algo sábio. Não se pode esperar que alguém satisfaça nossas necessidades, a menos que duas condições sejam atendidas: que sejam física e emocionalmente capazes para tal e que estejam dispostos a isso.

Se os outros conseguem atender a essas duas condições, então algo estranho acontece. Nossas necessidades começam a se desfazer, abrindo oportunidades para conexão e evolução. Mas, até que essas duas condições estejam presentes, precisamos engajar nossa adulta interior (bem como nosso pai e nossa mãe interiores), oferecendo *a nós mesmas* aquilo que buscamos no mundo exterior. Em resumo, controlamos todas as escandalosas crianças dentro de nós, que nada mais são do que memórias do que nos aconteceu no passado. Camada a camada, a gente aborda essas memórias. Precisamos reconhecer que, quando algo em nosso mundo externo traz de volta essas memórias, isso é tudo o que elas são – memórias. Agora somos adultas, não crianças. Então, da próxima vez que acreditarmos que alguém nos machucou, faremos uma pausa. Antes de culpar alguém, a gente deve se voltar para dentro e se perguntar: Como, agora, minhas velhas feridas estão me levando a interpretar a situação desse jeito?

Assumir a responsabilidade significa tomar posse do nosso mundo interior e de todos os seus demônios, feridas e inadequações. Se você tiver problemas para separar seu eu adulto de mágoas passadas, pode precisar da ajuda de um terapeuta, *coach* ou um bom amigo. Às vezes, isso é absolutamente essencial. Pedir ajuda é a atitude que precisamos tomar para começar a difícil jornada da cura. No entanto, um aviso: cuidado com o fato de muitos nessas profissões estarem presos ao próprio passado, como se ainda fossem crianças. Você não precisa de alguém que lhe permita mergulhar no que aconteceu, mas daqueles que a ajudem a enxergar que o que aconteceu é passado.

Assumir responsabilidade não significa se afundar, mas despertar para como nosso passado influencia o presente, livrando da culpa o agora. Significa que dizemos a nós mesmas: "Estou criando meu estresse, minhas ansiedades, minha impotência. Ninguém fora de mim está fazendo isso, só eu". Sim, radical assim.

Não percebemos a força que podemos ter sobre nossa mente. Se percebêssemos, nunca precisaríamos nos ausentar do nosso coração, com raiva ou dor. Como abrimos mão do nosso poder, reagimos sem qualquer consciência. Agimos como se estivéssemos amarradas a alguma pessoa ou situação externa, tal qual uma marionete ao seu titereiro. Precisamos perceber que não há amarras – sim, nenhuma. Elas não existem. Qualquer uma que apareça é fruto da nossa imaginação. Não existe ninguém lá fora que detenha qualquer poder sobre nós, para além do poder que escolhermos dar a eles. Assim que abraçamos isso por completo, realmente adentramos nossa liberdade e poder. A pergunta a que sempre voltamos é: Estou pronta?

22

Abraçando o propósito

Assim como o sol está sempre fazendo fluir sua luz,
O seu propósito está sempre fluindo de você.
Não é algo para ser encontrado ou procurado.
Está bem ali, no fundo, ansiando por expressão.
Ele surge quando você está presente para a sua verdade.

Parece que todo mundo está dando um curso do tipo "Encontre seu Propósito". Criamos murais de sonhos com coisas que acreditamos que nos dariam propósito e nos esforçamos para alcançar tudo aquilo. Alguns de nós acreditam que nosso propósito é ser feliz, enquanto outros entendem que é ser bem-sucedido. Ou talvez pensemos que é se tornar uma mãe ou um marido. Seja o que for, é algo externo, que podemos obter, segurar, coletar e cultivar, como uma coleção de bolinhas de gude. Esse é o nosso primeiro erro quando se trata de identificar o nosso propósito.

Propósito é um estado de ser. Como tal, é o tecido de nossa existência, a rede que contém todas as coisas, relacionamentos e situações. São os vigorosos músculos de cada experiência, de cada inspiração e expiração nossa. Em essência, é o que autenticamente somos – um ser de propósito.

Não há nada a se encontrar

Uma crença comum é a de que nosso propósito é algo que precisa ser encontrado. Isso é mentira. Nosso propósito está sempre dentro de nós. O que está faltando não é o propósito em si, mas nossa conexão com ele. Essa desconexão vem do nosso desalinhamento interno no aqui e agora. Enquanto não estivermos alinhadas, no momento presente, com o aspecto mais profundo e autêntico de nosso ser, a gente sentirá essa desconexão. Enquanto estivermos desconectadas, em algum nível nos faltará esse engajamento. Enquanto estivermos desengajadas, não atingiremos nosso propósito, mesmo que ele esteja na nossa cara.

Se estivermos vivendo em um falso eu, o propósito nunca será encontrado, seja no próximo emprego, seja no próximo relacionamento. Podemos encontrar mais riqueza e *status*, ou maior identificação com os papéis que desempenhamos, mas, assim que eles se esgotarem, voltaremos à estaca zero. É por isso que esses murais de sonho cheios de carros extravagantes, destinos turísticos e casas próprias são uma cortina de fumaça – uma estratégia equivocada que nos leva cada vez mais longe da verdade de quem somos. Em vez de perseguirmos coisas, lugares ou pessoas, precisamos ficar quietas e ir fundo para nos perguntar: Quem eu sou agora está alinhado com o meu eu mais natural? O que estou fazendo agora é compatível com o que eu de fato sinto?

Vamos nos livrar da superficialidade de nossos murais de sonho, substituindo-os por estas perguntas fundamentais:

* Quem sou eu hoje? Neste momento, essa mulher é o meu eu mais verdadeiro?
* Quem eu *não* sou hoje? Posso deixar essas qualidades definitivamente para trás?
* O que mais eu quero na minha vida para que possa ser autêntica?
* O que *não* quero mais na minha vida para ser autêntica?
* O que posso fazer neste momento para chegar a um novo estado interior?

Quando nos concentramos dia após dia nas questões cruciais de crescimento, nossa intenção e atenção mudam: passam de procurar algo que nos preencha do lado de fora para uma busca interna, profunda. Conforme nos voltamos para dentro e nos afastamos de pessoas, lugares e situações que nos tornam inautênticas, nos aproximando daqueles que nos tornam mais autênticas, conseguimos um maior alinhamento conosco. Agora, nesse espaço de alinhamento interior, fritar um ovo, trocar a fralda do filho ou cantar uma música parece ter um propósito. O verdadeiro ingrediente do propósito acaba sendo o engajamento e a conexão, que não podemos ter sem autenticidade.

Podemos estar fazendo a coisa mais incrível do mundo, mas, sem engajamento ou conexão, ela vai acabar se tornando sem sentido. Essa é a razão para encontrar o nosso *porquê*. Se o nosso *porquê* não corresponder ao nosso *o que*, nunca sentiremos ter propósito. É por isso que o trabalho interno é o caminho-chave para o propósito. Por meio desse trabalho, o propósito é algo que somos e nos tornamos.

Para entender onde o propósito é encontrado, é imperativo que a gente entenda a sua natureza. Quais são seus elementos e como podemos reconhecê-lo quando ele se revela em nós?

A magia da presença

Propósito e vida são inseparáveis. Enquanto estivermos vivas, teremos um propósito. No nível mais básico, nosso propósito é permanecer e nos sentir vivas. Isso só pode ser feito se estivermos, a cada momento, engajadas com quem somos. Quando perdemos a conexão presente conosco, perdemos a capacidade de nos sentirmos vivas; com isso, nosso senso de propósito desaparece. No momento em que estamos conectadas e presentes no aqui e agora, o propósito aparece. Propósito, então, é só uma coisa: presença.

Ao contrário do que se acredita, propósito não é algo exclusivo às sortudas ou privilegiadas, mas aquilo que cada uma de nós tem dentro de si, demandando reconhecimento e compromisso com essa verdade. Portanto, nosso propósito só pode emergir quando estamos despertas e presentes.

Propósito é presença, e presença é autenticidade e conexão interna. Um alimenta o outro, como círculos sobrepostos conectados em seu núcleo. Não podemos separá-los. Infelizmente, a difusão da autoajuda não conseguiu compreender essa inter-relação, analisando propósito e presença como se estivessem separados um do outro.

Se compreendemos a interconexão de todas as coisas, começamos a criar um novo relacionamento com o propósito. Não perguntamos mais: Qual é o meu propósito? Em vez disso: Quais são as barreiras para o meu verdadeiro eu? Agora percebemos que, enquanto permanecermos sob nosso falso eu, ficaremos desprovidas de propósito. Entendemos que há propósito quando estamos conectadas à nossa verdade, não importa o que estejamos fazendo. Nosso maior propósito é sermos fiéis a nós mesmas.

Venderam para a gente a ideia de que o propósito é um estado de *ação*, envolvendo realização, sucesso, riqueza, maternidade ou objetivos de carreira. Tudo isso tem pouco a ver com o verdadeiro propósito. Quando a ideia de que esses elementos nos dão propósito entra em nossa cabeça, mais uma vez perseguimos o arco-íris errado e acabamos distraídas e desiludidas. Acreditamos que há algo errado conosco. Quando nos damos conta de que nos venderam mais uma sacola de bobagens, o verdadeiro prêmio nunca será encontrado no fazer, apenas no ser. É aqui que compreendemos qual é a joia da vida: o verdadeiro propósito é filho do eu autêntico. E nos aninhar em nós mesmas é o objetivo final da vida.

Propósito e presença são intercambiáveis e nunca podem ser separados. Cada um é inseparavelmente casado com o outro. E qual é a prole que eles dão à luz? *Significado*.

Procurando a toda hora manifestar nosso verdadeiro eu por meio de presença e propósito, cada momento começa a ser infundido com uma qualidade profunda e vasta. Agora tudo tem significado; nada é um evento isolado e aleatório. Tudo tem um significado mais profundo para nós, pois estamos sintonizadas com tudo, como uma aluna estaria com seu professor. Vemos cada momento como um espelho para uma lição mais profunda que precisamos fazer. Assim, há abundância de significado em todos os lugares. Continuamos nos perguntando: O que esse momento vai me ensinar? Sabemos que sempre há um propósito e estamos atentas para descobrir seu significado. Dessa forma, nossa vida nunca se torna sem sentido, aleatória ou um desperdício. Cada momento está vivo e repleto de uma lição e potencial de crescimento.

Assim, o propósito implícito que vemos em todos os lugares começa a se enraizar como um propósito manifesto – e que agora podemos estabelecer como meta, colocando-o em ação. Não podemos deixar de irradiar nossa conexão interna em uma manifestação externa e palpável. À medida que continuamos olhando mais profundamente para dentro, nos aproximamos de nosso verdadeiro eu e começamos a deixar de lado pessoas, comportamentos e situações que não tenham a ver com a esse verdadeiro eu, movendo-nos em direção àqueles que correspondam.

A partir de então, a gente começa a fazer coisas que nos iluminam e nos dão alegria. Não perdemos mais tempo em empreendimentos que criam dissonância. Com o tempo, nos encontramos cada vez mais enraizadas em atividades e comportamentos que produzem diretamente paixão e alegria. Antes que percebamos, estaremos engajadas em nossa manifestação de propósito.

O propósito é descoberto de dentro para fora, e não o contrário.

Abraçando um novo propósito

Ao despertar, comecei a perceber que cada momento é imbuído com propósito. Até então, eu de fato não tinha percebido isso. Era tão apegada ao modo como as coisas precisavam parecer do lado de fora que estava procurando propósito somente nos lugares errados. Achei que ele precisava ter certa aparência.

Agora vejo que o propósito não está na aparência das coisas, mas em como *eu* as enxergo.

Assim que entendi como cada momento é repleto de propósito, comecei a "fazer amor" com todas as minhas experiências de vida – minha escrita, meus relacionamentos, minha fala, minha culinária, meus exercícios e minha maternidade. Em cada um desses momentos, homenageio meu propósito. Ao abraçar meu momento presente, abracei minha conexão com ele e, por meio disso, meu propósito. O momento presente tornou-se um presente, um mimo, e não a caixa que o envolvia.

Quando fico em um estado de carência, o momento presente me atormenta. Por quê? Porque transfiro esse vazio interior para ele. Mas e quando estou em um estado de alegria? Do nada, o momento presente fica repleto de abundância. Por exemplo, se estou estressada com um projeto de trabalho, preocupada com o andamento das coisas, engajada em um milhão de possibilidades, condeno-me a ficar desgastada. Durante esse estado de caos interior, se minha filha fizesse algo desalinhado com minhas expectativas, é bem possível que eu brigasse com ela. Eu projetaria meu desalinhamento interno nela e em nosso relacionamento. Percebe como isso pode acontecer muito fácil? Na verdade, isso provavelmente acontece todo dia com quase todas nós.

O mundo em que vivemos nos condicionou a transferir nosso descontentamento interior para o exterior, seja culpando os outros, seja consumindo algo, como objetos ou substâncias. Quando sentimos as lamúrias da desconexão interior, imediatamente assumimos que falta algo do lado de fora. Então, da próxima vez em que você, para se sentir feliz, com uma vida significativa, estiver tentando encontrar algo do lado de fora para consertar, consumir, fazer ou em que botar a culpar, pare e se pergunte: O que me falta agora? A resposta muitas vezes terá a ver com uma busca de significado. Você pode estar buscando validação, aprovação, um sentimento de pertencimento, uma necessidade de amor ou sentir-se valorizada por uma pessoa em particular. Isso é o que está perdendo, não aquela "coisa" lá fora.

Cure suas necessidades mergulhando em si mesma. Ao fazer isso, a busca externa se altera. O que pensávamos que nos satisfaria perde força. Só quando formos capazes de fazer uma pausa, ir para dentro e fazer as perguntas que sugeri é que poderemos começar a desemaranhar nossas percepções, percebendo que tudo o que está faltando sempre esteve dentro de nós.

Você tem um propósito infinito. Não há nada que faça ou tenha feito que seja sem propósito, isto é, sem um significado profundo. Ao levar sua percepção para essa nova maneira de ver a si mesma e à sua vida, você reformulará todas as suas experiências; elas serão fundamentais para adquirir um estado de consciência. Você começará a ver como todas as causas e efeitos de sua infância a levaram a esse exato momento no tempo.

O resultado é que você não se ressente ou se arrepende mais de nada do que aconteceu. Em vez disso, se sente presenteada pelo sábio propósito de seu processo de despertar e expressa profunda gratidão por tudo isso. A intenção passa a ser uma coisa só: crescimento. Assim que essa intenção é incorporada a cada momento, você e o propósito se tornam inseparáveis. O propósito respira através de você e você se entrelaça com a vivacidade do planeta ao seu redor e todas as suas criaturas.

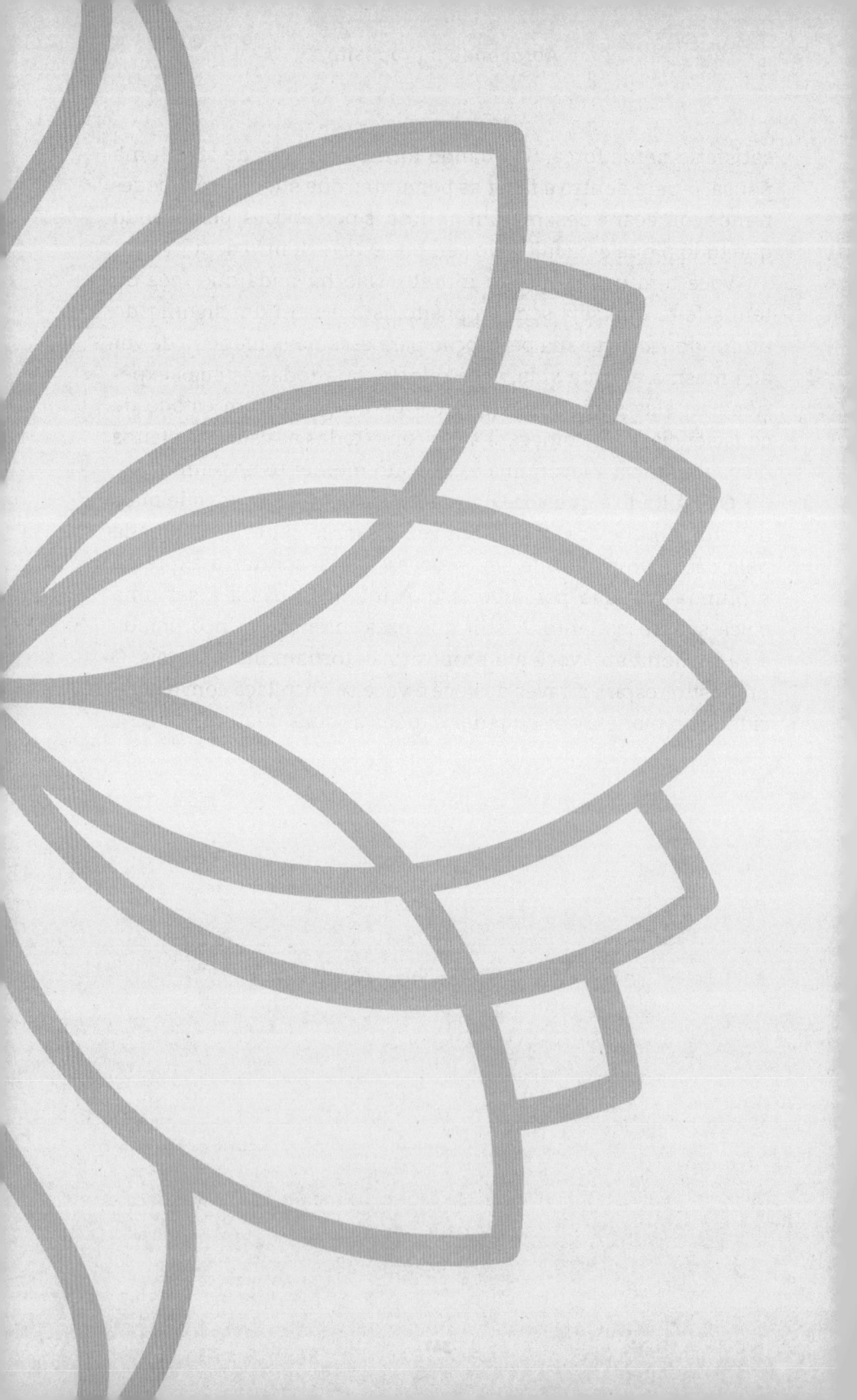

23

Abraçando a compaixão

Não há compaixão pelo outro sem autocompaixão.
Não há aceitação do outro sem autoaceitação.
Não há nada a fornecer a outra pessoa até que
forneçamos para nós mesmas.
O que há por dentro é o que há por fora.
Essa é a inconveniente verdade de ser humana,
apenas humana.

Certa vez, em uma entrevista, me perguntaram minha definição de compaixão. Eu respondi: "amor-próprio". A entrevistadora pareceu surpresa com minha rápida resposta e disse: "Não, quero dizer compaixão pelos outros". Olhei-a bem nos olhos e afirmei: "Sim, eu sei. Minha resposta é a mesma, amor-próprio".

A compaixão é pensada há muito tempo como sendo algo direcionado aos outros, a crença me encarcerou por muitas décadas. Eu não compreendia um ensinamento de grande sabedoria: a compaixão pelos outros só pode vir da compaixão por si mesma.

A autorrejeição, mais do que o amor-próprio, é um dos maiores motivadores de nossos comportamentos. Enquanto as coisas forem assim, vamos nos engajar de forma inautêntica e disfuncional. Como nos rejeitamos constantemente, tememos ser rejeitadas pelas pessoas. Isso nos mantém buscando significado nos outros.

Meu mantra é: "Olhe para mim, olhe para mim, olhe para mim". Mais especificamente: "Olhe para mim do jeito que preciso que você me enxergue, para que eu possa me sentir bem comigo mesma". Mal percebemos que nosso comportamento conciliador deriva de uma necessidade mais profunda (além da urgência por ser amada): a de evitar a rejeição.

Alguma vez você já se flagrou virando uma versão irreconhecível de si mesma só para se encaixar? Você começa a usar certas roupas e sapatos, ou a pentear o cabelo de determinado modo. Ou então se esforça para ler alguns livros ou assistir a filmes apenas para acompanhar seus amigos. A razão para isso é a autorrejeição. Nós nos rejeitamos, portanto a rejeição dos outros nos aterroriza. Justamente porque, a fim de ter certa aparência, rejeitando algumas partes nossas, é que os outros olham para a gente e nos rejeitam. Achamos que são eles os primeiros a fazer isso, mas não é verdade. Antes de qualquer um, nós é que nos rejeitamos.

Já prestou atenção ao seu diálogo interno? Registrou seus pensamentos automáticos? Você pode se surpreender, descobrindo o quanto a sua voz interior é, de fato, cruel e negativa. Pegue caderno e caneta e despeje todos os seus pensamentos sobre a página; se não conseguir pensar em nada, recupere uma memória negativa e libere-a. Observe como você fala sobre si mesma, que palavras usa, e poderá ficar chocada com a própria contundência. Vai observar sua falta de autocompaixão.

Fomos condicionadas a acreditar que compaixão é algo que precisamos expressar para os outros, só muito raramente para nós mesmas. Talvez associemos a autocompaixão a arrogância, altivez ou narcisismo. Compaixão não tem nada a ver essas coisas. Em essência, quer dizer compreender e aceitar a nós mesmas, sem julgamentos. É fácil sermos compassivas, conosco ou com os outros, quando as coisas acontecem do jeito que a gente quer. O verdadeiro desafio é expressar compaixão quando tudo dá errado. Você é capaz de observar suas partes não tão desejáveis e mesmo assim permanecer em um estado de aceitação e compreensão? Se sim, alcançou a autocompaixão.

Não há compaixão pelos outros sem autocompaixão. Toda compaixão pelos outros começa e termina com autocompaixão. Se não somos amorosas conosco, como podemos esperar ser com quem está ao nosso redor?

Integrando todos os pedacinhos

Ter compaixão por nós mesmas significa aceitar todas as nossas partes, as boas, as más e as feias – precisamos até mesmo ter compaixão por aquela nossa parte que não tem compaixão da gente –, observando-as como uma mãe amorosa olharia para seus filhinhos, considerando cada um deles digno de aceitação. Ela não escolhe só os altos ou os bonitos, mas encontra algo cativante neles porque entende como chegaram àquele ponto. Da mesma forma, nós também podemos nos desafiar a enxergar todas as nossas partes como dignas de compreensão.

Se eu perdia a paciência com minha filha, costumava ser dura comigo mesma. Eu lembro de me sentir infeliz, indigna de ser mãe. Ficava bem machucada. Sabia que isso não era saudável para mim, que estava entrando em um caminho de mais aversão por mim mesma. Não tinha autocompaixão. Quando cavei mais fundo, percebi que era extremamente autocrítica, colocando sobre mim um impossível fardo de perfeição.

Eu precisava ter compaixão por dois lados meus: o imperfeito *e também* o que detestava a imperfeição. Tinha que amar os dois. Em vez de dizer a mim mesma para parar de ser dura comigo, comecei a ter compaixão pela minha versão mandona, que necessitava repreender meu lado imperfeito, o qual era apenas ser eu mesma: falível e humana. A outra versão minha, que não a deixava ser imperfeita, era de fato a mais trágica, já que esperava perfeição.

Assim é com todas nós. Temos essa faceta autocrítica, que julgamos precisar ser morta e enterrada – e, de fato, talvez precise mesmo. Mas a única maneira de fazer isso é, primeiro, ter compaixão pelos motivos que a levaram a existir. Quando dedicamos compreensão e cuidado a ela, nós a vemos desaparecer. Esse é o resumo da compaixão: compreender todas as nossas partes, mesmo aquelas que não são compassivas e atenciosas.

Assim é com todas nós. Somos autocríticas. Se sentimos ciúmes do nosso companheiro e nos culpamos por isso, temos duas partes que precisam da nossa compaixão: a ciumenta e a que reage a esse ciúme. Você compreende o que quero dizer? Às vezes, podemos ter três ou quatro lados, todos exigindo nossa compreensão. Simplesmente extirpá-los não é a resposta. Isso só vai exacerbar ainda mais nossa aversão por nós mesmas. Só ao compreender e integrar todas as nossas versões é que entramos em um estado de serenidade.

Isso é especialmente verdadeiro para a ansiedade e a raiva que sentimos. Quanto mais diminuirmos aquilo dentro de nós que é propenso a esses sentimentos, mais o faremos crescer. A única maneira de sentir menos essas coisas é primeiro aceitar sua presença. Quanto mais resistimos a algo, mais ele aumenta.

A gente percebe isso quando reage a nossos filhos ou a outras pessoas com quem temos intimidade. Se estão se comportando negativamente e respondemos da mesma forma, o quociente negativo não cresce? Isso acontece porque o estamos alimentando com resistência, e não com aceitação. No momento em que enxergamos algo como inteligente e natural, ele não precisa mais lutar por significado, pois sente aceitação e validação. Uma vez enxergado, não precisa clamar por atenção e desaparece aos poucos. A aceitação parece mágica.

Adentrando a integralidade

Autocompaixão é diferente de autoestima ou autoafirmação. Essa última se concentra em ser positiva, em pensar muito em si mesma. A verdadeira autocompaixão não está interessada em nada disso. Não tem a ver com se sentir bem sobre si mesma, mas sim com aceitar-se, simplesmente. O objetivo da autocompaixão não é ser mais alegre ou mais qualquer coisa, mas alcançar a autoaceitação. Não precisamos nos ver como melhores ou piores do que nada. Há zero julgamento ou comparação. Devemos apenas nos enxergar como somos e permitir nossa existência – mesmo sendo críticas, com compaixão.

Ter autoestima é sentir-se bem consigo mesma e elogiar os próprios atributos positivos. Autocompaixão está além disso: vai na direção de amarmos aquelas partes de nós mesmas que não são tão louváveis e permitirmos que existam como são – sem retoques, sem mudanças. Exige que nos vejamos como totalmente humanas e, portanto, gente bem comum. Quando abrimos mão do desejo de ser extraordinária e nos rendemos aos lados confusos, caóticos e extremamente falíveis de nós mesmas, abraçamos nossa plena humanidade. Não esperamos da gente nada mais do que vários graus de imperfeição.

Nós aplicamos o princípio da não dualidade ao nosso eu. Em vez de nos entendermos como carentes de x ou y, nos enxergamos em um dado momento como um todo, exatamente como somos. Claro, somos obras em andamento, mas isso não significa que estamos incompletas em um dado momento. Conforme nos vemos pelos olhos da totalidade, integramos nossos pedaços quebrados em um todo unificado de completude.

Nossa falta de coragem só existe por causa do nosso medo de rejeição. Se nos aceitamos plenamente, como é possível sentir rejeição? Essa dualidade não pode existir. A única razão pela qual os outros nos rejeitam é porque, em algum lugar dentro da gente, acreditamos que somos rejeitáveis, isso porque nos rejeitamos.

Se alguém nos julga depois de aceitarmos todos os nossos elementos humanos, não perdemos nosso equilíbrio. Se nos chamam de "desagradáveis" ou "desleixadas", temos apenas duas respostas: ou concordamos (porque já aceitamos essa parte de nós mesmas) e seguimos em frente, ou não discordamos, por sabermos que não somos aquilo, e seguimos em frente. De qualquer forma, não resistimos à visão dos outros a respeito da gente. A percepção deles continua sendo deles. Não roubamos dos outros o direito à própria percepção, mas os respeitamos e celebramos a liberdade de manterem esse ponto de vista.

Assim que nos aceitamos plenamente, permitimos que as pessoas tenham sobre nós a percepção que desejarem. Abrindo mão do senso de superioridade, seja de nós mesmas, seja dos outros, permanecemos baseadas em nossa interconexão inerente. Ninguém é melhor ou pior do que ninguém. Não existe mais comparação. Cada um de nós é simplesmente um ser humano, com forças e limitações muito diferentes.

Querer ser como outra pessoa, ou ser amado por ela, é resistir à diversidade. Assim que nos aceitamos como humanas que manifestam uma gama de características, paramos de desejar, de ansiar características que não temos ou não podemos ter. Aceitamos nossa altura, nossa aparência, nosso QI. Onde há possibilidade de crescimento, nós faremos a tentativa, mas sem lutar contra quem naturalmente somos.

A qualidade central da autocompaixão é a tranquilidade. Eu a enxergo como o antídoto para a doença. Quando somos leves, perdoamos e somos tranquilas conosco, há fluidez dentro da gente, o que permite que nos recuperemos dos erros e renunciemos aos fardos emocionais. Dizemos a nós mesmas que não há problema em errar, que podemos tentar mais uma vez, ou que feito é melhor que perfeito.

Ao reduzir meus padrões de perfeição para simplesmente tentar ser boa o quanto desse, tudo mudou na minha maternidade. Parei de impor padrões implacáveis a mim e, dessa forma, à minha filha. Conforme me acomodava em minha humanidade, fiz o mesmo por Maia. Quanto menos eu me enxergava com olhos críticos, menos a via através desses olhos.

Essa é a magia da autocompaixão. À medida que nos libertamos em direção a uma aceitação plena de nossa humanidade, libertamos os outros. Percebendo que herdamos padrões disfuncionais de amor e relacionamento, aceitamos que aqueles que estão ao nosso redor também os herdaram. Assim como não esperamos perder toda a negatividade de uma hora para a outra, também não esperamos que isso aconteça com os outros. Nós nos enxergamos nos outros, e os outros em nós. Não somos mais superiores ou inferiores a ninguém.

Thich Nhat Hanh, um monge budista e poeta do Vietnã, escreveu o poema "Call Me by My True Names",[10] um chamado à autocompaixão. Ele se descreve por meio de uma série de

---

10. "Me chame pelos meus nomes verdadeiros", em tradução livre. (N. T.)

possibilidades e qualidades humanas – por exemplo, como aquele que é o estuprado e o estuprador. Não há separação entre nós como indivíduos. Somos espelhos um do outro. O ladrão que julgamos estar "lá fora" é alguém que um dia poderíamos nos tornar caso surgissem as circunstâncias para um roubo. Da mesma forma, a pessoa "lá fora" que julgamos como brava ou raivosa não é diferente de alguém que fomos no passado ou que poderemos ser no futuro. Tudo depende de circunstâncias da vida que moldam a todos nós.

Quando os pais me confessam que perderam a paciência e brigaram com os filhos, talvez até batendo neles, dizem isso com vergonha e expectativa de julgamento da minha parte. Como isso não acontece, ficam chocados. Eu explico que no passado agi da mesma forma, e posso vir a fazer o mesmo novamente, no futuro. É só uma questão de circunstâncias que podem ou não desencadear minhas crenças condicionadas e limitadas. Esse nível de compaixão permite que se libertem da vergonha, começando a se compreender com o mesmo nível de compreensão que eu uso com eles. É nesse ponto que podem crescer, evoluindo como seres mais amorosos. Se não recebessem esse nível de compreensão, ficariam presos à culpa e à vergonha, ambos obstáculos ao crescimento.

A aceitação das nossas sombras exige infinita autocompaixão. A maioria de nós nega nossas sombras ou de alguma forma as racionaliza. Só quando reconhecermos plenamente seus elementos é que compreenderemos a nós mesmas e aos outros.

Você pode perguntar: "Como ter compaixão por alguém de quem não gosto?". Eu sempre explico que compaixão significa entender e aceitar quem somos – nós e os outros. Não quer dizer que a gente endosse os comportamentos ou mesmo os encoraje. Apenas entendemos como nós e os outros chegamos ao ponto em que estamos. Assim que fazemos isso, temos a liberdade de escolher se continuamos da mesma maneira ou se mudamos.

Se enxergamos que existe dentro de nós o potencial para todo tipo de comportamento, aceitamos compassivamente esses possíveis elementos sombrios e estendemos aos outros essa compaixão. Antes de julgar às pressas, lembramos de fazer uma pausa e nos entender sob as circunstâncias das outras pessoas, sabendo que a única coisa que nos separa é a nossa situação de vida. Vemos nossa humanidade comum subjacente e, em vez de desconexão, forjamos uma ligação com aquela circunstância. É assim que nos elevamos uns aos outros, construindo pontes em vez de alargar as fissuras.

O nosso sofrimento surge totalmente da falta de aceitação do eu. Se estivéssemos em contato com todo o nosso potencial humano e aceitássemos com compaixão esses elementos, enxergaríamos a nós mesmas como uma só, ao lado de toda a humanidade. Quando enxergamos essa unidade subjacente, entramos em uma comunidade. Nosso sofrimento termina ao perceber que estamos todas no mesmo barco, cada uma lutando com suas inseguranças particulares. Há, assim, uma abundância de compaixão. Começamos a sentir a dor do outro mais do que sentíamos antes. Nossa capacidade de empatia aumenta e nossos relacionamentos se tornam mais alegres e gratificantes. Tudo começa e termina com nossa autocompaixão.

24

Abraçando a parentalidade interior

Conforme evoluímos, perdoamos nossos pais
por sua humanidade,
Nós os isentamos de nossas expectativas e necessidades,
Ativamos nossa maternidade interior
E maternamos as feridas que eles largaram
abertas e descuidadas.
Logo percebemos que éramos, o tempo todo, nossa cura.

Digo a todas as minhas clientes "cronologicamente adultas", aquelas com mais de 21 anos, que a cura definitiva só acontecerá quando ultrapassarem os limites da infância e do tratamento que receberam dos pais. Para a maioria delas, é um conceito esquisito. Estão tão presas ao papel de filhas, com todas as feridas que isso acarreta, que é aterrorizante pensar que estão rumando para longe disso. Quem são elas senão o condicionamento, o passado e os pais que tiveram?

Ainda me lembro do meu desânimo quando notei como meu pai, que se aposentou por volta dos 65 anos, deixou de ser "paternal". Eu tinha 28 anos na época. Ele parecia estar interessado em viver seu tempo de aposentado sob o próprio ritmo e menos focado nos detalhes da minha vida. Era como se tivesse "terminado" de ser pai. No começo eu ficava contrariada. Queria fazer birra quando percebia seu distanciamento. Levei para o lado pessoal. No entanto, depois de refletir sobre meus sentimentos por cerca de dez dias, cheguei a uma nova compreensão. E se ele tivesse mesmo terminado o seu papel de pai? O que isso significaria para mim? Por que seria uma coisa tão ruim? Seria possível para nós dois avançarmos para a consciência expandida de sermos bons amigos?

Eu já estava vivendo minha vida nos Estados Unidos e raramente o via. Sondei mais profundamente o medo que senti. Não se tratava de ele estar ausente ou menos amoroso: meu pai só se envolvia menos do que eu estava acostumada. Perguntei a mim mesma por que precisava que continuasse exatamente o mesmo, por que não podia deixá-lo ser quem ele desejasse agora que eu era uma adulta de pleno direito. Não tinha a ver com eu não ser amada, porque me sentia muito amada por ele. Não tinha a ver com falta de validação ou respeito, porque a todo momento ele me dava demonstrações nesse sentido. Então o que era? A resposta de repente ficou clara. Eu tinha medo de crescer e parar de confiar nele como meu "papai".

Não me sentia pronta para ser uma adulta totalmente sozinha. Em retrospecto, posso ver como meu pai estava à frente nesse jogo. Ele reconheceu a adulta em mim e viu que eu poderia voar sozinha; recuou não por falta de amor ou compromisso, mas por realismo. Em vez de se inserir onde não havia necessidade real, sabiamente discerniu que já tinha passado o seu tempo à frente da minha vida. E agora podia se concentrar em outras coisas. Ao seu modo, estava passando o bastão para mim. Eu não estava pronta para assumir a liderança e voar, mas era exatamente o que precisava na época.

Libertando nossos pais

Quando crianças, muitas vezes não reconhecemos que nossos pais são humanos falíveis e comuns – às vezes, até atrapalhados e confusos. Temos essa fantasia de que eles são oniscientes e onipotentes. Na adolescência, o verniz da perfeição é rachado. Captamos vislumbres de sua humanidade ordinária. Normalmente, nos desligamos e nos afastamos um pouco, buscando os nossos pares. No entanto, ainda mantemos a expectativa de que eles sempre estarão à nossa disposição. Se não estiverem, damos a nós mesmas o direito de nos magoar e desapontar.

Tenho algumas clientes na casa dos 60 anos que ainda estão presas ao cordão umbilical. Totalmente emaranhadas aos pais, estão profundamente enraizadas nos papéis que desempenham desde a infância. Se a criança nunca se tornar adulta, nem os pais nem a criança a libertam e ambos têm o poder de ser um gatilho contra o outro.

O fato é que a maioria de nós não quer crescer de verdade. A gente está tão acostumada ao relacionamento codependente com nossos pais que não conseguimos firmar uma identidade longe deles. Nunca crescemos aos seus olhos; e aos nossos sequer precisamos disso. Essa estagnação não é apenas disfuncional, mas também insalubre, tanto para a criança quanto para os pais.

Enquanto confiarmos na guarida de nossos pais para ter conforto, proteção e carinho na idade adulta, nunca ativaremos nossa habilidade nesses setores. Não só estagnaremos como sobrecarregaremos nossos pais idosos, impedindo-os de entrar em uma nova fase da vida deles.

Seu desapego não é algo frio ou egoísta. Como já discuti, ele muitas vezes é a coisa mais importante que precisamos fazer para desfrutar de uma individuação saudável. Especialmente no caso das relações entre pais e filhos, em algum momento ambos precisam liberar o outro para viver de forma autônoma e livre. Sendo ou não o desejo da criança, em algum momento a adulta precisa parar o aleitamento. Para sua saúde emocional, deve crescer e andar por conta própria.

E se déssemos aos nossos pais uma data de validade para a paternidade deles, libertando-os de seus papéis assim que completamos certa idade? E se dermos a eles a liberdade de escolher como desejam exercer a paternidade depois de certo tempo em nossa vida adulta?

Assim que me libertei dos medos do crescimento, pude dizer aos meus pais: "Vocês agora já não precisam mais cuidar de mim.

Já fizeram o suficiente e têm o direito de se aposentar da paternidade, que não é uma sentença de prisão perpétua. Vocês são livres para existir. Agora é a hora de eu mesma exercer minha paternidade". É claro que minha mãe chorou ao compreender que isso significava o fim da minha necessidade dela, mas meu pai entendeu. Ele concordou e respondeu, com uma risada: "Sim, você não precisa mais de mim do mesmo jeito. Estou sempre aqui, como seu amigo. E agora dá para você cuidar de mim".

É um belo presente permitir que nossos pais se aposentem desse emprego quando já estamos prontas para assumir o comando de nosso crescimento. É tanto um corte do cordão umbilical quanto uma passagem de bastão. Cabe aos pais e à criança executar essa transformação. Por meio desse encontro, torna-se possível uma verdadeira união de espíritos.

Libertando o passado

Conforme liberamos nossos pais de serem pais, também perdoamos suas culpas passadas. Não é uma coisa fácil de se fazer, especialmente se a pessoa passou por uma infância traumática. É compreensível que possa haver ressentimento e dor não elaborada.

Muitas clientes minhas não conseguem interromper o processo de culpar os pais, sem deixar que toda a mágoa do passado se dissolva. Se você se identifica com isso, quero que saiba que eu a entendo. Se sua infância foi roubada devido à inconsciência de outra pessoa, provavelmente se sente ressentida e com raiva. Isso é normal. No entanto, preciso que saiba: quanto mais tempo você ficar presa ao ressentimento em relação aos seus pais ou a qualquer pessoa, mais será dependente deles. Está emocionalmente casada com eles.

Em algum momento da nossa vida adulta, o mundo começa a girar e precisamos decidir por quanto tempo vamos carregar as dores do nosso passado. Quando libertaremos nossos pais de sua parte inconsciente? Quando começaremos a assumir a responsabilidade pelo nosso presente?

Ao decidirmos libertar nossos pais de suas culpas do passado, compreenderemos compassivamente a humanidade e as inevitáveis limitações deles. Nós os enxergamos como eles são, e não mais através das lentes infantis que usávamos. Podemos enxergar falhas extremas ou inadequações das quais queremos nos afastar. Isso é natural. Mas, ao longo do caminho, o que também podemos ver é sua extrema dor interior. Quando tocarmos nessa dor interna e tivermos empatia pela infância deles próprios, finalmente seremos capazes de entendê-los como mais do que apenas nossos pais. Nós os veremos desde o passado deles, desde o território de uma enorme linhagem de dor e alegria. Podemos, pela primeira vez, compreender como os padrões geracionais percorrem as famílias, percebendo nosso poder de revolucionar os que emergem da inconsciência.

Em vez de maldizermos a infância que tivemos ou o relacionamento que até agora compartilhamos com eles, enxergamos as falhas como presentes que nos ajudaram a ser quem somos hoje. Percebemos que toda infância tem os próprios problemas, abrindo mão da fantasia de que a nossa deveria ter sido diferente. Permitimos que nosso passado fique no passado e começamos a assumir, no presente, o controle de nosso destino.

Podemos acreditar que a libertação de nossos pais é algo que fazemos por eles. Não poderíamos estar mais erradas. É mais para a gente do que para eles. Só quando pudermos libertá-los completamente é que estaremos livres para fazer o que precisávamos ter feito durante todo esse tempo: o trabalho interno de crescer.

Tornando-nos nossos pais

Libertar nossos pais é um grande passo em direção à liberação emocional, mas é só o primeiro. Depois disso, vem o trabalho de verdade, que é assumir o papel que eles não concluíram por completo. Precisamos nos tornar nossos próprios pais, porém agora do ponto de vista de um adulto.

Ler estas páginas faz parte desse processo. Ao olhar para si mesma e fazer o próprio trabalho interior, você está libertando seus pais da responsabilidade de seu crescimento emocional, assumindo a responsabilidade por si mesma. Esse é o caminho da verdadeira "adulta" – de menininha a mulher desperta.

Tornar-nos nossos próprios pais é a chave para nossa expansão espiritual e emocional. Significa que começamos a lidar com aquelas partes da gente que cresceram com a falsa ideia de que não éramos dignas, válidas ou significativas. Curamos a "criancinha" dentro de nós ao reconhecer que ela é só um eco de vozes do nosso passado, e não quem somos hoje, como adultas. Trata-se de um fantasma baseado em nossa vida passada.

Como essa "criança" surge? Do modo como falamos conosco, das *vozes inautênticas da nossa mente*. Todas nós temos vozes internas: algumas são benevolentes; outras, severas críticas. Uma de minhas colegas, Ellie, costumava chamar as suas de "um tribunal de imbecis". Essas vozes interiores são aquelas internalizadas por nossa criança interior durante a época de crescimento. Parecem tão reais que pensamos que são nossa voz autêntica. Algumas exigem que as ouçamos e as acalmemos, outras pedem uma pausa rápida e há as que requerem que as ignoremos. Dependendo da característica da voz, é necessária uma estratégia diferente para nos tornarmos nossos pais. Um pai é diferente com cada filho, e o mesmo vale nesse processo. Precisamos prestar atenção à voz interior e tratá-la com a abordagem parental mais condizente. Não há um padrão único nesse caso.

O modo de fazer isso é mais bem ilustrado pelo que aconteceu com Alexa, uma das minhas amigas mais queridas. Ela estava descrevendo sua angústia mental e a maneira como constantemente se sentia rejeitada e indigna. A razão pela qual Alexa se sentia assim é porque tinha acreditado nas vozes de sua mente. Quando pedi que as descrevesse, imediatamente começou a soluçar e chorar. "Tenho vergonha de compartilhar isso com você", disse. Mas continuou: "As vozes dizem: 'Você é estúpida e feia. Você não é boa em nada que faz. Por que alguém iria querer ficar com você? Você está completamente maluca'".

Quando pedi para me dizer de quem essas vozes a lembravam, ela imediatamente respondeu: "Do meu pai".

Percebe o que está em jogo? Essas vozes não eram o verdadeiro eu de minha amiga, mas do pai, que ela tinha internalizado.

Embora Alexa estivesse ciente de ter sofrido muito nas mãos dele, um alcoólatra abusador, ela não tinha enxergado como havia internalizado sua voz, sendo mais abusiva consigo mesma do que ele jamais tinha sido. Até aquele momento, tinha presumido que aquelas vozes eram dela. Foi um choque quando eu disse que *ela havia se tornado aquele pai cruel*. Seu verdadeiro pai nem lhe passava pela cabeça quando pensava nas ideias tóxicas que tinha incorporado.

Entre lágrimas, Alexa descreveu sentir-se atacada por suas vozes interiores. Pedi a ela que as descrevesse. "São como baratas dentro de mim, rastejando por toda parte, espalhando germes. Eu só quero fugir da minha mente e da minha vida. Nunca quero sair da cama, porque todos os dias elas ainda estão lá. Eu quero morrer."

Eu a encorajei a encarar as baratas e começar a exterminá-las – não discutindo com elas, mas pegando uma mangueira para esguichar consciência em cima delas até caírem no esquecimento. Para que isso acontecesse, Alexa primeiro precisaria encarar cada voz, nomeando-as; depois, enxergá-las como parte de sua inconsciência. Ela precisaria enxergar aquelas vozes como uma representação de seu pai abusivo, dissociando-se delas. Só *assim seria capaz de separar as baratas de quem é intrinsecamente no momento presente, entendendo-as como vestígios do passado*.

Alexa resistiu, dizendo que a última coisa que queria fazer era enfrentar seus medos de infância. Afirmou ter passado a vida inteira fugindo deles. Mostrei que ela até pode ter evitado o passado, mas o fato de viver uma angústia diária mostrou que nunca poderia fugir por completo. Era hora de Alexa enfrentá-lo e tratar as feridas interiores.

Não podemos fugir do nosso passado. Somente por meio de um confronto ousado com nossas feridas é que começamos a curar o que não foi curado. É preciso muita coragem para reimaginar um novo senso de si. Já libertas do medo, passividade, submissão, servilismo ou culpa, percebemos que, para mudar nosso amanhã, precisamos remodelar cada pedaço de quem somos hoje.

O lugar para começar essa jornada é a nossa mente. Quais são meus pensamentos sobre mim e sobre meu mundo? De onde eles vieram? De quem são as vozes que ouço em minha mente? São minhas ou da cultura? Como posso criar um novo roteiro interno para que eu viva meu maior potencial? Voz por voz, mentira por mentira, começamos o processo de desfazer nosso passado inconsciente. Com isso, construímos conscientemente uma nova forma de existir.

Se houver mágoa de algum ferimento antigo, o caminho a seguir é reconhecer que nosso eu central (nossa essência) nunca foi afetado por esse ferimento. Só um aspecto do nosso ego foi ferido, não o âmago de quem realmente somos. Nosso verdadeiro eu nunca pode ser ferido, apenas impedido de crescer da maneira que deveria. A tarefa de nos tornar nossos próprios pais envolve identificar as áreas de nossa vida em que ainda estamos agindo sob um padrão de comportamento infantil que, devido à situação particular da nossa família, não facilitou o desenvolvimento de nosso verdadeiro eu em algumas delas.

Crescer significa reconhecer as circunstâncias nas quais agimos de maneira infantil. Ativar nossos pais interiores é uma parte crucial do crescimento. Incorporamos a voz e o estado de ser dos pais que talvez nunca tivemos na vida real – aqueles que nos observam, nos acalmam e nos permitem um espaço seguro para expressar nossa verdade.

Se nos sentimos ansiosas, em vez de lidar com isso por meio de um entorpecimento ou de reações externas, nossos pais interiores intervêm e nos aconselham. Eles podem perguntar: O que é essa ansiedade? Qual é a causa? Como posso te dar apoio para atender a suas necessidades? Eles ativam um diálogo com as partes feridas do nosso eu interior, dando espaço para o surgimento da nossa voz. Nosso lado ansioso pode dizer: "Tenho medo de não ser boa o suficiente e de ser rejeitada de alguma forma". Os pais interiores então descobrem as razões disso, podendo querer saber que memória antiga está sendo acionada agora para fazer você se sentir assim e que história está repetindo nesse momento. O padrão infantil pode responder: "Lembro da minha mãe me dizendo que eu era burra, e que nunca deveria falar em público".

Dessa forma, nossos pais interiores escutam os lamentosos choros do passado e tentam descobrir aos poucos a verdadeira razão por trás dos sentimentos atuais. Como um bom terapeuta ou uma pessoa sábia, os pais interiores ajudam a nossa parte infantil a se acalmar e a adquirir um senso de valor e pertencimento. Ela se sente ouvida e compreendida, o que resulta em *insight* e alívio imediatos. Em vez de agir cegamente por meio de uma reação emocional, o diálogo interno permite uma pausa para reflexão. Por meio dessas constantes validações de nosso eu essencial, as versões de nós ainda presas ao comportamento infantil saem das sombras, entrando em um estado de integralidade. Dessa forma, aquelas velhas feridas abandonadas na infância têm a chance de cicatrizar. Não sentimos mais necessidade de nos separar dessas velhas facetas, pois vemos que são apenas projeções de nosso passado.

Nossas projeções, expectativas e relacionamentos já não refletem mais os padrões disfuncionais e tóxicos de uma educação inconsciente. Conforme nossa essência se torna plena, nossos relacionamentos externos também se alinham com nossa integralidade inerente.

Tornar-nos nossos pais é a nossa maneira de assumir responsabilidade pessoal por nossa cura e crescimento. É o nosso presente para nós mesmas. Ao sempre nos perguntarmos "De que eu preciso agora?" e "O que posso dar a mim agora?", ativamos nossos recursos internos para curar as feridas do passado.

Se não assumirmos esse papel de pai e mãe de nós mesmas, vamos sair buscando uma mãe e um pai "do lado de fora". É isso que a maioria dos relacionamentos acaba fazendo em algum nível – cada indivíduo procurando no outro os pais ausentes. Quando colocamos nos outros o ônus de ser nossos pais sumidos, as coisas dão drasticamente errado. Poucos adultos estão equipados com as habilidades psicológicas para fornecer isso a outra pessoa, e de todo modo não é função deles.

Se esse papel nos for empurrado, nasce o ressentimento. Muitas mulheres reclamam de acabar em relacionamentos em que parecem ser a mãe do companheiro. Ninguém quer se sentir sobrecarregado com essa responsabilidade. Se acontecer de uma mulher pegar para si essa função, ela acaba capacitando o companheiro de maneiras não saudáveis, exercendo um cuidado que o impede de crescer.

A tarefa de nos tornar nossos pais envolve dar a nós mesmas instrumentos e habilidades que não recebemos deles e que vão nos ajudar a gerenciar nosso mundo interior. Envolve a construção de um kit de ferramentas emocional repleto de palavras que podem nos auxiliar a encontrar nosso valor e nosso poder. Nossos pais internos podem dizer coisas assim quando chegar a hora:

* Eu te enxergo, eu te ouço, eu te valido.
* Você é boa o bastante do jeito que é.
* Você não precisa ser perfeita.
* Tudo bem se sentir assim. Todos os seus sentimentos são válidos.
* Você é indescritivelmente poderosa e vai dar conta disso.
* Você é capaz e valorosa.
* Você merece expressar suas vontades.
* Sua expressão é importante.
* O que aconteceu na infância não foi culpa sua.
* Não tenha medo de criar um limite para si mesma.
* É hora de aceitar quem você é, sem pedir desculpas.

Nossos pais internos são nossos maiores defensores e *coachs*; às vezes gentis, mas, outras vezes, nos desafiando de modos que nos deixam desconfortáveis. Assim como há momentos em que precisamos de nossos pais verdadeiros para nos acalmar, mas também para criar limites, vamos dar essas coisas a nós mesmas.

Tornar-nos nossos próprios pais envolve superar os velhos condicionamentos, desenvolvendo uma maneira mais saudável de existir. Isso exige que a gente seja corajosa o bastante para, ao se olhar no espelho, reconhecer verdadeiramente nossos padrões doentios, invocando nossa valentia a fim de, adequadamente à nossa situação atual, romper com eles.

Cresci com uma mãe extremamente empática, sempre presente e amorosa. No entanto, por causa de seu condicionamento, ela não me ensinou a valiosa habilidade de estabelecer limites. Ela temia o conflito e lidava com seu desconforto agradando as pessoas a ponto da total abnegação. Por osmose, aprendi a agir da mesma forma. Como resultado, entrei em muitos relacionamentos nos quais me afastei do meu verdadeiro eu para manter a paz e a harmonia.

Assim, eu me martirizei e, em certo ponto, fiquei amargurada e ressentida porque dava permissão constante para ser violada. Minha falta de limites dava as caras em tudo que é lugar, especialmente no meu trabalho, em que eu era incapaz de criar perímetros claros em torno de demandas sobre minha presença e meu tempo. Como resultado, estava sobrecarregada. Tive que me autoimpor limites rígidos para não exagerar em doações e comprometimentos excessivos. Aprendi a dizer coisas como: "Vou ver e te respondo" ou "Preciso pensar um pouco". Precisei criar novos caminhos neurais para que as reações não pulassem da minha boca sem reflexão, anulando todas as minhas formas instintivas de responder, substituindo-as por outras, mais conscientes. Acima de tudo, tive que aprender a me amar e me respeitar, tornando-me meus próprios pais.

É um processo conectado com a transformação emocional e espiritual do tornar-se o próprio pai e mãe, algo essencial se quisermos nos curar por completo. Eu precisava ensinar a mim mesma o que minha mãe não tinha conseguido. Meu primeiro passo foi isentá-la de qualquer culpa ou responsabilidade, pois não podia continuar responsabilizando minha infância pela minha profunda dificuldade de impor limites. Precisava me erguer por conta própria. Comecei a ler sobre os padrões dos empatas clássicos e sobre como entramos em relacionamentos codependentes e abusivos de modo inconsciente. Passei a desconstruir meus padrões e a perceber como estabelecia dinâmicas prontinhas para terminar em violação de limites.

Foi chocante ver como um único padrão da infância continuava se recriando e me ferindo repetidas vezes. Senti compaixão por minha mãe, por como ela se anulava por nunca ter aprendido essa habilidade na própria infância. Consegui traçar esse padrão até minha avó, a mãe de minha mãe, e ver como as peças desse dominó foram tombando ao longo das gerações. Cabia a mim, agora, romper meu padrão matrilinear. Eu seria capaz de me erguer e assimilar essa habilidade valiosa, com isso ensinando à minha filha o que eu nunca tinha aprendido?

Peça por peça, elo por elo, desfiz meus padrões de empatia cega, entendendo como minha vontade de agradar era, na verdade, um medo das pessoas decorrente da falta de autoestima. Sabia que precisava me dar poder e amor-próprio para me defender – de um modo que minha mãe não poderia me ensinar. Foi assustador no começo. Eu estava tão condicionada a temer rejeição e conflito que, por instinto, fiquei encolhida em vez de soltar a voz.

Eu acalmava meus medos a cada vez que percebia meu padrão, desafiando-me gentilmente a ser corajosa. Cada vez soltava a voz um pouco, e depois ainda mais. A cada momento eu vivenciava meu maior medo, que era a rejeição. Ao contrário de me submeter a velhos padrões, continuei soltando a voz e criando limites em meus relacionamentos. Comecei a dizer "não" e "chega" de forma consistente, em alto e bom som.

Embora aterrorizada, afastei-me de relacionamentos que me prendiam a velhos padrões. Passou a ser confortável me desligar de pessoas, e encarei meu desconforto de estar sozinha. Como tinha meus pais internos ao meu lado, pude confiar mais na minha companhia. Comecei a confiar menos nos outros para obter validação e fui capaz de respeitar mais o meu jeito e a minha voz.

Tornar-nos nossos próprios pais significa ter um GPS interno e confiar nele. Em vez de olharmos para fora, buscando nos outros uma mãe e um pai que nos guie, ativamos esses elementos poderosos dentro de nós. Assim como os pais encorajam a criança a, passo a passo, aprender a andar, aqui também gentilmente nos convencemos a agir de forma autônoma. Cada vez que ficamos com dúvida e acreditamos não ter respostas, paramos no caminho e dizemos: "Não tem ninguém lá fora que me conheça mais do que eu. As respostas estão dentro de mim. É só olhar para dentro e vou encontrar".

Conforme praticamos a autossuficiência, nosso GPS interno fica mais afiado. Ele fala conosco em alta voz porque a nossa autoconfiança acaba o encorajando. A cada passo, nosso radar interior se volta para dentro, levando-nos cada vez mais perto da nossa verdade até que, por fim, chegamos ao nosso maior presente e destino: respeito próprio e autodomínio.

A curadora interior

Há um famoso ditado zen que diz: "Se você encontrar Buda na estrada, mate-o!". O que essa profunda frase significa é que Buda, o iluminado, nunca pode ser encontrado do lado de fora, apenas dentro de nós mesmas. Enquanto acreditarmos que somos inferiores aos outros, nunca alcançaremos nosso verdadeiro potencial.

A palavra *matar* é usada para nos levar ao poder de uma guerreira espiritual adepta da demolição de ilusões. A tarefa aqui é "matar" a falsa ideia de que somos seguidoras, e não líderes. Vamos sempre nos desviar do caminho enquanto nos conectarmos aos outros como se fossem nossos líderes. Afinal de contas, os líderes mais sábios são aqueles que nos conduzem à nossa sabedoria, pois sabem que cada uma de nós é capaz de encontrar exatamente o que precisa dentro de nosso ser.

Estamos cada uma em sua jornada, andando com as próprias pernas. Permanecer em movimento e ver a beleza da paisagem ao longo da nossa trilha – sejam flores, sejam arbustos espinhosos – é o caminho da sabedoria. Se a gente se afastar disso para seguir a trilha dos outros, estaremos indo rumo à ilusão.

Em um nível mais profundo, esse ditado nos lembra da interconexão de todos os seres. Não há nada do lado de fora que já não exista no nosso interior. O que reconhecemos nos outros tem que existir primeiro em nós mesmas, então o fato de enxergarmos a sabedoria de outrem significa que ela também deve existir dentro de nós. Os outros são apenas espelhos. Compreender isso em um nível profundamente espiritual permite que nos libertemos das nossas amarras a outra pessoa – a dependência, seja de um dos pais, seja dos nossos filhos, companheiros ou nossos professores.

Como alguém descrita como "professora", vejo como é fácil para os outros projetarem suas inseguranças sobre mim. De muitas maneiras, sou alvo de todo tipo de rótulo e opinião. Às vezes, sou colocada por outra pessoa no papel da mãe negligente, no qual, sem eu saber, sou enxergada como crítica e relapsa. Também podem me colocar no papel de mãe amorosa, em que me enxergam como magnânima e carinhosa, ou em um pedestal como uma grande sábia, que tem todas as soluções e respostas.

No começo, senti que precisava provar algo para as pessoas, ou ficava me vitimizando, ressentida. Conforme fazia meu trabalho interno, adentrando o conhecimento interior, comecei a entender que essas projeções eram reflexos de estilhaços dos outros, tendo pouco ou nada a ver comigo.

Assim que entendi isso, parei de reagir negativamente em relação a essas pessoas, passando a ter compaixão por elas. Consegui separar o que era meu conhecimento e autoconfiança do que aquilo que elas queriam que eu fosse, de acordo com seu crescimento espiritual. Claro, isso só poderia acontecer depois que eu enxergasse que também fazia isso com os outros. Foi somente quando "matei Buda" na minha vida que entendi esse processo de forma mais profunda e compassiva.

Há outro ensinamento budista que nos pede para olhar para todos os seres receptivos como se fossem nossa própria mãe. Novamente, o que isso significa é ver tudo que existe do lado de fora como um reflexo de nós mesmas. Ninguém está separado de nós. Estamos todos interligados; somos um. Quando entendemos isso de verdade, rompemos a ilusão de acreditar que alguém do lado de fora pode satisfazer nossas necessidades emocionais internas. Percebemos que essa tal pessoa externa que estamos procurando é, de fato, aquela que vive dentro de nós. Nós somos o bálsamo, a salvação, a guru e a curadora. Essas coisas são a gente, e nós somos elas.

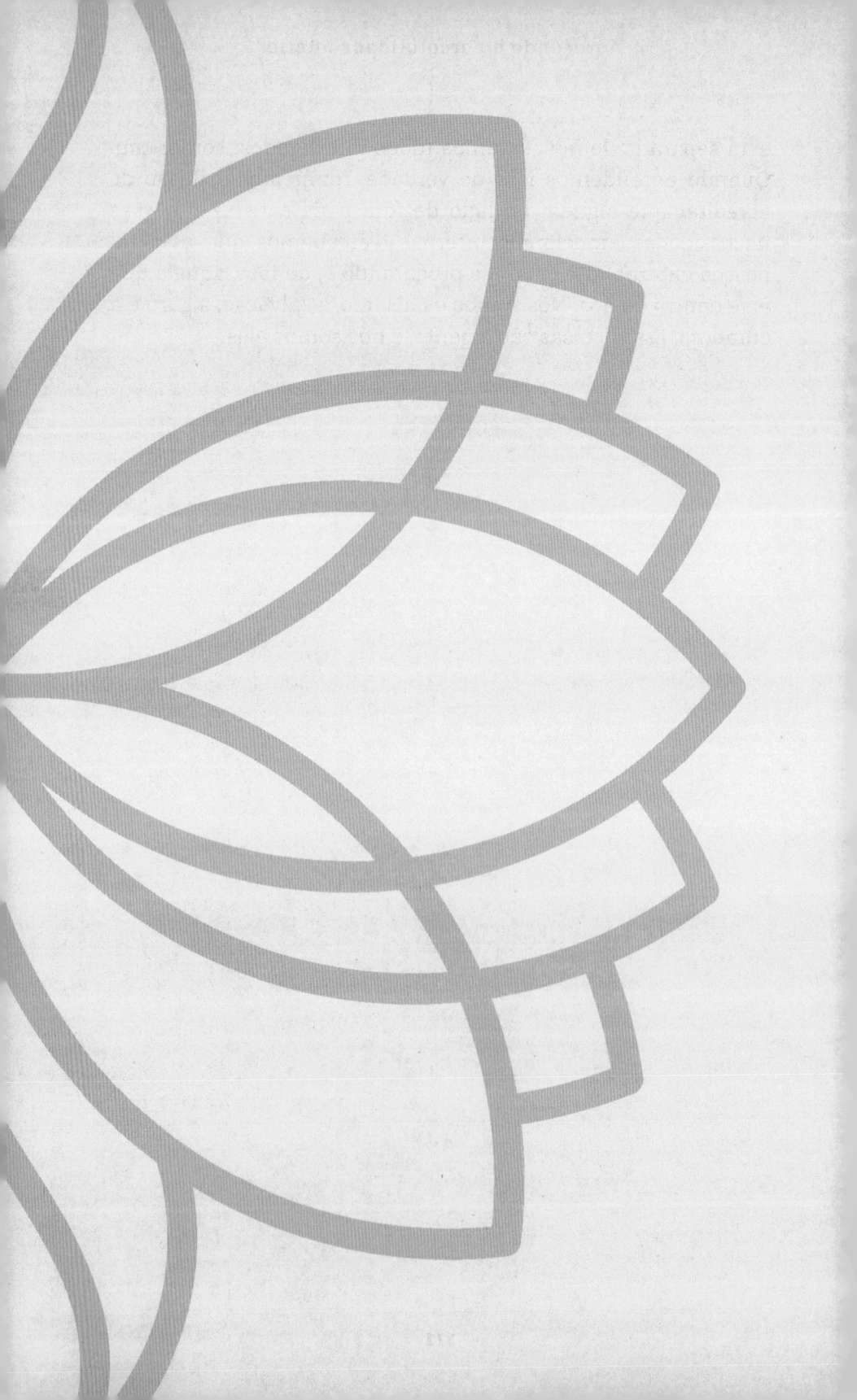

25

Abraçando o desapego

Sou uma pessoa amorosa ou apenas apegada?
Essa é a pergunta cabal que precisamos responder.
O apego é sempre carente, condicional, dependente.
Mantém a gente amarrada, pesada, enrolada, amordaçada.
O verdadeiro amor faz o oposto. Faz nossas asas
baterem livremente.

Uma das percepções mais chocantes que tive me aconteceu quando notei que a maioria dos meus relacionamentos era baseada no apego, e não no amor. Até aquele momento, acreditava plenamente que tinha amado e sido amada por muita gente. Entender isso me abalou profundamente. Eu tinha muita identificação com a ideia de ser amorosa e enxergar que esse amor estava entrelaçado com apego era desconcertante.

Como guerreira espiritual, eu sabia que precisava observar as minhas sombras, as partes para as quais não queria olhar. Tinha que me empurrar para atravessar velhas fronteiras, de modo a entrar em estados mais elevados de consciência relativos às minhas ações e intenções ocultas. Compreender a diferença fundamental entre apego e amor impulsionou para outro nível meu crescimento espiritual e meus relacionamentos. Talvez isso possa ser um convite para você também evoluir de forma semelhante.

A natureza da vida

Nós nos apegamos a coisas, tempos, eventos, pessoas, lugares e, acima de tudo, à *ideia* de apego. Nós nos apegamos porque não entendemos que, como Buda tão eloquentemente ensinou, a natureza fundamental da vida é a impermanência.

Tudo o que existe é impermanente. Nada é para sempre. A única constante é a mudança. Sofremos quando não nos damos conta dessa verdade simples, mas profunda. Impermanência significa que tudo é transitório e, portanto, está fadado a se afastar de nós de algum jeito ou forma. Amar e respeitar a vida é amar e respeitar sua impermanência.

Todas as coisas estão surgindo e desaparecendo neste momento, aqui e agora. O tempo presente é tudo o que temos, mas, assim que ele chega, nós o perdemos e desaparece. A consciência da natureza momentânea da vida nos permite permanecer avessas ao apego. Em vez de nos apegarmos, exercemos a presença de que falei anteriormente, em que vivificamos cada momento por estarmos totalmente sintonizadas e atentas. Dessa forma, valorizamos cada ocasião pelo que ela nos traz, e não nos apegamos quando passa.

Ao nos apegarmos a algo ou alguma ideia, acreditamos que estamos em conexão com ela. Essa "coisa" nos dá significado e validação. Mas, se entendermos que esse significado e essa validação são em si uma ilusão, já que nunca podem vir de fora, podemos acabar com o apego. Em essência, o que quer que estejamos desejando é uma ilusão.

Trata-se de um conceito difícil de engolir, especialmente quando fomos condicionadas a viver da maneira oposta, agarrando, desejando, nos apegando e possuindo. No entanto, quando entendemos como esse caminho condicionado nos trouxe sofrimento, podemos nos dispor a abrir mão dele. O apego sempre trará sofrimento, porque mais cedo ou mais tarde vamos perder aquilo ao qual nos apegamos. Então, sob algum apego, temos que perceber que estamos a caminho do sofrimento. Quando sofremos com a perda de x, y ou z, somos vítimas da falsa ideia de que x, y ou z nos "deixou" ou que o "perdemos". Na verdade, nada disso aconteceu. Afinal, podemos realmente perder algo que nunca foi nosso? Quando entendemos isso, nos conectamos a coisas, lugares, pessoas e ideias com o estado de espírito certo. A gente compreende que essa conexão está apenas no aqui e agora.

Isso não significa que nossa conexão com os outros não seja vital ou forte. Ela é, mas precisa ser sempre suavizada com desapego. Essa prática de não se apegar é chamada de *desapego*. É um dos conceitos mais abstratos da espiritualidade, um que precisamos entender se quisermos evoluir como indivíduos libertos. Isso é fundamental.

Quando minha filha nasceu, dei-lhe o nome de Maia, que significa *ilusão*. A razão pela qual fiz isso foi para me lembrar de que meu apego por ela é uma ilusão, já que ela é um espírito livre. Quando a enxergo como "minha" filha, imediatamente fico num estado de posse e controle. A identificação de que é minha se torna fixa e rígida. Isso acarreta todo tipo de expectativa e posse, como se ela fosse uma coisa a ser conquistada, à qual eu pudesse me agarrar. É assim que a maioria dos pais trata seus filhos. Dessa forma, colocamos não só eles como a nós mesmas no caminho do sofrimento.

Em vez disso, quando minha filha deixa de ser minha propriedade, enxergo-a como alguém que veio a existir por meu intermédio. Eu a entendo como parte de toda a vida no Universo e, como tal, não pertencendo apenas a mim. Essa perspectiva permite que eu me desapegue do meu desejo de a controlar, liberando-a para viver a vida de que precisa para se desenvolver.

Quando contemplamos a natureza impermanente da vida, apreciamos a alegria de viver. Afinal, se minha biologia fosse permanente e fixa, eu não seria capaz de conceber minha filha. Precisamos de impermanência na vida. Sem ela, a vida não seria a vida. Seria a morte. Se a lagarta não fosse impermanente, não haveria borboletas. Da mesma forma, não estaríamos aqui hoje. Ainda seríamos crianças. Você percebe como a impermanência é a própria força vital que nos permite continuar vivendo?

Saber que não sabemos

Para aquelas que meditam, o conceito de impermanência é bem claro. Percebemos que o que antes acreditávamos ser um corpo e mente sólidos não é nada disso. Começamos a enxergar que nosso corpo é composto de inúmeras sensações pulsantes. Assim é também com nossa mente, composta de inúmeros pensamentos que pulsam sem parar. É aqui que temos o primeiro vislumbre da nossa identidade. Em essência, somos apenas um conglomerado de sensações e pensamentos, indo e vindo, momento após momento. Não existe isso de corpo ou mente fixos. Eles estão sempre em fluxo e fluindo, em constante transformação.

A percepção de que nossos pensamentos são impermanentes pode ser desorientadora no começo, mas logo se torna reconfortante. Por um lado, podemos nos sentir inquietas ao perceber que eles nunca são "reais", pois jamais permanecem constantes. Mas, por outro lado, entendemos que, como eles nunca são constantes, podemos escolher quais reter e quais descartar. Em outras palavras, podemos chegar à conclusão de que não somos escravizadas por nossos pensamentos.

Eles não são "insanos", mas apenas impermanentes. O mesmo vale para todas as células do nosso corpo. Toda a natureza está em constante movimento. Sofremos quando nossos filhos ficam de mau humor e fazem birra. Sofremos quando a economia entra em colapso e perdemos nossos empregos. Sofremos quando nosso companheiro nos abandona. A causa fundamental do nosso sofrimento? A falsa ilusão de que nada disso deveria acontecer. Mas, de acordo com a natureza da vida, isso é exatamente o que deve acontecer. As coisas devem ir e vir a cada momento, como a respiração. Não há dois momentos iguais. Nada é igual, nunca. Tudo está mudando constantemente, momento após momento.

Perceba: é muito desconfortável essa ideia de que as coisas, assim como nossos corpos, estão vivendo e morrendo a cada instante. É algo com que simplesmente não conseguimos tolerar, por trazer muita ansiedade. Esse conceito não nos permite fixar uma ideia de quem ou o que somos, nem relaxar, pensando em um futuro que já conhecemos. Percebemos agora que é impossível prever ou controlar o futuro. Essa é uma realidade difícil de enfrentar. Em nossa ignorância, desejamos conhecer o futuro.

É da nossa natureza humana querer saber das coisas. Afinal, se tudo muda constantemente, o que acontecerá a seguir? E, mais importante, quem seremos amanhã? E daqui a pouco?

É claro que a consciência e a aceitação do desconhecido acarretam dor. É difícil deixar de lado nosso desejo de controle e permanência. A dor é parte natural da vida e da nossa consciência em crescimento. Não há como evitar: vamos perder coisas e pessoas que amamos. Vamos envelhecer, é como as coisas são. E o mais importante: sempre seremos incapazes de prever o futuro, mesmo que desejemos isso desesperadamente.

As pessoas percebem que chegaram à sabedoria quando podem dizer: "Sei que não sei". Elas se libertaram de seu apego à certeza e à previsibilidade. Aceitaram que o motivo pelo qual sofrem é o apego a coisas que não podem controlar. Abriram mão desse apego. Quando reconhecemos a verdade de que tudo o que sabemos é que todas as coisas mudam – portanto, não podemos saber tudo –, chegamos a um ponto superior de evolução espiritual.

Chegar a esse ponto do "nada sei" é adentrar o abundante mistério do Universo. É ancorar-se à ausência de lastro das coisas. Aqui, não procuramos inventar histórias fantásticas sobre criação ou destruição, nem saber o que é essencialmente incompreensível. Permitimos que o desconhecido seja exatamente isso: desconhecido. Em vez de tentarmos egoicamente impor uma resposta a uma realidade incontestável, liberamos com sabedoria esse desejo e, em vez disso, cultivamos a arte de saber o que sabemos: a consciência do momento presente.

O que um desapego saudável significa na prática

Abordei esse tópico ao longo deste livro porque ele é muito importante, especialmente para nós, mulheres. Volto a ele nesta seção para tornar as coisas mais nítidas para você. Estou tentando incorporar esses princípios fundamentais em sua psique para que você possa implementá-los com mais facilidade e conforto.

É importante não confundir "apego" com a "Criação com Apego", uma filosofia de parentalidade que estimula uma conexão profunda entre pais e filhos. O "apego" nesse caso é benéfico, pois é a base de um vínculo saudável entre pais e filhos. A maneira como uso o termo "apego" é mais no sentido budista, em que não se trata de conexão e vínculo, mas de um emaranhado doentio, de dependência e vício, no limite.

Quando pensamos nos termos "não apego" ou "desapego", imediatamente podemos associá-los a frieza ou indiferença – como se estivéssemos sendo desinteressadas, fechadas e distantes, bem como como egoístas e autocentradas. O desapego é, na verdade, o oposto. Como entendemos que a impermanência é um aspecto vital por toda a vida, o que "desapego" de fato significa é a libertação de todo falso apego. Praticamos o que é conhecido como "abrir mão". Esse desapego, ou entrega, implica uma aceitação inequívoca da realidade fundamental da vida *como ela é.*

Essa dissolução das expectativas nos permite adentrar o amor incondicional. É nesse estado de consciência que nos tornamos mais amorosas, conectadas, calorosas e carinhosas. Considere estas afirmações:

* Uma avó fala para o neto: "Não quero que você vire um artista, como seu pai. Tem que fazer algo melhor da vida".
* Um pai fala para a filha: "Não quero que você corte o cabelo, porque vai parecer menino. Vai ficar feia".
* Uma namorada fala para o namorado: "Eu não quero que você converse com sua vizinha. Não gosto dela".
* Uma esposa fala para o marido: "Quero que você mande embora sua secretária, porque não gosto de ficar perto dela".
* Um marido fala para a esposa: "Não quero que viaje com suas amigas, porque elas bebem e eu não gosto disso".

Cada um desses indivíduos alegará que ama o outro e que, de verdade, está dizendo essas coisas por cuidado e preocupação com seu bem-estar. Mas será verdade? Eles estão se preocupando com o outro ou consigo? Você percebe como estão apegados ao próprio ponto de vista, expectativas e desejos? Quando não examinamos o modo como nossa identidade está ligada aos outros, podemos acabar nos impondo inconscientemente. Dessa forma, nosso cuidado não se parece com cuidado.

Um dos maiores presentes que podemos dar a outra pessoa é reconhecer quando nosso amor se transforma em apego. Percebemos se começamos a "usar" os outros para nossa realização, apegando-nos a eles para validação, ou percebemos como projetamos sobre eles nossas necessidades e expectativas. Essa consciência nos permite passar da projeção para a introspecção. À medida que nos interiorizamos, prestamos atenção aos padrões que estamos manifestando. Isentamos os outros da responsabilidade de nos preencher e nos validar.

O desapego não significa que evitamos intimidade com os outros, mas que não dependemos deles para nosso florescimento interior. Recebemos o amor e o cuidado dos outros do modo como escolherem compartilhá-los, sem julgamentos ou críticas. Mantemos distância de preocupações mesquinhas – "Será que eles me amam, me desejam, precisam de mim?" – indo em direção a preocupações mais mente aberta: "Estamos nos desenvolvendo, crescendo, evoluindo, consentindo e libertando?".

Saímos de fantasias sobre os outros para uma aceitação de quem eles realmente são, incluindo suas sombras. Percebe a diferença? Uma coisa tem a ver com posse e controle, como quando tentamos mudar os outros de acordo com nosso ideal; a outra, com libertação e elevação, como quando aceitamos os outros, ajudando-os a permanecer fiéis a quem eles são.

O apego busca "consertar" as pessoas, numa tentativa de torná-las quem precisamos que elas sejam para que possamos nos sentir completas. Se não puderem ou não quiserem isso, tentamos forçá-las. E então resistem ou se rendem. De qualquer forma, elas se tornarão inautênticas perante a sua verdadeira natureza, e isso vai dar as caras em outras partes do relacionamento. Em breve, ambos os lados se enraizarão firmemente em seu falso eu, e o relacionamento se dará então a partir de necessidade, dependência e controle.

Estamos apegadas à nossa maneira de pensar, sentir ou opinar, o que inclui todas as coisas que acreditamos ser corretas. É uma abordagem do tipo "ame-o ou deixe-o". Estamos tão apegadas ao nosso jeito que o impomos aos outros, criando enorme apego à ideia de mudá-los.

Quando uma pessoa não muda como gostaríamos, nosso amor se torna condicional e demonstramos nossa reprovação. Se ela muda, fazemos elogios e a ratificamos. Tudo depende do quanto passa a corresponder à nossa fantasia. Desse modo, somos sempre vítimas do humor e do bem-estar emocional alheios.

Desapegar-se de algo ou alguém é coisa que só começa a partir de um sério reconhecimento do próprio vazio interior. Não estamos acostumadas a nos ver como seres emocionais autônomos. Nossas emoções ficam tão conectadas a elementos externos que somos incapazes de nos libertar. Quando os outros estão para cima, nós estamos para cima. Quando estão para baixo, estamos para baixo.

O desapego nos assusta por nos marcar como seres solitários, que trilham caminhos individuais. A jornada parece solitária e às vezes pode ser aterrorizante. Em vez de enxergar isso como algo empoderador, a cultura nos torna carentes. Parece estranha a ideia de nos sentirmos completas sem os outros. Sacudir a poeira da nossa dependência é a marca registrada de uma adulta.

O poder de se entregar

Por que os relacionamentos nos esgotam? É pelo relacionamento em si ou por causa de nossa mentalidade? Na minha experiência, tem a ver com esse último. Tudo se resume ao apego. Gastamos tanta energia para manipular e controlar o comportamento e os estados emocionais dos outros que nos exaurimos, experienciando um esvaziamento de poder e até *burnout*.

No momento em que nos libertamos da ideia de estar no controle dos outros, entregando-nos ao âmago do relacionamento, passamos por uma expansão exponencial. Temos energia infinita para fazer escolhas criativas. Não mais emaranhadas com o estado das pessoas, somos livres para seguir os caminhos que funcionam melhor para o nosso eu mais elevado.

Ao permitir que os indivíduos se desenvolvam do modo como são, sem condições de controle e crítica, dedicamos a eles, na verdade, enorme cuidado e preocupação. Embora estejamos condicionadas a associar paixão a controle, agora vemos que a maior paixão por outra pessoa nasce de um menor controle sobre ela. Estamos tão apaixonadas pela essência dela que não desejamos controlá-la. Uma paixão transcendente pelos outros implica absoluta renúncia ao controle.

Amamos os outros por sua essência? É raro amarmos alguém por seu verdadeiro ser interior. Cegas e enredadas pela forma externa, como a aparência e o comportamento de uma pessoa, não nos sintonizamos com a essência de seu ser.

Os pais, em especial, caem na armadilha de definir seu amor pelos filhos de acordo com a forma das coisas, como o desempenho na escola ou nos esportes, popularidade e até se aparentam ou não felicidade. Com isso, perdemos o foco e deixamos de nos sintonizar à essência abundante e natural de nossos filhos. É por isso que muitas crianças se sentem invisíveis, invalidadas e não amadas por seus pais.

Apesar dos protestos dos pais, muitos de meus clientes afirmam com veemência que nunca sentiram amor incondicional. Não importa o que afirmem, as crianças muitas vezes não arredam o pé dessa visão. O motivo? Os pais estavam presos ao apego, valorizando mais o que a criança *fazia*, em detrimento de seu *ser*, sua essência.

Em relação a nossos parceiros íntimos, fazemos listas dos critérios a que eles devem atender. Embora isso possa ser útil em um nível prático, nunca será uma estratégia em longo prazo para um relacionamento satisfatório. É algo que quase sempre se baseia em aspectos externos de uma pessoa, raramente em sua essência. Enquanto nos concentrarmos na forma das coisas em detrimento de sua essência, permaneceremos presas ao apego.

Enquanto tivermos tantos buracos internos quanto um queijo suíço, não faremos nada além de nos atentar a elementos externos que preencham esse vazio. Mas os buracos persistem, porque ainda não chegamos a uma aceitação inequívoca de nós mesmas, do jeito como somos.

Essa "incompletude" interna é o que projetamos nos outros, e como resultado tentamos fazê-los preencher nossos buracos. Não nos enxergamos como predadoras emocionais, mas é o que somos. Assim como somos predadoras, também somos presas de comportamentos predatórios dos outros, que buscam preencher os próprios vazios. Desse modo, nunca chegamos a um estado de amor transcendente, permanecendo empacadas no nível do apego. Somente quando nossa "incompletude" interna se transformar em "completude" é que poderemos nos libertar do apego, rendendo-nos ao amor transcendente.

Desapego requer um ato de entrega gratuita. Não desistimos do desejo de ser feliz ou alegre, mas o libertamos da necessidade de vir embrulhado em um pacote específico. Assim que nos entregamos à vida como ela é, e não como acreditamos que deveria ser, libertamos os outros da necessidade de agir de modos que alimentem nossa felicidade. Em vez de desejarmos a felicidade, adentramos um estado em que crescemos para aceitar as coisas como elas são.

A sabedoria da não dualidade

Com a vida, vem a morte. Com o dia, a noite. Com a escuridão, a luz. Com o yin, o yang. Nisso está a inextricável natureza da não dualidade. Tudo é não dual, mas vivemos como se a dualidade permeasse tudo.

Como desejamos conhecer e controlar presente e futuro, rotulamos as coisas com categorias finitas: isso e aquilo, alto e baixo, gordo e magro, bonito e feio, eu e você, preto e branco. Ao dicotomizar nossa realidade, causamos a nós mesmas uma ilusão de ordem e controle.

A sabedoria está em compreender a natureza não dual da vida. Não há entidades separadas, tudo está interconectado como um. Quando nos apegamos a ideias ou "coisas", nós as separamos e dividimos. Parece natural, não?

Como todas nós crescemos em um mundo condicionado pela dualidade, nos enxergamos pelas lentes do bem e do mal. Trata-se de uma armadilha projetada para nos impedir de entrar em um estado transcendente de divindade. Parafraseando Rumi: "Para além de nossas ideias de certo e errado, existe um campo aberto. Te encontro lá". Só quando ultrapassarmos a dualidade é que seremos capazes de se livrar da vergonha, adquirindo amor-próprio.

Uma de nossas autorrealizações mais potentes vem de enxergar nosso potencial para ter todas as camadas entre o bem e o mal. Damos as boas-vindas a isso, pois é o nosso destino muito humano. Em vez de nos enxergarmos apenas como uma coisa ou outra, abraçamos o potencial para ambas.

Assim que percebemos essa capacidade dentro de nós, também a notamos nos outros. Em vez de nos considerarmos especiais, agora enxergamos que esse não é o caso. Somos diferentes, até únicas, mas não especiais. Trata-se de uma poderosa consciência espiritual, algo que nos permite chegar ao ponto de uma humanidade compartilhada e, assim, a um novo mundo.

Deixando para trás nosso ego, também abrimos mão da nossa retidão egoica e dos julgamentos contra nós e os outros. Compreendemos que compartilhamos lutas e prisões. Quando nos enxergamos como espelhos dos outros, percebemos que o que nos separa não é sabedoria ou inteligência, mas simplesmente uma confluência de circunstâncias da vida. Se estivéssemos no lugar da outra pessoa, vivendo em suas circunstâncias, também poderíamos ter nos comportado exatamente como ela, fazendo aquelas coisas que condenamos. Só poderemos perceber isso quando respeitarmos nossa capacidade de nos comportar negativamente, aceitando por completo nossas sombras.

Compreender a não dualidade nos permite entrar em um espaço de não julgamento. Nele, suspendem-se todas as ideias de como as coisas "deveriam" ser. Tudo existe em um contexto, em relação a outra coisa. Entendemos que analisar e dividir nossa realidade é algo que vem de ignorarmos a verdadeira natureza das coisas.

Em seu interior, tudo é inteiro, o que significa que qualquer ideia ou conceito contém seu elemento oposto dentro de si. Vem daí o símbolo de yin e yang, opostos que se entrelaçam para formar um todo unificado. Quando abrimos nossa mente para a possibilidade de que tudo existe dentro de tudo, paramos de tentar controlar, rotular e categorizar. Isso de imediato elimina os julgamentos, que são o flagelo da humanidade.

Entregar-nos à não dualidade nos permite adentrar um estado de tolerância. Não há só um modo de ser e agir para coisas ou pessoas. Não existe perfeição, fracasso, sucesso, bem ou mal. Reconhecer isso permite que as pessoas em nossa vida sejam imperfeitas e falíveis. Quanto mais mergulhamos em nossa integralidade interna, mais chegamos à autoaceitação, que se traduz automaticamente em aceitação de todos os outros.

Parte da autoaceitação envolve deixar de lado a perfeição como uma meta, enxergando sua natureza ilusória. Quando isso acontece, abraçamos o outro por inteiro, em sua totalidade, incluindo seus pontos fortes e suas falhas. Assim como não culpamos a rosa por seus espinhos, não julgamos o outro por suas falhas. No momento em que nos entregamos a essa mentalidade, nosso sofrimento diminui de modo radical. Nós não apenas paramos de julgar as coisas a partir do que elas "deveriam" ser: permitimos aos outros serem exatamente quem eles são. Desistir de julgar nos dá uma liberdade que é vivenciada também por aqueles ao nosso redor. O amor se torna sinônimo de liberdade, que, em última análise, é o único objetivo do amor.

Amor transcendente envolve cuidado com todos, quer atendam ou não às nossas expectativas. Os outros não são vistos através de lentes utilitaristas, mas apenas por sua essência. Como tal, são celebrados como nossos professores. Como todo ser humano é um professor, celebramos os que entram em nossa vida. Nosso amor pelos ensinamentos que transmitem permanece constante, pois sempre há lições a aprender. Como poderíamos nos voltar contra nossos professores? Só se contrapormos com um ensinamento é que ficaremos culpando os outros. No entanto, se enxergarmos cada ensinamento como valioso, então valorizaremos cada professor. Esse é o modo de irmos além da condicionalidade, entrando em um estado de amor incondicional.

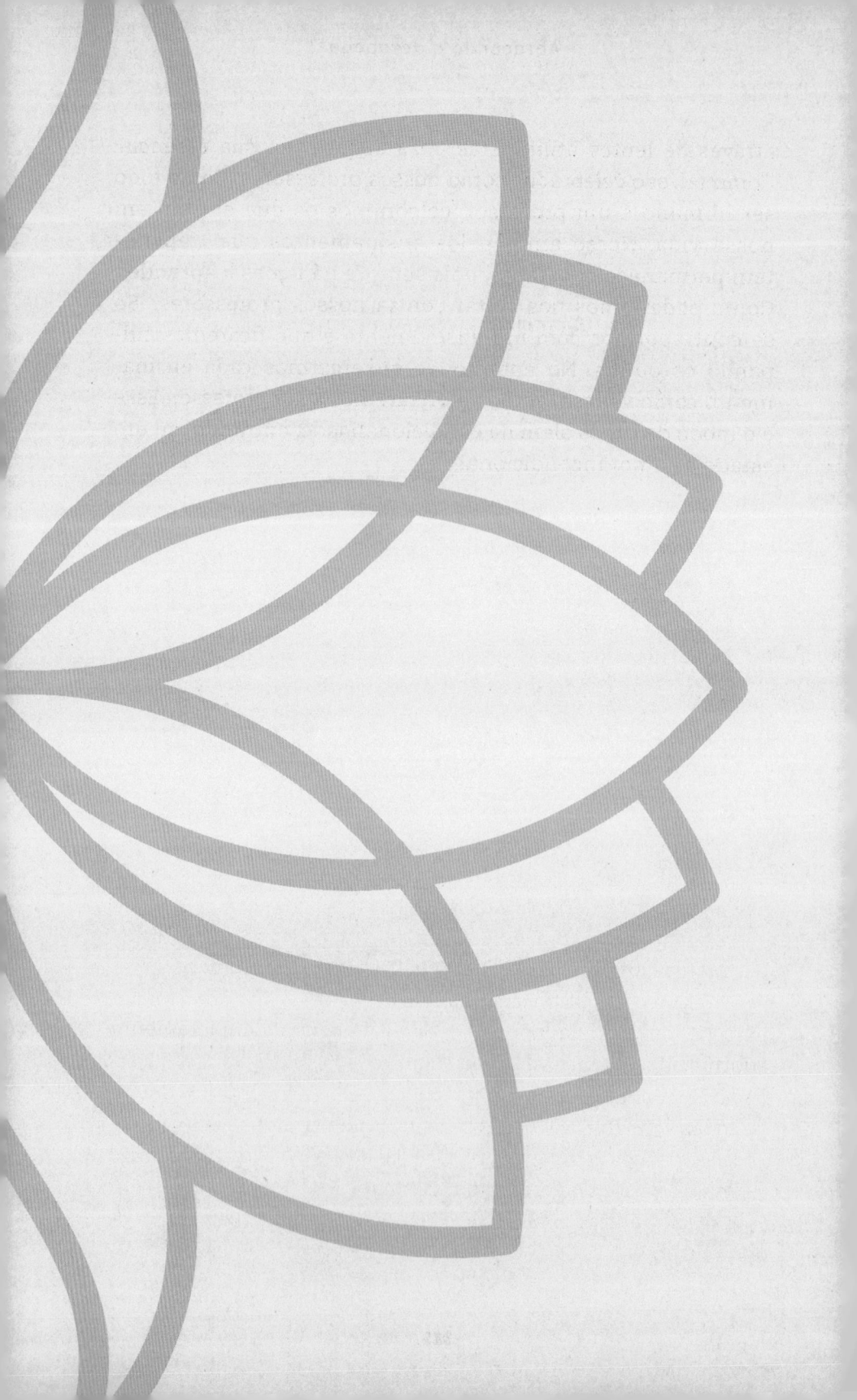

26

Abraçando o vazio

Pensei que sabia quem eu era
Por causa dos cargos e títulos,
Das funções e rótulos,
Do passado e futuro,
Ah, que miragem tudo isso...

Não somos quem pensamos ser. Quem nós pensamos que somos é uma versão condicionada de nós mesmas, em ação desde que nascemos. Antes mesmo de deixarmos o ventre de nossa mãe, já estávamos carimbadas com um zilhão de identidades – nome de família, tradições, a fé e o deus que acompanha cada religião, valores e pressões educacionais da cultura, crenças em torno de raça, sucesso, realização, beleza, sexualidade, valor e sociedade. Basicamente, herdamos a consciência dos nossos pais – ou a falta dela. Não há como escapar dessa transferência de condicionamento. Ela, na maioria das vezes, acontece involuntariamente. Mas nada disso é quem realmente somos.

Se estivermos inconscientes, não despertas, largamos a mente para lá, inexplorada, não examinada. Ficamos completamente adormecidas. Parece até que estamos acordadas, mas na verdade estamos dormindo. Permanecemos cativas do passado e de todas as identificações culturais que o acompanham. Muitas vezes trazemos também os nossos filhos para o cativeiro. Assim, a herança passa de geração em geração.

Como mencionei ao longo deste livro, "despertar" significa demolir nossos apegos e nos libertar de nossas jaulas mentais.

Despertamos para perceber que sofremos lavagem cerebral. Agora é a hora de nos livrarmos de todo o lixo mental em que estamos mergulhadas. Esse despertar é um processo que esvazia a mente de sua inconsciência e, portanto, de crenças tóxicas. Conforme nos libertamos, esvaziamos o recipiente que contém todas essas identificações falsas, começando então a ter contato com nossa verdadeira natureza.

As falsas crenças sobre crenças

Nossas crenças sobre a vida e as pessoas moldam cada um dos nossos momentos. Quanto mais acreditamos, mais somos formatadas por elas. Quanto mais fortemente aderimos a elas, mais rígido será nosso apego e mais zelo teremos em sua submissão. Como poderíamos esperar viver uma vida de liberdade e espontaneidade quando essas crenças nos colocam atrás das grades?

Nossas crenças sobre a vida nos impedem de viver plenamente. Como ainda não despertamos para o fato de elas serem herdadas da infância e da cultura por osmose, pensamos ser aquilo em que acreditamos. Não há separação entre nossas crenças e nossa identidade. Nossas crenças *são* nossa identidade. Muitos fundamentalistas morrem por suas crenças devido ao fato de a vida deles *serem* suas crenças. Estas assumiram e ditaram a identidade deles, e vida e crença se tornam uma coisa só.

Por exemplo, se herdamos do nosso passado crenças de que somos preguiçosas, e elas estão profundamente arraigadas em nós, imagine como esse fato tingiria a realidade de nossas experiências e nossos relacionamentos. Toda vez que nos sentíssemos negligenciadas por outra pessoa, isso ativaria as velhas crenças. Mesmo que não fôssemos preguiçosas, nossa crença nos convenceria do contrário. Ficaríamos sitiadas, inundadas com evidências de que somos, de fato, preguiçosas. Dançaríamos conforme essa música, rendidas, a seus pés. Sem perceber, entregaríamos nossa alma a ela.

Imagine crescer odiando pessoas negras porque nossos pais nos passaram a crença de que elas são inferiores e más. Nosso território mental está repleto de palavras e imagens que sustentam essas afirmações. Herdamos de nossos pais uma tese de doutorado sobre as razões pelas quais precisamos aderir a essa crença. No momento em que dominamos a fala, já somos seguidoras entusiasmadas do racismo deles.

Avance trinta anos. Você tem um emprego, e sua chefe é negra. Imagine seus sentimentos, a resistência interna. Sua chefe é uma pessoa inteligente, compassiva e gentil. Imagine seu conflito interno. Você pode ficar paralisada. Sua dissonância interna pode ser tão forte que você se autossabota ou até mesmo larga o emprego. Que tragédia isso seria, não? Especialmente se estivesse prestes a receber um belo de um aumento, sendo promovida a um cargo mais alto porque sua chefe apostou em você. Desse jeito infeliz, podemos enxergar como nossas crenças se interpõem no caminho da realidade.

Adentrando o vazio

Algo a respeito de nossas crenças e que passa despercebido é o modo como elas contaminam nossa percepção de mundo. Não nos damos conta do quanto elas são tingidas por nossa história e nossas projeções mentais. Caso contrário, entraríamos em choque. É quase como se estivéssemos vivendo sem estarmos vivas, como se perdêssemos o bonde da história. Enquanto permanecermos apegadas às nossas crenças, ficaremos acorrentadas a elas. Elas definem nosso potencial e as visões de mundo que colocamos em prática. Simplesmente não há como escapar de suas limitações.

Buda acreditava que o *nirvana*, ou o estado de despertar final, só poderia ocorrer com a extinção de todas as crenças. Ele ensinou que as crenças são histórias falsas que evocamos sobre a vida e sobre nós mesmas; uma ficção total, cheia, portanto, de ignorância. No momento em que as desconstruímos e abrimos mão delas, enxergando sua falsidade, entramos em um estado de "vazio mental". Podemos finalmente nos libertar daquele domínio, vivendo a partir da nossa realidade, em oposição à de nossas crenças. Adentramos finalmente o momento presente da nossa realidade, sem imposições do nosso passado.

Esse entrar na realidade como ela é, em contraposição a como acreditamos que ela *deveria* ser, é o começo da libertação emocional. Até adentrarmos a presença, que por definição só pode ser acessada sem projeções de nossas fantasias, nunca viveremos de verdade; em vez disso, estaremos constantemente em um estado de reatividade, escravizadas ao ambiente.

A recuperação da nossa alma implica demolir nossos apegos internos. É como abrir nosso armário e jogar fora todas as nossas roupas para começar de novo. No início, o armário vazio pode parecer desolado, e isso pode nos assustar ou parecer um espaço em branco no qual existem infinitas possibilidades. Isso é o que o *vazio* significa na prática espiritual: adentrar um estado de vacuidade no qual o momento presente é experimentado em seu estado bruto, sem muita contaminação do nosso passado.

Estar vazia é ter uma mente de iniciante, que compreende que trazer o passado para o presente é estar apegada a ele. Por meio do esvaziamento de nossa mente, nos permitimos adentrar cada momento diversas vezes. A vida é vivida no aqui e agora, como ele aparece diante de nós. Dessa forma, infundimos espontaneidade e originalidade no momento presente.

A suprema lei de causa e efeito

Quando vivemos no momento presente, percebemos algo profundo. Prestamos atenção à cadeia de causas e efeitos em que participamos. Vemos como as coisas deram no que deram. Como nossa consciência é vivaz e afiada, não contaminada por histórias da cultura, podemos prestar muita atenção às causas e aos efeitos da vida. Vemos como todo efeito veio de uma causa, que era o efeito de outra causa, e assim por diante. Vemos nossa influência em todas essas causas e efeitos. Tudo está continuamente em um estado de vir-a-ser. Nada nunca está em estado final. Tudo é processo. Nada está em um destino final, eterno.

Chegamos agora à profunda compreensão de que não existe começo ou fim. Tudo está constantemente vindo a ser, vindo mais a ser, e depois ainda mais. Tudo vai e vem, com origem interdependente. A vida é um fluxo interminável de causas e efeitos, indo e vindo sem parar. Portanto, nada tem, por si só, valor ou significado intrínseco. Tudo é um amálgama de causas e efeitos. Morte e destruição são uma parte inextricável disso. Tudo é, em essência, "vazio" de valor próprio. Isso é o que significa o conceito de "vazio".

Logo percebemos que esse "eu" não é um "eu" fixo, mas um estado de energia sempre fluido, em constante mudança de forma, direção, formato e propósito. O eu não é uma entidade sobre a qual podemos dizer: "Opa, aqui está ele!". No momento em que fazemos isso, ele muda para a próxima constelação de causas e efeitos. O "eu" é essencialmente "vazio".

Compreender nossa natureza impermanente e interdependente permite que nos libertemos de nosso apego por nós mesmas. Paramos de ficar obcecadas com a forma como nos apresentamos aos outros ou como os outros nos percebem. Somos apoiadas por não sermos estáticas, e sim sempre dinâmicas e enérgicas, mudando de forma a todo momento. Assim que entendemos isso, alcançamos uma compreensão mais verdadeira e profunda do conceito de vazio.

Quando compreendemos a lei de causa e efeito em um nível profundo, sabemos que nosso foco equivocado em um "criador" é apenas uma defesa infantil contra a maravilhosa complexidade da lei universal. Vemos como as religiões precisavam criar uma entidade antropomórfica que fosse onisciente e onipotente. Essa figura é um pai substituto. A confiança nessa fonte externa de conhecimento nos mantém isoladas de nós mesmas. É muito mais fácil atribuir um ponto de partida e uma causa de tudo para que possamos ordenar nossa mente. Há agora um começo, meio e fim para a história, algo muito mais reconfortante para nós, humanos, do que a percepção de que nunca podemos conhecer o começo ou o fim. Aceitar isso é assustador pra caramba!

Assim que entendemos a não dualidade, paramos de olhar para o mundo por meio da dualidade. Em vez disso, vemos a realidade como e pelo que ela é – uma interação de causas e efeitos. Como percebemos que tudo é complexo, matizado e inextricavelmente emaranhado ao longo de eras de evolução, aceitamos que talvez nunca saibamos como tudo começou. Em vez de enxergarmos isso como uma derrota, encaramos tudo sabiamente, com aceitação. Nós toleramos o não saber. Em vez de buscarmos respostas que nunca poderemos ter e inventar todo tipo de deuses e deusas, simplesmente aceitamos o desconhecido.

Aproveitar-se desse espaço desprovido de fundamentos é deleitar-se com os maravilhosos mistérios do Universo. Na verdade, quanto mais celebramos tudo o que não conhecemos, mais celebramos a natureza infinita do Universo. Quando fingimos saber como as coisas começaram, na verdade o despojamos de suas maravilhas. Respeitar verdadeiramente sua glória misteriosa é aceitar o desconhecido.

Não há começo nem fim. Não existe "eu" ou "você". Há apenas uma interação constante, interconexão e interdependência. No momento em que pudermos nos libertar do apego às formas, vamos nos entregar à magia da ausência de formas interiores, à nossa essência interior. Somos extremamente importantes e irrelevantes ao mesmo tempo – alguma coisa e coisa nenhuma ao mesmo tempo.

Só nos libertaremos se pudermos abraçar esse paradoxo da existência. Quando isso acontecer, finalmente enxergaremos o que realmente somos – um eco, um espelho e uma ressonância exata do próprio cosmos, tão infinitas quanto as vastas galáxias –, mas ao mesmo tempo tão infinitesimais quanto a partícula de um raio de sol.

Quando você chegar a esse vazio essencial, terá alcançado a sua essência. Isso marcará o início e a continuação do seu *despertar radical*.

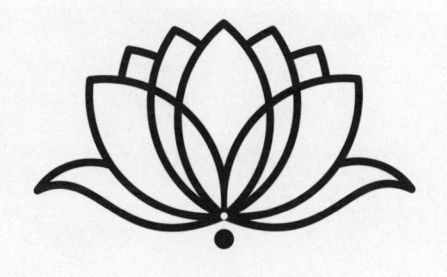

Sua transformação
está acontecendo

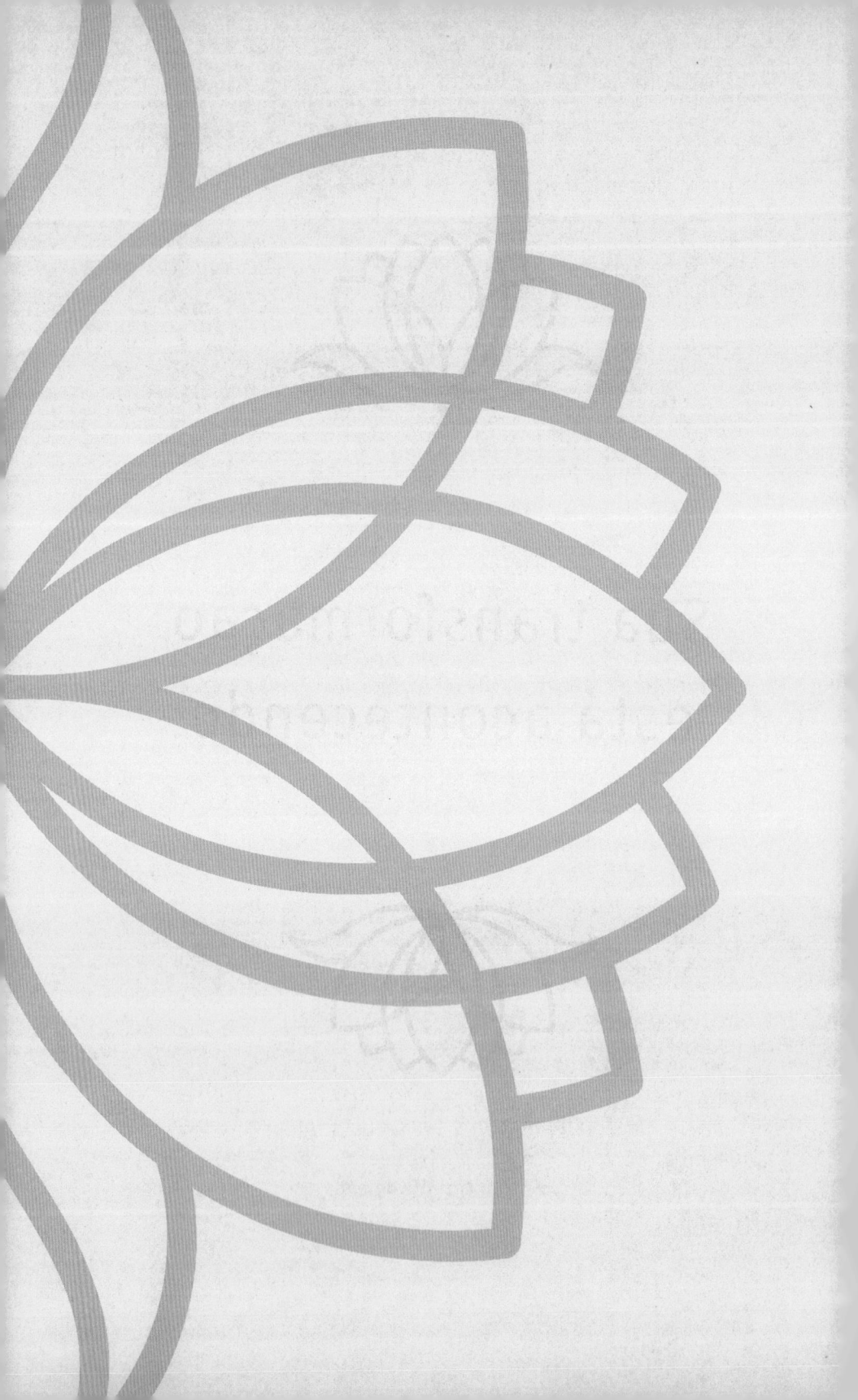

Irmã, você chegou ao final deste livro. Que jornada! Desconstruiu tantas coisas sobre você e seu mundo! Sua família, suas muitas personalidades, seu condicionamento cultural e sua biologia. Em muitos pontos, pode ter topado com gatilhos, querendo desistir, no entanto algo a manteve comigo. Algo a manteve virando estas páginas e você chegou até aqui.

Você deve estar se perguntando: "E agora?". Seu mundo interior provavelmente virou de cabeça para baixo, e pode estar imaginando como tudo isso se integrará à sua vida. Você pode estar se sentindo sobrecarregada. Se for o caso, estou aqui para assegurar que isso é só o começo.

Ao longo do caminho, você teve muitos *insights* novos. Permita que eles a inundem com as joias da consciência. À medida que as incrusta em sua psique, elas suavemente a moverão para novos espaços emocionais. Quando mal perceber, começará a fazer novas escolhas e a criar novos destinos para si mesma.

Você pode não notar ainda, mas a sua maneira de pensar foi inteiramente revolucionada. Neste momento, já enxerga as coisas de uma maneira completamente nova. Isso a fará se mudar para novas realidades que ressoam melhor com sua nova consciência, o que, claro, significa que abrirá mão de muita coisa antiga, incluindo relacionamentos. Tenha confiança, você pode fazer isso com compaixão e amor. Saiba que é merecedora das novidades.

A mudança mais profunda que espero que você se permita é conectar-se a si mesma de um modo diferente. Que você seja o próprio ponto de apoio e confie em sua voz. Que enxergue o ser magnífico que é e se coloque em primeiro lugar.

Você está no limiar de uma nova visão de si mesma.
Incline-se. Entre. Você está pronta.
Um mundo novo a aguarda.

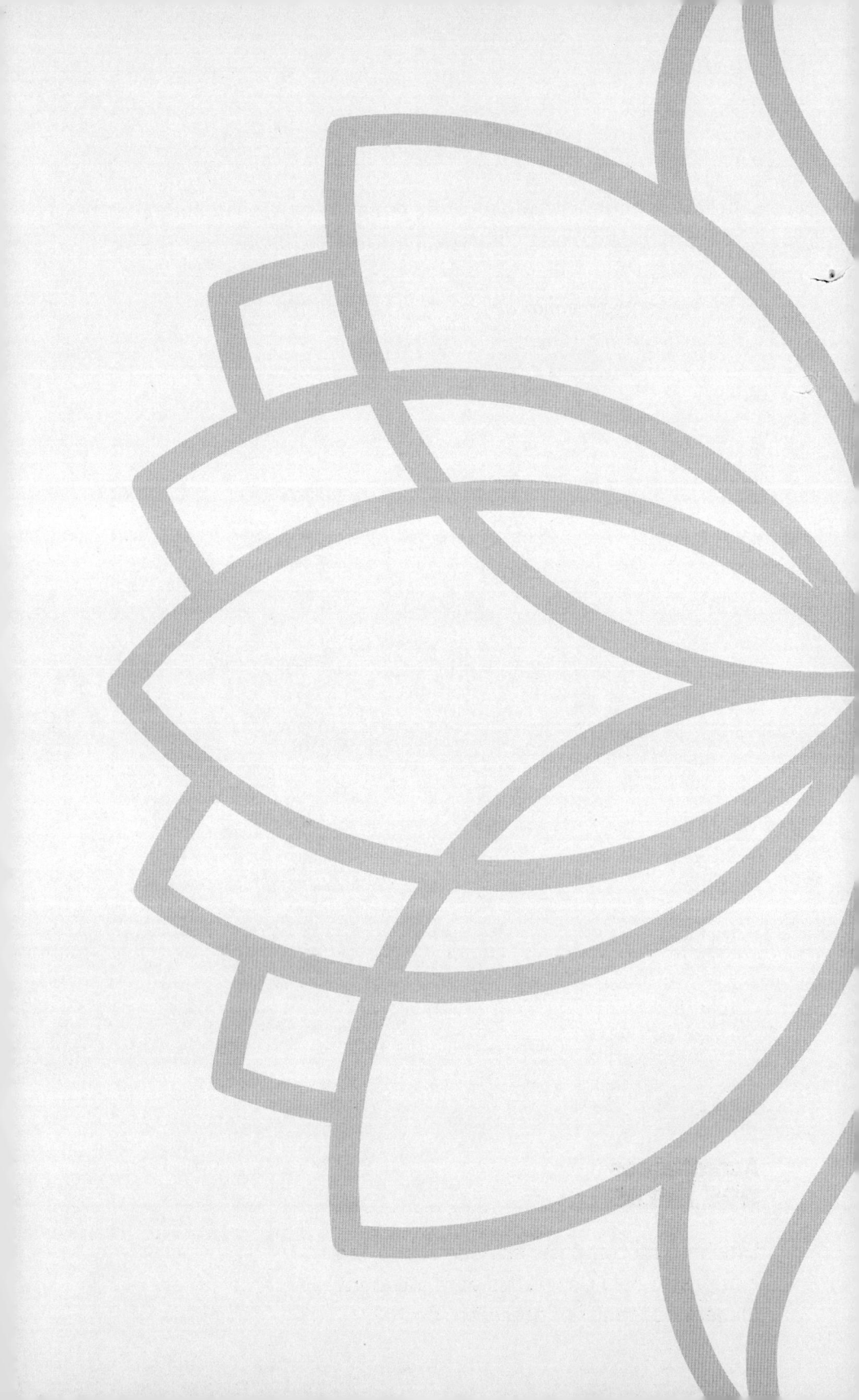

**Acreditamos
nos livros**

Este livro foi composto em Caecilia LT Std
e impresso pela Geográfica para a Editora
Planeta do Brasil em dezembro de 2022.